现代妇产科基础与临床

丁　峰　等/主编

吉林科学技术出版社

图书在版编目（ＣＩＰ）数据

现代妇产科基础与临床/丁峰等主编. --长春:
吉林科学技术出版社,2024.3
ISBN 978-7-5744-1182-1

Ⅰ.①现…Ⅱ.①丁…Ⅲ.①妇产科学Ⅳ.①R71

中国国家版本馆CIP数据核字(2024)第064112号

现代妇产科基础与临床

主　　编	丁　峰　等
出 版 人	宛　霞
责任编辑	张　楠
封面设计	长春市阴阳鱼文化传媒有限责任公司
制　　版	长春市阴阳鱼文化传媒有限责任公司
幅面尺寸	185mm×260mm
开　　本	16
字　　数	310千字
印　　张	13.375
印　　数	1~1500册
版　　次	2024年3月第1版
印　　次	2024年10月第1次印刷

出　　版　吉林科学技术出版社
发　　行　吉林科学技术出版社
地　　址　长春市福祉大路5788号出版大厦A座
邮　　编　130118
发行部电话/传真　0431-81629529 81629530 81629531
　　　　　　　　　 81629532 81629533 81629534
储运部电话　0431-86059116
编辑部电话　0431-81629510
印　　刷　廊坊市印艺阁数字科技有限公司

书　　号　ISBN 978-7-5744-1182-1
定　　价　78.00元

目　　录

第一章　生殖系统炎症 ······································ （ 1 ）

　第一节　外阴炎 ·· （ 1 ）

　第二节　阴道炎 ·· （ 2 ）

　第三节　子宫颈炎症 ····································· （ 9 ）

　第四节　盆腔炎性疾病 ·································· （ 13 ）

第二章　生殖内分泌疾病 ·································· （ 19 ）

　第一节　异常子宫出血 ·································· （ 19 ）

　第二节　痛经 ·· （ 38 ）

　第三节　经前期综合征 ·································· （ 42 ）

　第四节　闭经 ·· （ 45 ）

第三章　生殖系统肿瘤 ···································· （ 61 ）

　第一节　外阴癌 ·· （ 61 ）

　第二节　阴道癌 ·· （ 68 ）

　第三节　子宫颈上皮内病变 ····························· （ 78 ）

　第四节　子宫颈癌 ·· （ 83 ）

第四章　妇科疾病中医治疗 ······························ （ 107 ）

　第一节　月经病 ·· （ 107 ）

　第二节　生殖系统炎症 ·································· （ 121 ）

第五章　正常妊娠 ··· （ 138 ）

　第一节　遗传咨询 ·· （ 138 ）

　第二节　产前筛查 ·· （ 141 ）

　第三节　产前诊断 ·· （ 143 ）

第六章　妊娠期并发症 ···································· （ 145 ）

　第一节　流产 ·· （ 145 ）

　第二节　早产 ·· （ 149 ）

　第三节　异位妊娠 ·· （ 152 ）

　第四节　过期妊娠 ·· （ 167 ）

第七章　妊娠期合并症 ……………………………………………………………（170）

　第一节　妊娠期高血压 ………………………………………………………（170）

　第二节　妊娠期糖尿病 ………………………………………………………（186）

　第三节　妊娠合并病毒性肝炎 ………………………………………………（194）

　第四节　妊娠合并贫血 ………………………………………………………（200）

参考文献 …………………………………………………………………………（209）

第一章　生殖系统炎症

第一节　外阴炎

由于解剖学的特点,外阴部与尿道、阴道、肛门邻近,经常受尿液及阴道分泌物的浸渍,行动时又受大腿的摩擦,因而为炎症的好发部位。外阴部皮肤或黏膜发炎时统称外阴炎,以真菌、滴虫葡萄球菌、大肠埃希菌感染为主。

一、诊断

(一)临床表现

外阴皮肤瘙痒、疼痛或灼热感,白带多、脓性,局部发红、肿胀,重者可发生溃疡,导致双侧小阴唇粘连,引起排尿疼痛或困难。有时也可引起体温升高及白细胞增多。

(二)辅助检查

外阴炎症的致病原因或病原体仅仅局限于外阴的机会比较少,多数是来自阴道,因此在检查时除了要进行外阴分泌物的检查以外,还要重点对阴道和宫颈进行检查。

(1)对阴道分泌物检查,了解是否有滴虫、真菌等病原体的存在。

(2)对阴道和宫颈部分泌物进行检查,了解是否有衣原体、支原体、淋球菌。

(3)如果外阴部溃疡长期不愈合,或是怀疑有恶变的可能时,应做活体组织病理检查。

(4)对于炎症反复发作的患者,要考虑糖尿病的可能,要检查尿糖及血糖。

(5)如果怀疑是直肠阴道瘘或膀胱阴道瘘,可以进行亚甲蓝试验:在阴道内塞入干净的纱布后向直肠或膀胱注入亚甲蓝稀释液,过数分钟后取出纱布观察是否有亚甲蓝的颜色,如果纱布上有相应颜色则证明存在直肠阴道瘘或膀胱阴道瘘。

(三)诊断要点

(1)外阴瘙痒、疼痛、烧灼感,于活动、性交、排尿、排便时加重。

(2)检查见外阴局部充血、肿胀、糜烂,常有抓痕,严重者形成溃疡或湿疹。阴道口黏膜充血,分泌物增多,呈泡沫状或凝乳块状或呈脓性。

(3)阴道或外阴分泌物培养可以发现细菌、衣原体、支原体、淋球菌等病原体;对于反复发生的外阴阴道念珠菌病必须检查血糖和尿糖。

(四)鉴别诊断

本病应与慢性湿疹和相关皮肤疾病相鉴别:外阴皮肤的慢性湿疹往往与阴道炎的外阴充

血混淆,一般阴道炎时可以发现大量的分泌物从阴道内流出,反复刺激外阴,且扩阴器检查可发现阴道壁充血,大量分泌物存在于阴道内;而外阴湿疹时一般无阴道分泌物增多,外阴相对比较干燥。

二、治疗

(1)注意个人卫生,勤换内裤,保持外阴清洁、干燥。

(2)积极寻找病因,若发现糖尿病应及时治疗糖尿病,若有尿瘘、粪瘘应及时行修补术。

(3)药物治疗。

①0.1%聚维酮碘或1:5000高锰酸钾溶液坐浴,每天2次,每次15~30分钟,也可选用其他具有抗菌消炎作用的药物外用。坐浴后涂抗生素软膏或紫草油。一急性期还可选用红外线局部物理治疗。

②中药:无论急慢性期,可用清热利湿、解热止痒中药内服或熏洗。

第二节　阴道炎

一、念珠菌阴道炎

念珠菌阴道炎是一种常见的阴道炎,过去误称为真菌阴道炎。当阴道内糖原增加、酸度增高、局部细胞免疫力下降,适合念珠菌的繁殖则引起炎症,故本病多见于孕妇、糖尿病患者及接受大量雌激素治疗者。此外,长期应用抗生素,改变了阴道内微生物之间的相互制约关系;应用糖皮质激素或罹患免疫缺陷综合征,使机体的抵抗力降低;穿紧身化纤内裤、肥胖而使会阴局部的温度及湿度增加,也易使白念珠菌得以繁殖而引起感染。

(一)诊断

1.症状

主要表现为外阴瘙痒、灼痛,严重时坐卧不宁,异常痛苦,还可伴有尿频、尿痛及性交痛。急性期白带增多,白带特征是白色稠厚旱凝乳或豆腐渣样。

2.体征

检查见外阴抓痕,小阴唇内侧及阴道黏膜附有白色膜状物,去除后露出红肿黏膜面,急性期还可能见到糜烂及浅表溃疡。

3.辅助检查

(1)直接镜检:用悬滴法在光镜下寻找白念珠菌孢子和假菌丝。假菌丝是白色念珠菌致病的特征形态,芽生孢子则是其共生菌形态。也可用革兰染色后镜检,其阳性发现率也比较高。

(2)培养法:若有症状而多次悬滴法检查均为阴性,或顽固复发的病例可用此法检查,可以明确诊断是哪一种念珠菌造成的感染,是最可靠的检查方法。

（3）尿糖及血糖检查：经常复发的顽固病例应检查尿糖及血糖，以了解是否有糖尿病。

4.诊断要点

（1）外阴、阴道瘙痒、灼痛，可伴有尿频、尿痛及性交痛。

（2）典型白带为白色质稠、豆渣样或乳状，有时较稀薄，白带增多，内含有白色片状物。

（3）妇科检查：小阴唇内侧及阴道黏膜上附着白色膜状物。擦除后露出红肿黏膜面，急性期基底部出现受损的糜烂面或表浅溃疡。

（4）阴道分泌物检查（悬滴法）：在高倍镜下可找到芽孢和假菌丝，可靠性为 60%；如涂片后用革兰染色镜检，其可靠性可提高到 80%；最可靠的检查方法为真菌培养。

5.鉴别诊断

主要须与滴虫阴道炎鉴别：两者都有白带多和外阴瘙痒的临床表现，但两者在阴道分泌物的质和量上有显著不同，念珠菌阴道炎患者的阴道分泌物呈白色凝乳状而量不甚多，滴虫阴道炎患者的阴道分泌物呈脓性且量甚多。妇科检查时阴道壁的表现也不同，念珠菌阴道炎有白色膜状物形成，有红斑似鹅口疮；而滴虫性阴道炎则呈点状充血和乳头状增生似杨梅。在实验室诊断上，分泌物涂片革兰染色鉴别意义较大。临床此两种病混合存在者非常少见。

（二）治疗

1.一般治疗

若有糖尿病应积极治疗；及时应用广谱抗生素、雌激素、糖皮质激素。勤换内裤，盆及毛巾均应烫洗。

2.药物治疗

（1）局部用药：可选用下列药物之一：①咪康唑栓剂，每日 1 粒（200mg），放于阴道内，连用 7 日。②克霉唑栓剂，每晚 1 粒（150mg），放于阴道内；或片剂，1 片（250mg），口服；连用 7 日。③制霉菌素栓剂，每晚 1 粒（10 万 U），放于阴道内；或片剂，1 片（50 万 U），口服；连用 10～15 日。

（2）全身用药：若局部用药效果差或病情较顽固，可选用下列药物之一：①伊曲康唑每次 200mg，每日 1 次口服，连用 3～5 日。②氟康唑 150mg，顿服。③酮康唑每次 200～400mg，每日 1 次口服，连用 5 日，由于酮康唑损害肝脏，用药前及用药中应监测肝功能，有肝炎病史者禁用，孕妇禁用。

（3）复发病例的治疗：念珠菌阴道炎治疗后容易在月经前复发，故治疗后应在月经前复查白带。念珠菌阴道炎治疗后有 5%～10% 复发，对复发病例应检查原因，如是否有糖尿病，有无长期应用抗生素、雌激素或糖皮质激素，有无穿紧身化纤内裤、局部药物的刺激等，有者应消除这些诱因。性伴侣应进行念珠菌的检查及治疗。由于肠道念珠菌及阴道深层念珠菌是重复感染的重要来源，故治疗时应全身使用配合局部使用抗真菌药为主，加大抗真菌药的剂量及应用时间，如氟康唑 150mg，每日 1 次口服，连用 5 日，然后每 2 周或每月单次给予 150mg，连用 3～6 个月。

二、滴虫阴道炎

滴虫阴道炎是由鞭毛原虫即阴道毛滴虫引起的性传播疾病之一。本病病原体分布于世界各地、各种气候和不同人群中,女性发病率为 $10\%\sim25\%$。常与其他性传播疾病同时存在,如 50% 的淋球菌病患者合并有滴虫。滴虫病还可通过浴室、厕所马桶、内衣裤及各种卫生用具间接传染。新生儿可以从患病母亲产道中得到隐性感染,儿童可通过被污染的衣物、幼儿园的玩具及被污染的工作人员的手间接感染。

(一)诊断

1.临床表现

(1)外阴瘙痒,主要部位为阴道口及外阴,或有灼热、疼痛、性交疼痛等。如尿道口有感染,可有尿频、尿痛,有时可见血尿。

(2)阴道分泌物增多,呈灰黄色稀薄泡沫状,若有其他细菌合并感染则排出物呈脓性,可有臭味。阴道及宫颈黏膜充血,常见散在红色斑点,黏膜乳头增生呈杨梅状。

2.辅助检查

阴道分泌物生理盐水悬滴液检查滴虫。此方法敏感性 $60\%\sim70\%$,阴道分泌物滴虫培养,阳性率可达 98% 以上。

3.诊断要点

(1)有外阴瘙痒、白带增多呈泡沫状。

(2)阴道及宫颈黏膜红肿,常有散在红色斑点,后穹隆有多量液性或脓性泡沫状分泌物。

(3)白带中找到滴虫可明确诊断。

4.鉴别诊断

(1)下生殖道淋球菌感染:白带为脓性,阴道充血多不明显,宫颈外口充血明显,有脓性白带流出。分泌物涂片可在白细胞内找到革兰阴性双球菌。

(2)老年性阴道炎:绝经老年患者,白带增多为脓性或血性,常有阴道灼热、疼痛感,严重者阴道呈点片状出血点,但阴道分泌物找不到滴虫。

(二)治疗

1.全身用药

甲硝唑(灭滴灵)每次 200mg,口服,每天 3 次,7 天为 1 个疗程;或每次 400mg,口服,每天 2 次,共 5 天;或大剂量疗法,即每次 2g 口服。服药后个别患者可出现食欲缺乏、恶心、呕吐等胃肠道反应,偶出现头痛、皮疹、白细胞减少等反应,可对症处理或停药。甲硝唑能通过乳汁排泄,用药期间及用药后 24 小时内不宜哺乳。另外,妊娠期滴虫阴道炎是否用甲硝唑治疗,尚存在争议,国内妊娠期作为禁用药物。

2.局部治疗

(1)清除阴道分泌物,改变阴道内环境,提高阴道防御功能。1%乳酸或 0.5%醋酸或 1:5000高锰酸钾溶液,亦可于 500mL 水中加食醋 1～2 汤匙灌洗阴道或坐浴,每天 1 次。

(2)阴道上药,在灌洗阴道或坐浴后,取甲硝唑泡腾片 200mg 放入阴道,每天 1 次,10 天为 1 个疗程。亦可选用乙酰胂胺(滴维净)或卡巴胂等。

三、老年性阴道炎

老年性阴道炎又名萎缩性阴道炎;是一种非特异性阴道炎,因卵巢功能衰退,体内雌激素水平低落或缺乏,阴道上皮细胞糖原减少,阴道内 pH 呈碱性,杀灭病原菌能力降低。同时,由于阴道黏膜萎缩,上皮菲薄,血运不足,使阴道免疫力降低,便于细菌侵入繁殖引起炎症病变。多发生在绝经期后的妇女,但是,双侧卵巢切除后、卵巢功能早衰、盆腔放疗后、长期闭经或长期哺乳妇女也可出现。

(一)诊断

1.症状

白带增多,呈黄水样或血性或脓性。常伴有臭味。外阴有瘙痒或灼热感,有时盆腔坠胀不适。炎症波及前庭及尿道口周围黏膜时,可有尿频、尿急等症状。

2.体征

妇科检查时见外阴萎缩,双小阴唇内侧面可有充血;阴道黏膜菲薄,皱襞消失,充血并有散在的小的出血点或可见表浅的溃疡。如果阴道炎症久治不愈,有可能引起阴道粘连,重者引起阴道闭锁,炎性分泌物不能排出,又会发生阴道积脓或宫腔积脓。同样,溃疡面如果与对侧粘连,也可以引起阴道粘连等上述病症。

3.辅助检查

(1)阴道分泌物常规检查:可以发现白带中有脓细胞的存在。

(2)宫颈刮片:对于血性的白带应当进行宫颈刮片的细胞学检查,以初步排除宫颈癌的存在。如果排除了宫颈癌的存在,依然有血性白带,需要进行诊断性刮宫来排除子宫其他恶性疾病的存在。

4.诊断要点

(1)阴道分泌物增多及外阴瘙痒、灼热感。阴道分泌物稀薄,呈淡黄色,严重者呈血样脓性白带。

(2)检查见阴道呈老年性改变,上皮萎缩,皱襞消失,上皮变平滑、菲薄;阴道黏膜充血,有小出血点,有时见浅表性溃疡。

(3)排除其他器质性疾病后根据患者的症状和体征来做出诊断。白带常规检查可以为诊断提供帮助。

5.鉴别诊断

(1)真菌性阴道炎及滴虫阴道炎:阴道分泌物做悬滴涂片镜检,可见滴虫、芽孢和假菌丝。

(2)子宫恶性肿瘤:可行阴道细胞学、宫颈活组织检查及子宫内膜活组织检查。

(二)治疗

1.一般治疗

(1)治疗原则:为增加阴道免疫力及抑制细菌的生长,可以用1%乳酸液或0.1%～0.5%醋酸液冲洗阴道,每日 1 次,增加阴道酸度,抑制细菌生长繁殖。

(2)阴道放置活的阴道乳酸杆菌,恢复其正常的生理状态减少阴道炎症的发生。

2.药物治疗

(1)己烯雌酚:每次 0.05～0.1mg,每日 1 次,口服,连续 7 日,以后改为隔日 1 次,再服 1 周。

(2)尼尔雌醇:每月 2.5～5mg,口服,连续 2～3 个月。

四、外阴阴道假丝酵母菌病

外阴阴道假丝酵母菌病(VVC)主要由假丝酵母菌感染引起的阴道炎症。VVC 分为:单纯性 VVC 和复杂性 VVC。单纯性 VVC 是指正常非孕宿主发生的散发由白色念珠菌所致的轻度 VVC。复杂性 VVC 包括:复发性 VVC、重度 VVC、妊娠期 VVC、非白念珠菌所致的VVC 或宿主为未控制的糖尿病、免疫低下者。重度 VVC 是指临床症状严重,外阴或阴道皮肤黏膜有破损,按 VVC 评分标准(表 1-2-1),评分≥7 分为重度 VVC。复发性外阴阴道假丝酵母菌病(RVVC)是指一年内有症状性 VVC 发作≥4 次。

表 1-2-1　VVC 的评分标准

评分项目	0	1	2	3
瘙痒	无	偶有发作,可被忽略	能引起重视	持续发作,坐立不安
疼痛	无	轻	中	重
充血、水肿	无	<1/3 阴道充血	1/3～2/3 阴道壁充血	>2/3 阴道壁充血
抓痕、皲裂、糜烂	无			有
分泌物量	无	较正常稍多	量多,无溢出	量多,有溢出

(一)诊断

1.临床表现

(1)外阴痒,可伴外阴、阴道烧灼感。

(2)白带增多,呈白色豆渣样或凝乳样。

(3)妇科检查外阴局部充血、肿胀,小阴唇内侧及阴道黏膜表面有白色片状薄膜或凝乳状物覆盖。

2.辅助检查

(1)悬滴法:10% KOH 镜检,菌丝阳性率 70%～80%。生理盐水法阳性率低,不推荐。

(2)涂片法:革兰染色法镜检,菌丝阳性率 70%～80%。

(3)培养法:RVVC 或有症状但多次显微镜检查阴性者,应采用培养法,同时进行药物敏感试验。

(二)治疗

1.基本原则

(1)积极去除 VVC 的诱因。

(2)规范化应用抗真菌药物,首次发作或首次就诊是规范化治疗的关键时期。

(3)性伴无需常规治疗;RVVC 患者的性伴应同时检查,必要时给予治疗。

(4)不常规进行阴道冲洗。

(5)VVC 急性期间避免性生活或性交时使用安全套。

(6)同时治疗其他性传播疾病。

（7）强调治疗的个体化。

（8）长期口服抗真菌药物要注意监测肝、肾功能及其他相关不良反应。

2.抗真菌治疗

（1）治疗方法包括阴道用药和口服用药两种。

（2）治疗方案

①单纯性 VVC：下列方案任选一种，具体方案如下。

a.阴道用药

咪康唑软胶囊 1200mg，单次用药。

咪康唑栓/软胶囊 400mg，每晚 1 次，共 3 日。

咪康唑栓 200mg，每晚 1 次，共 7 日。

克霉唑栓/片 500mg，单次用药。

克霉唑栓 100mg，每晚 1 次，共 7 日。

制霉菌素泡腾片 10 万 U，每晚 1 次，共 14 日。

制霉菌素片 50 万 U，每晚 1 次，共 14 日。

b.口服用药：氟康唑，150mg，顿服，共 1 次。

②重度 VVC：应在治疗单纯性 VVC 方案基础上，延长疗程。症状严重者，局部应用低浓度糖皮质激素软膏或唑类霜剂。氟康唑：150mg，顿服，第 1、4 天应用。其他可以选择的药物还有伊曲康唑等，但在治疗重度 VVC 时，建议 5～7 天的疗程。

③妊娠期 VVC：早孕期权衡利弊慎用药物。选择对胎儿无害的唑类阴道用药，而不选用口服抗真菌药物治疗。具体方案同单纯性 VVC，但长疗程方案疗效会优于短疗程方案。

④复发性 VVC：治疗原则包括强化治疗和巩固治疗。根据培养和药物敏感试验选择药物。在强化治疗达到真菌学治愈后，给予巩固治疗半年。

a.强化治疗：治疗至真菌学转阴。具体方案如下。

口服用药，氟康唑 150mg，顿服，第 1、4、7 天应用。

阴道用药，咪康唑栓/软胶囊 400mg，每晚 1 次，共 6 日。咪康唑栓 1200mg，第 1、4、7 天应用。克霉唑栓/片 500mg，第 1、4、7 天应用。克霉唑栓 100mg，每晚 1 次，7～14 日。

b.巩固治疗：目前国内、外没有较为成熟的方案，建议对每月规律性发作一次者，可在每次发作前预防用药一次，连续 6 个月。对无规律发作者，可采用每周用药一次，预防发作，连续 6 个月。对于长期应用抗真菌药物者，应监测肝肾功能。

3.随访

症状持续存在或 2 个月内再发作者应进行随访。对 RVVC 在治疗结束后 7～14 天、1 个月、3 个月和 6 个月各随访一次，3 个月以及 6 个月时建议同时进行真菌培养。

五、细菌性阴道病

细菌性阴道病（BV）是以阴道乳杆菌减少或消失，相关微生物增多为特征的临床综合征。与 BV 发病相关的微生物包括：阴道加德纳菌、普雷沃菌属、动弯杆菌、拟杆菌、消化链球菌、阴道阿托普菌和人型支原体等。

（一）诊断

大约半数 BV 患者无临床症状,有症状者可表现为白带增多伴腥臭味,体检见外阴阴道黏膜无明显充血等炎性反应,阴道分泌物均质稀薄。

BV 主要根据临床诊断(Amsel 标准),下列 4 项临床特征中至少 3 项阳性可诊断为 BV:①线索细胞阳性;②氨试验阳性;③阴道 pH 大于 4.5;④阴道均质稀薄分泌物。其中线索细胞阳性是必备条件。

有条件者可采用阴道涂片 Nugent 评分诊断。

（二）治疗

1.治疗指征

有症状患者、妇科和产科手术前患者、无症状孕妇。

2.具体方案

(1)首选方案:甲硝唑 400mg,口服,每日 2 次,共 7 天;或甲硝唑阴道栓(片)200mg,每日 1 次,共 5～7 天;或 2％克林霉素膏(5g),阴道上药,每晚 1 次,共 7 天。

(2)替换方案:克林霉素 300mg,口服,每日 2 次,共 7 天。

(3)可选用恢复阴道正常菌群的微生态制剂。

3.性伴的治疗

无需常规治疗性伴。

4.随访

治疗后若症状消失,无需随访。对妊娠合并 BV 需要随访治疗效果。

六、幼女性阴道炎

幼女性阴道炎常与外阴炎并存,多见于 1～5 岁幼女。常见病原体有葡萄球菌、链球菌、大肠埃希菌、变形杆菌等。可因外阴不洁或直接接触污物引起,也可由阴道异物所致。

（一）诊断

1.病史

有接触污物史或有阴道异物史。

2.临床表现

(1)患儿因外阴痒痛而哭闹不安,常用手抓外阴。

(2)妇科检查

①外阴红肿,前庭黏膜充血,有脓性分泌物自阴道口流出。有时可见小阴唇相互粘连,严重者甚至可致阴道闭锁。

②用小指作肛指或用鼻镜、宫腔镜、B 超检查,注意有无阴道异物,如有血性分泌物时应排除生殖道恶性肿瘤。任何阴道排出物都应送病理检查。

3.辅助检查

(1)取分泌物找滴虫、真菌、蛲虫卵。

(2)分泌物涂片染色找致病菌。

(3)必要时取分泌物做细菌、衣原体、淋病奈瑟菌等培养,并做药敏试验。

(二)治疗

(1)去除病因,如有阴道异物应取出。保持外阴清洁、干燥。

(2)0.5%~1%乳酸溶液通过小号导尿管清洗外阴,局部敷以红霉素软膏。

(3)久治不愈或反复发作者,可在外敷软膏内加入少量己烯雌酚(0.05mg以下)。

(4)根据致病菌及药敏试验,选用敏感抗生素口服或肌内注射。

第三节　子宫颈炎症

一、急性子宫颈炎

急性子宫颈炎,指子宫颈发生急性炎症,包括局部充血、水肿,上皮变性、坏死,黏膜、黏膜下组织、腺体周围见大量中性粒细胞浸润,腺腔中可有脓性分泌物。急性子宫颈炎可由多种病原体引起,也可由物理因素、化学因素刺激或机械性子宫颈损伤、子宫颈异物伴发感染所致。

(一)病因及病原体

急性子宫颈炎的病原体:①性传播疾病病原体:淋病奈瑟菌及沙眼衣原体,主要见于性传播疾病的高危人群;②内源性病原体:部分子宫颈炎发病与细菌性阴道病病原体、生殖支原体感染有关。但也有部分患者的病原体不清楚。沙眼衣原体及淋病奈瑟菌均感染子宫颈管柱状上皮,沿黏膜面扩散引起浅层感染,病变以子宫颈管明显。除子宫颈管柱状上皮外,淋病奈瑟菌还常侵袭尿道移行上皮、尿道旁腺及前庭大腺。

(二)临床表现

大部分患者无症状。有症状者主要表现为阴道分泌物增多,呈黏液脓性,阴道分泌物刺激可引起外阴瘙痒及灼热感。此外,可出现经间期出血、性交后出血等症状。若合并尿路感染,可出现尿急、尿频、尿痛。妇科检查见子宫颈充血、水肿、黏膜外翻,有黏液脓性分泌物附着甚至从子宫颈管流出,子宫颈管黏膜质脆,容易诱发出血。若为淋病奈瑟菌感染,因尿道旁腺、前庭大腺受累,可见尿道口、阴道口黏膜充血、水肿以及多量脓性分泌物。

(三)诊断

出现两个特征性体征之一、显微镜检查子宫颈或阴道分泌物白细胞增多,可做出急性子宫颈炎症的初步诊断。子宫颈炎症诊断后,需进一步做沙眼衣原体和淋病奈瑟菌的检测。

(1)两个特征性体征,具备一个或两个同时具备:

①于子宫颈管或子宫颈管棉拭子标本上,肉眼见到脓性或黏液脓性分泌物。

②用棉拭子擦拭子宫颈管时,容易诱发子宫颈管内出血。

(2)白细胞检测:子宫颈管分泌物或阴道分泌物中白细胞增多,后者需排除引起白细胞增多的阴道炎症。

①子宫颈管脓性分泌物涂片作革兰染色,中性粒细胞>30/高倍视野。

②阴道分泌物湿片检查白细胞>10/高倍视野。

(3)病原体检测:应作沙眼衣原体和淋病奈瑟菌的检测,以及有无细菌性阴道病及滴虫阴道炎。检测淋病奈瑟菌常用的方法有:①分泌物涂片革兰染色,查找中性粒细胞中有无革兰阴性双球菌,由于子宫颈分泌物涂片的敏感性、特异性差,不推荐用于女性淋病的诊断方法;②淋病奈瑟菌培养,为诊断淋病的"金标准"方法;③核酸检测,包括核酸杂交及核酸扩增,尤其核酸扩增方法诊断淋病奈瑟菌感染的敏感性、特异性高。检测沙眼衣原体常用的方法有:①衣原体培养,因其方法复杂,临床少用;②酶联免疫吸附试验检测沙眼衣原体抗原,为临床常用的方法;③核酸检测,包括核酸杂交及核酸扩增,尤以后者为检测沙眼衣原体感染敏感、特异的方法。但应做好质量控制,避免污染。

若子宫颈炎症进一步加重,可导致上行感染,因此对子宫颈炎患者应注意有无上生殖道感染。

(四)治疗

主要为抗生素药物治疗。可根据不同情况采用经验性抗生素治疗及针对病原体的抗生素治疗。

1.经验性抗生素治疗

对有以下性传播疾病高危因素的患者(如年龄小于25岁,多性伴或新性伴,并且为无保护性性交或性伴患STD),在未获得病原体检测结果前,可采用经验性抗生素治疗,方案为阿奇霉素1g单次顿服;或多西环素100mg,每日2次,连服7日。

2.针对病原体的抗生素治疗

对于获得病原体者,选择针对病原体的抗生素。

(1)单纯急性淋病奈瑟菌性子宫颈炎:主张大剂量、单次给药,常用药物有头孢菌素及头霉素类药物,前者如头孢曲松钠250mg,单次肌内注射;或头孢克肟400mg,单次口服;也可选择头孢唑肟500mg,肌内注射;头孢噻肟钠500mg,肌内注射;后者如头孢西丁2g,肌内注射,加用丙磺舒1g口服;另可选择氨基糖苷类抗生素中的大观霉素4g,单次肌内注射。

(2)沙眼衣原体感染所致子宫颈炎:治疗药物主要有:①四环素类:如多西环素100mg,每日2次,连服7日;米诺环素0.1g,每日2次,连服7~10日;②大环内酯类:主要有阿奇霉素1g,单次顿服;克拉霉素0.25g,每日2次,连服7~10日;红霉素500mg,每日4次,连服7日;③氟喹诺酮类:主要有氧氟沙星300mg,每日2次,连服7日;左氧氟沙星500mg,每日1次,连服7日;莫西沙星400mg,每日1次,连服7日。

由于淋病奈瑟菌感染常伴有衣原体感染,因此,若为淋菌性子宫颈炎,治疗时除选用抗淋病奈瑟菌药物外,同时应用抗衣原体感染药物。

(3)合并细菌性阴道病:同时治疗细菌性阴道病,否则将导致子宫颈炎持续存在。

3.性伴侣的处理

若子宫颈炎患者的病原体为淋病奈瑟菌或沙眼衣原体,应对其性伴进行相应的检查及治疗。

二、慢性宫颈炎

慢性宫颈炎是妇科疾病中最常见的一种,多由急性宫颈炎未治疗或治疗不彻底转变而来。或由于各种原因所致的宫颈裂伤造成宫口变形,病原体侵入而引起感染。

(一)诊断

1.症状

白带增多是慢性宫颈炎最常见的症状,白带呈乳白色黏液状,有时呈淡黄色脓性,可有血性白带或性交后出血。可继发外阴瘙痒,腰酸及下腹坠痛。此外还有尿频、尿急、尿痛等泌尿系感染症状。

2.体征

(1)宫颈柱状上皮异位(宫颈糜烂):宫颈外口处的宫颈阴道部分,外观呈颗粒状的红色糜烂。在炎症初期,糜烂面表面平坦,为单纯型糜烂;后由于腺上皮过度增生,并伴有间质增生,糜烂面凹凸不平呈颗粒状;如间质增生明显,表面凹凸不平更明显而呈乳突状糜烂。

(2)宫颈肥大:宫颈组织在长期慢性炎症的刺激下充血、水肿,宫颈呈不同程度的肥大,可比正常大2～4倍。宫颈表面可表现糜烂或光滑。宫颈纤维结缔组织的增生,使宫颈质地变硬。

(3)宫颈息肉:息肉根部多附着于宫颈外口或在颈管内。一个或多个不等,直径一般在1cm以下,色红、舌形、质软而脆,易出血,蒂细长。

(4)宫颈腺体囊肿(纳博特囊肿):宫颈表面突出多个青白色小囊泡,内含无色黏液。若囊肿感染,则外观呈白色或淡黄色小囊泡。这种囊肿一般约米粒大小,也可长大至1cm直径大小。

(5)宫颈内膜炎:检查时可见子宫颈口有脓性分泌物堵塞,有时可见子宫颈口发红充血。

(6)宫颈裂伤或宫颈外翻。

3.辅助检查

(1)取阴道分泌物找滴虫、念珠菌、衣原体、淋菌,进行细菌培养及药物敏感试验。

(2)宫颈柱状上皮异位与早期子宫颈癌从外观上难以鉴别,需常规做宫颈刮片检查,必要时在阴道镜下取活组织检查,以明确诊断。也可通过固有荧光诊断仪进行检测,如有阳性征象则做定位活组织检查。

4.诊断要点

(1)阴道分泌物增多伴接触性出血及腰骶部疼痛。

(2)宫颈有不同程度糜烂、肥大。

(3)对阴道分泌物进行病原学检查、细菌培养及药物敏感试验,与宫颈癌鉴别需行宫颈刮片、阴道镜检查或宫颈活组织检查。

5.鉴别诊断

(1)宫颈癌:肉眼不易与宫颈柱状上皮异位鉴别,但宫颈癌一般质地较硬、脆,极易出血,宫颈刮片或宫颈活组织检查可帮助诊断。

(2)陈旧性宫颈裂伤:阴道检查时,可因将裂伤的宫颈内膜牵引外翻而误认为慢性宫颈炎,如将窥阴器轻撑开后,外翻的组织即可复原。

(3)宫颈湿疣:宫颈表面乳头状凸起与宫颈息肉相似,内生型的表现为白带多而腥臭,通过宫颈活检能鉴别。

(4)阿米巴性宫颈炎早期临床检查可见宫颈外口呈表浅糜烂。但本病常继发于肠道阿米巴性疾患后。镜检宫颈组织无特殊性改变,宫颈渗出物内可找到阿米巴滋养体。

(5)放线菌性宫颈炎:宫颈亦呈慢性炎症,继发子宫颈疾病放射治疗后。宫颈涂片巴氏染色可发现放线菌感染病变特征。

(二)治疗

本病治疗以局部治疗为主,可采用物理治疗、药物治疗及手术治疗,而以物理治疗最常用

1.药物治疗

适用于糜烂面积较小,炎症浸润较浅者。药物治疗的目的是以消炎促使上皮生长为主。

(1)阴道冲洗:常用的冲洗药物有1:5000高锰酸钾溶液1:1000苯扎溴铵溶液,1%醋酸溶液,0.5%～1%乳酸溶液,可选用其中任何一种每日冲洗阴道1～2次。

(2)硝酸银腐蚀:棉球蘸10%～20%硝酸银液涂于糜烂面,直至出现灰白色痂膜为止,然后用生理盐水棉球或棉签轻轻涂抹去多余的硝酸银液,每周1次,2～4次为1个疗程。

(3)铬酸腐蚀:棉球蘸5%重铬酸钾液,涂于子宫颈糜烂处,至出现灰白色痂膜为止,然后用75%乙醇棉球轻轻吸去多余的铬酸。再于下次月经净后涂1次,共2次。

(4)氯己定(洗必泰)栓剂:每日1次,每次1枚。将药紧贴糜烂处,用带线棉球固定,次日晨患者自行取出棉球,10次为1个疗程。

2.物理疗法

适用于糜烂面积较大,炎症浸润较深的病例,是治疗宫颈柱状上皮异位较好的方法,一般1次即可治愈,2个月左右伤口可痊愈。

(1)宫颈电熨术:适用于已有子女的经产妇。将电熨斗直接接触宫颈柱状上皮异位处并略加压,电熨后创面涂以1%甲紫或呋喃西林粉,术后2～3日分泌物增多,7～10日阴道有少量阴道出血,术后2周结痂脱落。术后每月复查1次,如有宫口狭窄可用探针扩张。

(2)激光治疗:多采用二氧化碳激光器。术后3周痂皮脱落。

(3)冷冻治疗:适用于未产或尚无子女患者。术后6周后坏死组织脱落,8周痊愈,术后很少出血,愈合后很少发生宫狭窄。

3.手术治疗

(1)适应证:保守治疗无效;宫颈肥大糜烂面深广且颈管受累者。

(2)手术方式:①锥切法,可选用电刀锥切或手术刀锥切;②子宫全切术;③宫颈撕裂修补术;④子宫颈切除术;⑤子宫颈息肉摘除术。

第四节　盆腔炎性疾病

一、急性盆腔炎

盆腔炎(PID)指女性内生殖器及其周围的组织、盆腔腹膜发生的炎症,主要包括子宫内膜炎、输卵管卵巢炎、盆腔腹膜及结缔组织炎。有急性、慢性两类。急性者发病危急,症状重,可因败血症危及生命。近年来,性传播疾病增多,急性盆腔炎仍为妇科主要常见病。急性盆腔炎如治疗不及时,可出现盆腔脓肿,并可发展为慢性盆腔炎,严重影响妇女健康。

(一)诊断

1.症状

(1)发热:病情严重者可有高热、寒战、头痛、食欲缺乏。

(2)下腹疼痛。

(3)恶心、呕吐、腹胀、腹泻:如有腹膜炎时出现消化系统症状。

(4)下腹包块及局部压迫刺激症状:包块位于前方时可有膀胱刺激症状如排尿困难、尿频,如引起膀胱肌炎还可有尿痛等;包块位于后方可有直肠刺激症状,如在腹膜外可致腹泻及里急后重感和排便困难。

2.体征

(1)体检时会发现患者有下腹腔压痛、反跳痛等腹膜刺激症状。多数患者都有压痛,但是反跳痛开始可以不明显。病变发展到腹膜炎时,反跳痛才变得明显。妇科检查可见阴道内有大量脓性白带,呈黄色或绿色。

(2)双合诊检查时多数都可以发现患者下腹腔正中或附件区压痛,表示子宫内膜或输卵管急性炎症。肿块不常见,但是绝大多数患者都可以发现附件区增厚。肿块可见于少数形成了脓肿或慢性炎症急性发作的患者。三合诊更有助于对盆腔炎性疾病的诊断,应该常规进行。

3.辅助检查

(1)实验室检查:白细胞及中性粒细胞升高,血沉增快。考虑性传播疾病时,应进行尿道口分泌物及颈管分泌物淋菌涂片及培养,衣原体、支原体培养,细菌培养及药敏试验等。考虑宫腔感染可能性比较大时,应进行宫腔内膜分泌物培养及药敏试验,血培养及药敏试验。

(2)特殊检查

①后穹隆穿刺有助于盆腔炎诊断。正常情况下白细胞$\leq 1\times 10^9$/L。盆腔炎常$\geq 3\times 10^9$/L,盆腔积脓时吸出物均为脓液,可送细菌培养(包括厌氧菌)及药敏试验。

②B超对输卵管卵巢脓肿、盆腔积脓的诊断有价值,可以发现盆腔不同部位的囊肿。

③为了明确诊断,或考虑手术治疗时,可进行腹腔镜检查。

4.诊断要点

(1)根据病史、症状和体征可做出初步诊断。但还需做必要的化验,如血常规、尿常规、宫颈管分泌物及后穹隆穿刺物检查等。

（2）急性盆腔炎的临床诊断需同时具备下列 3 项：①下腹压痛伴或不伴反跳痛；②宫颈或宫体举痛或摇摆痛；③附件区压痛。下列标准可增加诊断的特异性：①宫颈分泌物培养或革兰染色涂片淋病奈瑟菌阳性或沙眼衣原体阳性；②体温超过 38℃；③血白细胞总数＞$10×10^9/L$；④后穹隆穿刺抽出脓性液体；⑤双合诊或 B 超检查发现盆腔脓肿或炎性包块。

（3）临床诊断急性输卵管炎有一定的误诊率，腹腔镜检查则能提高确诊率。腹腔镜的肉眼诊断标准：①输卵管表面明显充血；②输卵管壁水肿；③输卵管伞端或浆膜面有脓性渗出物。在做出急性盆腔炎的诊断后，要明确感染的病原体，通过剖腹探查或腹腔镜直接采取感染部位的分泌物做细菌培养及药敏结果最准确，但临床应用有一定的局限性。

（4）宫颈管分泌物及后穹隆穿刺液的涂片、培养及免疫荧光检测虽不如直接采取感染部位的分泌物做培养及药敏准确，但对明确病原体有帮助，涂片做革兰染色，若找到淋病奈瑟菌可确诊，除查找淋病奈瑟菌外，可以根据细菌形态及革兰染色，为选用抗生素及时提供线索。最可靠的方法是分泌物培养，培养检查阳性率高，可明确病原体。除病原体的检查外，还可根据病史、临床症状及体征特点做出病原体的初步判断。

5.鉴别诊断

（1）急性阑尾炎：主要是麦氏点的疼痛，一般局限在右下腹，通常不会有双下侧腹痛。

（2）输卵管妊娠流产或破裂：往往有停经史，尿妊娠试验绝大多数情况下为阳性。

（3）卵巢囊肿蒂扭转或破裂：多数有卵巢囊肿病史，然后突然出现腹痛。一般疼痛局限在一侧下腹部，在初期多缺乏炎症所具有的体温升高和外周血白细胞升高的特点。

（二）治疗

1.一般治疗

（1）患者卧床休息，应取半卧位，以便盆腔脓液聚集于子宫直肠凹陷，便于吸收。

（2）加强营养，不能进食的给予静脉补充葡萄糖、维生素 C、电解质。必要时输血加强全身抵抗力。

2.针对病原体治疗

因急性子宫内膜炎易发展为急性盆腔炎或转为慢性盆腔炎，故应及时、彻底治疗。根据宫腔排出液或后穹隆穿刺液培养并做药敏，选用敏感药物。因常有需氧菌和厌氧菌同时感染，应选用广谱抗生素。可首先采用大剂量青霉素或氨苄西林、头孢类霉素与甲硝唑等联合静脉滴注。治疗 48～72 小时后体温仍高者，应改换抗生素。严重者，加用肾上腺糖皮质激素，如氢化可的松 500mg 静脉滴注地塞米松 20mg 静脉滴注，防止感染性休克。

3.手术治疗

（1）手术指征：①药物治疗无效；②体温持续不降；③盆腔包块持续增大，为防止发生脓肿破裂，应手术治疗；④患者突然出现下腹部剧痛、寒战、高热、恶心、腹胀，甚至出现中毒性休克表现者，应可疑有脓肿破裂，应立即剖腹探查；⑤输卵管、卵巢脓肿虽经药物治疗控制，肿块局限，但仍未消失，为防止复发，应行手术切除病灶。

（2）手术范围：原则上应切除病灶，但应根据患者年龄病变范围、全身条件具体对待。①年轻生育年龄妇女，应尽可能保留卵巢、输卵管、子宫；②年龄大，附件脓肿反复发作或双侧附件受累,可切除子宫及附件。手术切除脓肿后,应于术毕放置腹腔引流管,如引流液不多,于术后48小时拔除腹腔引流管。盆腔脓肿位置低,可行后穹隆穿刺引流或行后穹隆切开引流术,同时向脓腔内注入抗生素。除紧急情况外,应于手术前应用大剂量抗生素3日,控制感染后再手术术后继续应用抗生素。

二、盆腔炎性疾病后遗症

(一)概述

若盆腔炎性疾病未得到及时正确的诊断或治疗,可能会发生盆腔炎性疾病后遗症,既往称慢性盆腔炎。

(二)临床表现

(1)不孕。

(2)异位妊娠。

(3)慢性盆腔痛。

(4)盆腔炎性疾病反复发作。

(5)妇科检查:若为输卵管病变,则在子宫一侧或两侧触到呈条索状增粗输卵管,并有轻度压痛,若为输卵管积水或输卵管卵巢囊肿,则在盆腔一侧或两侧触及囊性肿物,活动多受限,若为盆腔结缔组织病变,子宫常呈后倾后屈,活动受限或粘连固定,子宫一侧或两侧有片状增厚、压痛,宫骶韧带常增粗、变硬,有触痛。

(三)诊断要点

(1)有急性盆腔炎史。

(2)慢性盆腔痛:下腹部坠胀、疼痛及腰骶部酸痛,常在劳累、性交后及月经前后加剧。

(3)不孕及异位妊娠史。

(4)月经异常:月经量增多,月经失调或月经不规则。

(5)全身症状:可有低热、易疲倦。病程较长,部分患者可有精神不振、失眠、周身不适等神经衰弱症状。

(6)妇科检查:宫颈可有举痛,子宫大小正常或稍大、压痛、活动度受限。附件区压痛明显,有时可扪及肿物。子宫旁结缔组织炎时,可扪及下腹一侧或两侧有片状增厚,严重时呈冰冻样骨盆。有盆腔脓肿形成时,则可在子宫直肠凹触到有波动的包块。

(7)B型超声检查:对输卵管卵巢脓肿、盆腔积脓的诊断有价值,可以在盆腔不同部位发现囊肿。

(四)治疗

盆腔炎性疾病后遗症需根据不同情况选择治疗方案。不孕患者多需要辅助生育技术协助受孕。

1.一般治疗

加强患者心理治疗,解除思想顾虑,增强治疗信心,鼓励患者增加营养,加强体质锻炼,避免重体力劳动,以提高机体抵抗力。

2.物理治疗

激光疗法、超短波疗法、微波疗法、中波直流电离子透入法、紫外线疗法等。

3.手术治疗

长期治疗无效,患者症状重,特别是盆腔已形成包块,如输卵管积水或输卵管卵巢囊肿等,可考虑手术治疗。

(五)注意事项

慢性盆腔炎是妇科常见疾病,如不能及时明确诊断,延误治疗,将给患者的生活和工作带来严重影响。由于目前尚无单个的或联合的诊断指标能可靠地预报慢性盆腔炎,因此要求每一名基层临床医师能认真地询问病史,详细地体格检查并采取必要的辅助检查以明确诊断,减轻患者的痛苦。

三、慢性盆腔痛

(一)概述

慢性盆腔痛(CPP)是指非月经期的盆腔痛持续 6 个月或 6 个月以上,产生功能障碍或需要药物或手术治疗。慢性盆腔痛不是一种诊断名称,而是一种临床症状的描述。慢性盆腔痛可能是由妇科生殖系统疾病、泌尿系统疾病、消化系统疾病、肌肉骨骼系统疾病、精神神经功能疾病引起。妇科恶性肿瘤、子宫内膜异位症、盆腔淤血综合征、盆腔炎性疾病、盆腔粘连,结核性输卵管炎等妇科疾病均可引起 CPP。

(二)临床表现

1.妇科原因所致慢性盆腔痛

(1)子宫内膜异位症:是指出现具有子宫内膜组织结构和功能的异位组织,即子宫内膜位于宫腔之外。子宫内膜异位症相关疼痛的典型症状包括周期性的盆腔痛、痛经及性交痛,疼痛多以痛经开始,一般是在青春期或壮年期即有经痛,而且这种经期腹痛具有进行性加重的特点。子宫内膜异位症另一个特点是有性交痛的表现。

(2)盆腔淤血综合征:盆是因为盆腔静脉曲张或淤血所造成的疼痛。盆腔淤血所致的疼痛为钝痛和隐痛,持久站立时疼痛加重,卧位休息时可缓解,疼痛涉及整个盆腔部位。多数患者有痛经现象,一般在经前就开始疼痛,常为充血性痛经。

(3)慢性盆腔炎:下腹部坠胀、疼痛及腰骶部酸痛,常伴乏力、白带多等,常在劳累、性交后及月经前后加剧。慢性盆腔痛常发生在盆腔炎性疾病急性发作后的 4～8 周。妇科查体时可有附件区增厚或可触及肿物,可有压痛。

(4)盆腔粘连:是盆腔结构经纤维组织非正常的连接在一起,其引起的盆腔疼痛一般在突然活动、性交或某些体育活动后加剧。

(5)妇科恶性肿瘤:如卵巢癌宫颈癌等,晚期肿瘤组织浸润周围组织或压迫神经等可引起下腹部或腰骶部疼痛。

2.非妇科原因所致的慢性盆腔痛

(1)肛提肌痉挛:这是较易被忽视的 CPP 病因之一,患者多诉下腹痛和下坠感,尤其是每天的下午和晚上,常向后背和腰骶部放射,月经前可加重,但周期性加重不如子宫内膜异位症和盆腔淤血综合征典型。症状在排便时加重,卧位时缓解。体格检查时,可触及有肛提肌疼痛,疼痛在嘱患者收缩肛提肌时加重。

(2)梨状肌痉挛:梨状肌的作用是外旋大腿,梨状肌痉挛多表现为外旋大腿时,如休息后迈步时或上楼、骑车时出现疼痛,无明显周期性;体检时,大腿外旋或触及梨状肌时疼痛加重。

(3)尿道综合征:临床表现为一组下尿路激惹征及膀胱刺激症状,常无特异性病理改变,常见的症状有会阴部激惹征、性交痛及耻骨上痛,易误诊为尿路感染。行膀胱尿道镜检查,部分患者可诊断为慢性尿道炎,若无异常发现,而症状又较明显,可考虑为尿路痉挛。

(4)肠易激综合征:由胃肠道疾病引起,是一种常见的以腹痛/腹部不适伴排便习惯改变为特征的功能性肠病,缺乏形态学和生化学改变的生物学标志。其盆腔痛的特点是进食后加重,肠蠕动后减轻,常有便意而又大便不尽的感觉,可伴有慢性便秘,这些症状常伴有精神因素,精神抑郁、紧张、焦虑时加重。妇科三合诊:乙状结肠部位常有压痛,但无其他肠道炎症的体征,腹部平片可除外其他急慢性肠道疾病。

(5)过重体力劳动及性过度:有研究发现 CPP 与年轻时过重体力劳动有关,也有人发现有性过度史的妇女患 CPP 较多。

(6)自主神经紊乱:该类患者常伴有不同程度的焦虑、抑郁、敌对心理及其他心理症状。但精神心理异常是疼痛的原因还是疼痛的结果,尚不清楚。

(三)诊断要点

慢性盆腔痛是临床上比较难诊断的疾病,其病因复杂,病情反复发作,单凭临床症状和体征尚不能确诊。B 型超声和腹腔镜检查是 CPP 诊断的常规方法,特别是腹腔镜的广泛应用,使之成为了目前诊断 CPP 的金标准。一些腹痛症状不符合某一特定疾病的诊断且持续半年以上,可诊断为慢性盆腔痛。了解慢性盆腔痛的病因和疾病的相关情况对治疗非常有用。有下腹部坠胀、疼痛及腰骶部酸痛等临床表现,常有急性盆腔炎发作及反复发作史,性交后、月经初、劳累后及机体抵抗力降低后症状加重等可能为慢性盆腔炎所致慢性盆腔痛。例如有些患者有严重的痛经(尤其是既往痛经不严重的患者),有深部性交痛,有随经期加重的腰骶部疼痛,有排便痛,不孕不育,那么可能有子宫内膜异位症。而盆腔手术或盆腔注射或宫内节育器的使用可导致粘连。久站或性交后下腹痛或低位腰痛,仰卧后缓解可能和盆腔淤血综合征有关。

(四)治疗

在针对慢性盆腔痛的治疗的循证医学中,大多数方法只能缓解疼痛,包括躯体治疗,心理治疗,饮食调整,环境因素等。非麻醉类的止痛药,包括对乙酰氨基酚(扑热息痛),阿司匹林,非类固醇类抗炎药被认为是治疗慢性盆腔痛的一线用药。如果疼痛是周期性的(子宫内膜异位症),那么激素治疗是有效的。激素疗法包括口服避孕药,口服长效孕激素,或 GnRHa 的治疗。盆腔炎性疾病后遗症导致的 CPP 目前尚无有效的治疗方法,主要以物理治疗、中药治疗为主,对于再次急性发作者需用抗生素治疗,对经保守治疗无效的严重盆腔痛,可选择手术治疗,手术以彻底去除病灶为原则。输卵管积水者需行手术治疗。如对于明确子宫内膜异位症的患者的治疗应根据患者的年龄、症状、病变部位和范围、生育要求等全面考虑,制订个体化方案。症状及病变均严重的年长患者可行根治性手术。对于顽固性 CPP 患者,现妇科医生多采用手术治疗,目前临床上常采用的手术方法有腹腔镜下骶神经切断术和骶前神经切断术。

(五)注意事项

子宫内膜异位症引起的不育患者,不论病情轻重,宜手术去除病灶,创造条件早日妊娠,病情重者术后可采用助孕技术。年轻无生育要求的重症患者可行保留卵巢功能的手术,术后辅以激素治疗。

慢性盆腔痛的产生是多系统、多因素共同作用的结果,妇科、消化系统、泌尿系统、骨骼肌肉系统、神经系统疾病或是心理疾病均可能导致 CPP,慢性盆腔痛的治疗应是多学科医生联合协作才能取得较好的疗效,应针对不同年龄、不同病因采用不同个体化心理指导、药物、手术和其他相关方法,并以缓解患者疼痛症状和提高生活质量为主要目的。

第二章　生殖内分泌疾病

第一节　异常子宫出血

一、原因和分类

(一)子宫内膜息肉、宫颈息肉——AUB-P

1.定义

子宫内膜息肉或宫颈息肉是局部子宫内膜或宫颈管黏膜过度增生形成的有蒂或无蒂的赘生物,内含血管、纤维结缔组织、腺体或纤维肌细胞。是内膜息肉还是宫颈息肉,主要看息肉蒂部所在的位置。内膜息肉在人群中的发病率为 8%～25%,不孕女性内膜息肉发生率可高达34.9%。

2.发病机制

主要有两种假说:一种为炎症刺激学说;另一种为激素刺激学说。子宫内膜息肉的形成可能受雌激素、口服他莫昔芬及米非司酮的影响,亦与雌孕激素受体、某些细胞因子及细胞增殖、凋亡有关。宫颈息肉是慢性宫颈炎的表现形式之一。

3.临床表现

临床表现多无明显症状,也可表现为异常子宫出血,出现经量增多,经期延长,排卵期出血,不规则流血,绝经后阴道流血,不孕等,蒂部位于宫腔的内膜息肉脱落于宫颈口时,可被诊断为宫颈息肉,可有接触性出血。小的内膜息肉(直径小于 1cm)可以没有症状。宫颈息肉可表现为阴道不规则流血,尤其是接触性出血,阴道分泌物增多等,但很少引起月经紊乱和月经量过多。

(二)子宫腺肌病——AUB-A

1.定义

具有生长功能的子宫内膜腺体及间质侵入子宫肌层称为子宫腺肌病,目前病因不清,可能与高雌激素或高泌乳素刺激有关,也可能与子宫内膜异常有关。全世界范围内医院报道的发病率波动于 5%～70%。我国的发病率尤其明显升高且高于发达国家。

2.子宫腺肌病的病因和发病机制

目前尚不明确,主要有以下观点:①子宫内膜干细胞学说;②遗传学说;③子宫内膜损伤学说;④前列腺素-芳香化酶-雌激素-环氧合酶 2(COX-2)学说。

3.发病机制

子宫腺肌病的发生可能与子宫内膜-肌层交界区内环境稳定性遭到破坏,基底层防御功能减退,内膜.肌层交界区不正常收缩有关。临床表现痛经,可进行性加重(25%),经量增多和经期延长(40%～50%),慢性盆腔痛,腰骶部不适,尿频等,查体子宫均匀性增大,质硬。经阴道B超和MRI有助于诊断。病理诊断是金标准。

4.临床表现

临床上约1/2的腺肌病患者有月经异常,主要表现为经量增多、经期延长。可能与子宫内膜面积增大,子宫内膜增生过长及子宫收缩不良有关。围绝经期女性异常子宫出血行子宫切除者,腺肌病往往是首要原因。但腺肌病与异常子宫出血的关系尚不明确,这方面需要进一步研究。

(三)子宫肌瘤——AUB-L

1.定义

子宫肌瘤是女性生殖系统最常见的良性肿瘤,发病率占育龄妇女的20%～80%。

2.发病机制

子宫肌瘤的病因不明,发病机制与遗传因素、雌孕激素、生长因子、免疫因素等关系密切,此外吸烟、肥胖、10岁前初潮也是危险因素。一项研究表明40%的子宫肌瘤细胞有染色体异常。

3.临床表现

子宫肌瘤可无症状,临床症状取决于肌瘤的部位和大小。主要有月经紊乱、经量过多及继发性贫血,增大的肌瘤在子宫外易引起压迫症状如尿频、便秘等。肌瘤使宫腔面积增大并影响子宫收缩,可能影响子宫静脉的回流,导致子宫内膜静脉丛扩张,月经过多。小于3cm的肌壁间肌瘤对月经影响不大。多发肌瘤更容易出现异常子宫出血。依据肌瘤位置与内膜的关系,可分为黏膜下肌瘤和其他类型肌瘤。肌瘤导致的异常子宫出血与肌瘤位置密切相关,多见于大的肌壁间肌瘤和黏膜下肌瘤。

黏膜下肌瘤指所有宫腔内的或使宫腔形态改变的肌瘤,包括肌瘤的第0型、1型和2型。0型是指肌瘤全部位于宫腔内,有明显的蒂,1型指肌瘤在宫腔内体积超过肌瘤的50%;2型指肌瘤在宫腔内体积小于50%。肌壁间肌瘤指肌瘤整体位于肌壁间,但不影响宫腔形态,包括3型、4型和5型。3型指在宫腔外但是贴近内膜;4型指全部在肌层内,不邻近子宫内膜且不邻近子宫表面;5型指大部分位于肌壁间,至少50%位于肌壁间。浆膜下肌瘤指肌瘤大部分位于肌层外浆膜下,包括6型和7型。6型指肌瘤有小于50%体积位于肌壁间;7型指带蒂浆膜下肌瘤。

(四)子宫内膜不典型增生和恶变、卵巢非良性疾病——AUB-M

包括子宫内膜不典型增生、子宫内膜癌、子宫肉瘤、宫颈不典型增生、宫颈癌、卵巢肿瘤等。本部分属于妇科肿瘤范畴,故仅做简单论述。

1.子宫内膜病变

子宫内膜增生是指发生在子宫内膜的一组增生性病变,是一种非正常表现,不同于正常月经的子宫内膜增殖,其组织病理特征为:腺上皮细胞和(或)腺体结构有不同程度改变,但无间质浸润。以病变中有无腺上皮细胞的异型性,作为分类的基础,凡无细胞异型性,则命名为单纯增生或复杂增生;凡组织学上具有细胞异型性的增生命名为不典型增生,按腺体结构和细胞变化的程度不同,又将不典型增生分为轻、中、重三度。子宫内膜不典型增生属激素依赖型子宫内膜癌的癌前病变。病变的产生与长期无对抗雌激素过度刺激密切相关。子宫内膜不典型增生和内膜癌导致的异常子宫出血,多表现为异常子宫出血,量一般不多。子宫内膜增生组织形态学的诊断重复性较差,不仅不同病理学家报告差异很大,甚至同一个人在不同时间阅片,其结果也会有出入。因此强调病理的复核审定。单纯增生癌变率1%,复合增生癌变率3%,不典型增生癌变率23%。不典型增生在诊断时,往往有1/2术后病理证实为子宫内膜癌。子宫内膜癌占女性肿瘤的第四位,是美国最常见的生殖道肿瘤。尚未绝经者可表现为经量增多、经期延长或月经紊乱。

子宫内膜不典型增生,子宫内膜癌可发生于任何年龄女性,常见于50岁后。总的来说,诊刮没有年龄限制,多少岁以上必须刮宫,没有这个限制,但青春期异常子宫出血恶性概率极低,一般不诊刮。有内膜癌高危因素者建议刮宫。45岁以上异常子宫出血者,如持续经间期出血或不规则流血,或治疗效果不好时,应行诊刮,有高危因素(肥胖、晚绝经、从未生育、长期无排卵、糖尿病、高血压、家族史、长期他莫昔芬口服、长期补充雌激素)的任何年龄的患者均建议刮宫,也有研究建议大于40岁月经周期不规则者行诊断性刮宫术。绝经期异常子宫出血,子宫内膜厚度超过0.5cm建议刮宫。除刮宫外,子宫内膜取样器也逐渐被证明在诊断子宫内膜癌方面与诊刮效果相当。诊断依赖于诊断性刮宫病理。诊刮常见病理类型是增生期和分泌期子宫内膜,诊刮正常者占80%左右。异常病理结果常见于绝经后、未孕者、高血压、糖尿病、甲状腺功能减退、多囊卵巢者。

2.子宫颈病变

子宫颈不典型增生和宫颈癌常表现为接触性出血,后期表现为不规则阴道流血。年轻患者也可表现为经期延长和经量增多。人乳头瘤病毒(HPV),特别是高危型HPV持续感染,是引起宫颈不典型增生和宫颈癌的基本原因。另外,宫颈癌高危因素有:过早性生活(早于20岁)、过早生育(早于20岁)、多产、不洁性生活、机体免疫抑制等。宫颈液基细胞学检查、HPV检测和宫颈活检有助于诊断。

3.其他

子宫肉瘤表现为阴道不规则流血,子宫增大迅速。分泌雌激素的卵巢颗粒细胞瘤、卵泡膜细胞瘤,可表现为月经紊乱和绝经后阴道流血,有时可合并子宫内膜癌。绒癌、卵巢性索间质瘤、输卵管癌等也可表现为异常子宫出血,不再赘述。

(五)凝血功能异常——AUB-C

1.概述

凝血功能异常可分为先天性、获得性、医源性,主要包括:缺乏各种凝血因子,血小板减少或功能异常,血管收缩功能异常等。许多人是由遗传性、获得性或医源性因素所致凝血功能障碍引起,尤其是青春期少女多见,此类疾病常被低估,美国CDC一项研究显示约占10%,低于英国、瑞典所报道的 17% 和 34%。13% 的 HMB 患者生化检查发现凝血障碍,常见疾病有:白血病,再生障碍性贫血,血管性血友病(vWD),特发性血小板减少性紫癜(ITP),慢性肝病,慢性肾衰,系统性红斑狼疮等。常合并其他部位出血如鼻出血、淤斑等。一项对青少年异常子宫出血的研究显示,ITP 最常见,其次是 vWD 综合征。

2.vWD 综合征

vWD 综合征是最常见的遗传性凝血功能障碍,约占排卵性子宫出血的 13%,青春期月经量多的比例更高。发病时可仅表现为月经过多,月经周期尚规律,常自初潮开始就月经过多。获得性 vWD 可发生于 SLE 者,产生了 Ⅷ 因子抗体。典型病例的表现为:①出血时间延长;②血小板对玻璃珠的黏附性减低及对瑞斯托霉素聚集功能减弱或不聚集;③血浆 Ⅷ 因子有关抗原(ⅧR:Ag)及凝血活性(Ⅷ:C)减低或 VWF 活性(ⅧR:VWF)降低。vWD 者可应用口服避孕药减少经量。有一项研究显示 vWD 约占所有月经量多女性的 13%。

青春期异常子宫出血月经量过多者应排除凝血功能障碍。需要考虑既往史、家族史等。出现以下高危因素应警惕是否有凝血功能异常:产后、流产后、手术后、拔牙后流血较多,不好止血,家族性凝血异常史,贫血治疗史,经期长于 7 天,经量多以致影响正常活动。如果患者自初潮就有月经量多、产后出血、手术或拔牙时易出血、经常有身体淤斑、家族性出血史等情况,就要考虑凝血功能障碍的情况,需要进行凝血功能的筛查,这些病史的询问可以作为一个筛查手段,敏感性可达 90%。如果有上述病史,建议做实验室检查。如发现异常,咨询血液科医师。

3.其他原因

长期应用头孢药物,引起肠道大肠埃希菌减少,维生素 K 缺乏,口服抗凝剂或灭鼠药物等为医源性因素所致。维生素 K 缺乏相关的出血与肝衰竭相关出血最佳的鉴别方法是测定凝血因子 V 的含量。因子 V 是由肝脏合成,不依赖维生素 K。重症肝病患者,因子 V 和维生素 K 依赖的凝血因子全部减低;而维生素 K 缺乏症患者,因子 V 的水平正常。

(六)排卵障碍或卵巢功能障碍——AUB-O

卵巢功能异常包括无排卵、稀发排卵、黄体功能不全、黄体萎缩不全等。排卵异常可表现为各式各样的月经异常,包括闭经、少量或多量不规则流血等。一些是由于周期性孕激素产生障碍,一些是由于排卵时相障碍。青春期和绝经过渡期常有排卵障碍。

1.有排卵型子宫出血

卵巢虽有排卵,但往往合并其他因素,如甲状腺功能减退、凝血功能障碍、晚期肝病、黏膜下子宫肌瘤、子宫内膜息肉等,但有 1/2 找不到明确原因。有排卵型功血包括黄体功能不全、黄体萎缩不全、排卵期出血。可能由于卵泡发育、排卵或黄体功能不同程度的不健全,排卵功能的轻微异常,或内膜局部止血功能缺陷所致。有人认为围排卵期出血可由于一批发育中的卵泡夭折引起血雌激素波动所致,即患者实际为稀发排卵,该出血周期为一次无排卵出血;经前出血可由于黄体功能不足或过早退化,不能维持内膜完整性所致。月经期长可能因卵泡发育过缓,分泌雌激素不足,内膜修复不良;或黄体萎缩不全,引起子宫内膜脱落不全。

2.无排卵型子宫出血

(1)原因:无排卵型异常子宫出血,是由下丘脑-垂体-卵巢轴发育不完善或受其他因素影响导致功能异常,或卵巢功能下降导致无周期性排卵所致。卵巢无排卵会导致子宫内膜缺乏孕激素拮抗,而孕激素可以合成子宫内膜止血的关键因子如前列腺素 F2α、内皮素-1,并周期性撤退引起月经来潮。多数无排卵妇女的月经紊乱,卵巢内卵泡有不定时、不同程度的发育,持续分泌不等量的雌激素,血雌激素水平不规律波动,但不诱导血 LH 峰;无优势卵泡及黄体形成,孕酮水平低下,子宫内膜持续增殖甚至增生,出现不规律(部位、深度、范围及时机)、不同步脱落,发生雌激素撤退或突破性出血。

无排卵的原因主要是下丘脑-垂体-卵巢轴不成熟,还包括其他原因,归纳起来可以分为以下几类:

①内分泌代谢因素:包括多囊卵巢综合征(PCOS)、甲状腺功能减退、肾上腺疾病如迟发型 21-羟化酶缺乏症、库欣综合征、Addison 病、高泌乳素血症、饮食改变、饮食睡眠紊乱、体重骤降或骤增、厌食、贫血、营养不良等。PCOS 可能是最常见原因,表现为月经失调,如月经稀发、月经量少或闭经,少数患者表现为月经过多或不规则阴道流血。高泌乳素血症是继发性闭经的常见原因,也可导致异常子宫流血,占 21~30 岁女性异常子宫出血的 9.4%,显著要高于在 11~20 岁中所占比例(2.4%)。高泌乳素血症可导致闭经,不严重时也可以有无排卵或黄体期缩短而出现不规则出血。卵巢功能早衰者在闭经前也可以有不规则出血。一个不常见的原因是,在生育年龄的后期,比如 40 多岁时尤其常见,卵巢里面即便已经有了黄体存在,卵泡会因为 FSH 持续存在而发育,称为黄体的相位周期(LOOP),此类患者流血量往往会较多。

②社会心理因素:包括情绪紧张、情绪波动、应激状态、过度劳累、环境改变等。月经异常可增加精神负担,尤其是青春期女孩,精神紧张又能加重月经异常。

③医源性:包括使用外源性激素、促性腺激素(Gn),服用影响多巴胺代谢的药物如吩噻嗪类药物和三环类抗抑郁药等。服用紧急避孕药、米非司酮等也可抑制排卵,影响下次月经。

(2)分类:本部分按照年龄顺序,进行分类叙述。

①青春期前的幼女:可能因为性早熟出现缺乏第二性征的异常出血,但乳腺芽状突起和阴毛的生长一般会早于阴道出血。

②青春期女孩:初潮两年内大多数月经是无排卵的,尽管如此,也是有一定规律的,周期约 21~42 天,标准与成年女性不同。2/3 的女孩会在初潮两年内建立规律月经。初潮年龄越小,规律月经建立越快。有研究统计了自初潮到半数的研究对象建立规律所需的时间与初潮年龄的相关性,初潮年龄小于 12 岁需 1 年,而大于 13 岁平均需要 4.5 年。月经初潮后的几年内,由无排卵月经逐渐过渡到有排卵月经,这是下丘脑垂体卵巢轴成熟的结果,其特征是雌激素正反馈的建立,雌激素升高启动 LH 峰诱发排卵。如果月经一直不正常,或由正常变为不正常,则应寻找原因。异常子宫出血的青少年都应排除妊娠问题,必要时行妊娠试验检查,不论她们是否承认有性生活史。青春期的常见异常子宫出血原因是:雌激素正反馈调节反应迟迟未能建立。

③育龄期:有两种未排卵的原因:一种可能是暂时的无排卵,可以有内外环境的一些刺激,比如劳累、应激、流产、手术或疾病等,可以引起短时间的无排卵。但是也有一些是长期的因

素,比如肥胖、胰岛素抵抗、高泌乳素血症等引起持久的无排卵。绝经过渡期的原因是:卵泡储备减少,对 FSH 敏感性下降,卵泡发育及排卵不规则,最终无排卵。当 FSH-卵巢颗粒细胞轴功能减退时,卵巢募集卵泡和发育卵泡减少,颗粒细胞芳香化酶活性下降,雌激素生成减少,不能形成雌二醇高峰、LH 高峰和排卵。LH-卵泡膜细胞轴功能亢进,17α-羟基孕酮和雄烯二酮合成增加,引起高雄激素血症、肥胖和胰岛素抵抗。可因内、外环境刺激(劳累、应激、流产、手术或疾病等)可引起短暂无排卵;也可因肥胖、胰岛素抵抗、高 PRL 等长期因素引起持续无排卵。月经可完全不规则(周期,经期,经量)。病程缠绵。可有贫血、多毛、肥胖、泌乳、不育等。精神负担大。一般无痛经。盆腔检查正常。

④绝经过渡期:由于卵泡储备及对促性腺激素(Gn)敏感性降低,或雌激素正反馈反应低。先出现黄体功能不足、不规则排卵,最终排卵停止。

3. 排卵型和无排卵型的鉴别诊断

鉴别有无排卵及无排卵的病因直接决定后续的处理。通过耐心、细致、准确地采集病史,仔细询问患者的月经情况,既往病史,了解不正常月经的出血类型,鉴别 AUB 的病因类型。不同出血模式的病因、鉴别诊断、处理都不同,不难进行准确分类。有排卵型功血月经虽紊乱,但仍有规律可循,所以要详细询问出血的起止时间及出血量的多少。

根据子宫出血特点、基础体温(BBT)、女性激素检测、超声影像检查、宫颈黏液检查等方法鉴别有无排卵,了解无排卵的病因及排卵者的黄体功能和卵泡发育是否正常。无排卵型者基础体温呈单相型。血清 E_2 浓度相当于中、晚卵泡期水平,无周期性变化;在出血前 5～9 天抽血检查,相当于黄体的中期孕酮测定孕酮浓度<3ng/mL。经前宫颈黏液查出羊齿状结晶提示无排卵。

(七)子宫内膜功能异常——AUB-E

如果有规律月经周期,只是经量较多,很可能存在调节子宫内膜止血机制的局部异常,包括。

1. 子宫内膜局部生成不同前列腺素(PCJ)的比例失衡

$PGE_2/PGF_{2\alpha}$ 量的比值增高,子宫内膜局部血管收缩物质内皮素-1 和 $PGF_{2\alpha}$ 缺乏;经量组织纤溶酶原激活物产生过量,纤维蛋白原溶解亢进,低纤维蛋白原血症,引起子宫内膜螺旋小动脉顶端和血管湖形成大量出血;血管扩张物质 PGE_2 和前列环素产生过多。经量大于 90mL 的女性子宫内膜黄体期 $PGE_2/PGF_{2\alpha}$ 比例显著增加,前列环素(PGI_2)及血栓素(TXA_2)的各自代谢产物——6-酮 $PG1\alpha/TXB_2$ 比值也升高,导致血管扩张、血小板聚集受抑制的倾向而引起月经过多。子宫内膜微循环功能异常,包括螺旋小动脉异常、血管周围纤维化、血管内膜下玻璃样变等,干扰正常子宫内膜功能层脱落,剥离创面血管和上皮修复过程。HMB 者子宫内膜 PGI 合成增加,COX1、2 合成增加,PGI 可以抑制血小板聚集,刺激血管舒张,内膜局部纤溶亢进;经期内膜及经血中组织型纤溶酶原激活物(tPA)及 I 型纤溶酶原激活抑制物(PAI I)活性高于正常,引起血栓不稳定或再通,内膜剥脱广泛持久。

2. 血管结构异常

如果是 IMB 或经期延长,可能是子宫内膜修复机制异常引起,可能继发于子宫内膜炎症、子宫内膜血管生成异常、血管结构异常、血管平滑肌细胞缺乏，导致血管收缩障碍。围月经期缺氧状态可启动内膜修复，血管收缩障碍导致内膜血供较好，缓解了缺氧，延迟了内膜修复的启动，故经期延长。

3. 血管生成障碍

血管紧张素 1 和 2（Ang1/Ang2）比值下降，VEGF 表达下降，延迟血管修复。

4. 糖皮质激素局部代谢异常

11β-羟化酶受抑制，导致糖皮质激素合成下降。糖皮质激素通过糖皮质激素受体抑制血管生成。糖皮质激素可以选择性诱导抗血管生成因子——凝血酶敏感蛋白 1（TSP-1）表达。

5. 感染

目前尚无证据证明子宫内膜炎症与异常子宫出血有关，但有证据表明异常子宫出血与衣原体亚临床感染有关。

（八）医源性因素——AUB-I

包括宫内节育器（IUD）、口服避孕药（COC），其他药物包括使用外源性促性腺激素（Gn），服用影响多巴胺代谢的药物如吩噻嗪类药物和三环类抗抑郁药等抗凝药物的使用等。减肥药物也可能是医源性的，紧急避孕药引起的异常出血。治疗异常子宫出血过程中，服用药物不恰当、不及时，乱投医改变治疗方案等均可导致持续异常子宫出血。服用口服避孕药可导致突破性出血，服用的第一周期中，有 30%～40% 女性出现突破性的出血。漏服也可导致不规则出血。口服避孕药停用后可导致撤退性出血。几乎所有避孕方式，从节育器到复合口服避孕药到单剂量口服避孕药，紧急口服避孕药，都可能出现异常子宫出血。

（九）未分类——AUB-N

指文献报道的某些因素，可能与个别案例有关，但并没有结论性的证据支持，较少遇见的类型。如慢性子宫内膜炎、动静脉畸形（AVMs）、子宫肌肥大等。

1. 慢性子宫内膜炎

92 例异常子宫出血者，48% 子宫内膜活检免疫组化分析提示有衣原体感染，衣原体感染被严重低估，巨噬细胞可能是衣原体感染的很好的标志物。慢性子宫内膜炎时，内膜培养常见病原体是普通细菌（占 1/2 多）和解脲支原体，宫颈存在衣原体感染时，子宫内膜往往也有衣原体感染，宫颈炎、衣原体或支原体感染等也可引起经间出血。

2. 动静脉畸形

少见病，占子宫出血 2%，包括血管腔异常增大和动静脉瘘管形成，包括先天性的和获得性的动脉畸形，先天性的很少。

获得性的主要是刮宫或子宫手术后引起的，其他因素有内膜癌、内膜异位症、肌瘤、子宫感染、胎儿时暴露于己烯雌酚、放宫内节育器（IUD）、滋养细胞疾病、瘢痕妊娠等。

先天性的动静脉畸形常有多处血管连接，并侵入周围组织。获得性动静脉畸形局限于子宫肌层和（或）子宫内膜，表现为子宫肌层内动静脉直接交通。常见于生育年龄，典型症状是间断性的、大量的、突发的出血，有贫血症状和盆腔痛，有时候表现为盆腔包块。超声表现，局部内膜或肌层增厚，多处低回声或无回声包块，血流频谱显示高流低阻。如果超声怀疑动静脉畸形,可行 MRI 检查,表现为子宫增大,没有包块,肌层内血管匍行扩张,磁共振血管成像(MRA)显示子宫动脉旁的静脉过早显影。血管造影是金标准,显示由扩张的子宫动脉供血的不规则的血管团。治疗包括:选择性子宫动脉栓塞(首选),子宫切除,AVM 局部切除,腹腔镜髂内动脉结扎等。

3.子宫肥大症

是指子宫均匀增大,肌层厚度超过 2.5cm,伴有不等程度子宫出血的一种疾病。子宫肥大的基本病理改变是子宫肌层内平滑肌细胞及血管壁的变化。子宫肥大是子宫肌层内平滑肌细胞及血管壁的增大。主要症状为月经量过多,持续天数延长;亦有表现为周期缩短至 20 天左右,经量及持续天数无明显改变,或表现为月经期延长,但经量不多。患者多为经产妇,且多数为 3 产以上。患病时间长、流血量多者呈贫血貌。妇科检查子宫均匀增大,一般为 6 周妊娠大小,少数超过 8 周妊娠大小,质地较坚韧。双侧卵巢可稍增大,有多发性滤泡囊肿。雄激素治疗可减少流血量。保守治疗无效者,可考虑子宫全切术。

4.剖宫产瘢痕缺损

导致 AUB 的高危因素包括剖宫产切口位置不当、子宫下段形成前行剖宫产手术及手术操作不当等,常表现为经期延长。推荐的诊断方法为经阴道超声检查或宫腔镜检查。治疗上,无生育要求者使用口服短效避孕药治疗,可缩短出血时间;药物治疗效果不佳,可考虑手术治疗。对于有生育要求者,孕前应充分告知有妊娠期子宫破裂风险。手术治疗包括宫腔镜下、腹腔镜下、开腹或经阴道行剖宫产切口憩室及周围瘢痕切除和修补术。

二、无排卵性异常子宫出血

(一)病因及病理生理

正常月经的发生是基于排卵后黄体生命期结束,雌激素和孕激素撤退,使子宫内膜功能层皱缩坏死而脱落出血。正常月经的周期、持续时间和血量,表现为明显的规律性和自限性。当机体受内部和外界各种因素,如精神紧张、营养不良、代谢紊乱、慢性疾病、环境及气候骤变、饮食紊乱、过度运动、酗酒以及其他药物等影响时,可通过大脑皮层和中枢神经系统,引起下丘脑-垂体-卵巢轴功能调节或靶器官效应异常而导致月经失调。

无排卵性 AUB 常见于青春期、绝经过渡期,生育期也可发生。在青春期,下丘脑-垂体-卵巢轴激素间的反馈调节尚未成熟,大脑中枢对雌激素的正反馈作用存在缺陷,下丘脑和垂体与卵巢间尚未建立稳定的周期性调节,FSH 呈持续低水平,无促排卵性 LH 峰形成,卵巢虽有卵泡生长,但卵泡发育到一定程度即发生退行性变,形成闭锁卵泡,无排卵发生;在绝经过渡期,卵巢功能不断衰退,卵泡近于耗尽,剩余卵泡往往对垂体促性腺激素的反应性低下,故雌激素分泌量锐减,以致促性腺激素水平升高,FSH 常比 LH 更高,不形成排卵期前 LH 高峰,故不排卵。生育期妇女有时因应激、肥胖或 PCOS 等因素影响,也可发生无排卵。各种原因引起的无排卵均可导致子宫内膜受单一雌激素作用而无孕酮对抗,从而引起雌激素突破性出血。雌激素突破性出血有两种类型:①雌激素缓慢累积维持在阈值水平,可发生间断性少量出血,内膜修复慢,出血时间长;②雌激素累积维持在较高水平,子宫内膜持续增厚,但因无孕激素作用,脆弱脱落而局部修复困难,临床表现为少量出血淋漓不断或一段时间闭经后的大量出血。无排卵性 AUB 的另一出血机制是雌激素撤退性出血,即在单一雌激素的持久刺激下,子宫内膜持续增生。此时,若有一批卵泡闭锁,或由于大量雌激素对 FSH 的负反馈作用,使雌激素水平突然下降,内膜因失去雌激素支持而剥脱,其表现与外源性雌激素撤药所引起的出血相似。

另外,无排卵性 AUB 还与子宫内膜出血自限机制缺陷有关。主要表现为:①组织脆性增加:在单纯雌激素的作用下,子宫内膜间质缺乏孕激素作用反应不足,致使子宫内膜组织脆弱,容易自发破溃出血;②子宫内膜脱落不完全:由于雌激素波动子宫内膜脱落不规则和不完整,子宫内膜某一区域在雌激素作用下修复,而另一区域发生脱落和出血,这种持续性增生子宫内膜的局灶性脱落缺乏足够的组织丢失量,使内膜的再生和修复困难;③血管结构与功能异常:单一雌激素的持续作用,子宫内膜破裂的毛细血管密度增加,小血管多处断裂,加之缺乏螺旋化,收缩不力造成流血时间延长,流血量增多。多次组织破损活化纤溶酶,引起更多的纤维蛋白裂解,子宫内膜纤溶亢进。另外增殖期子宫内膜前列腺素 E_2(PGE_2)含量高于 $PGF_{2\alpha}$。过度增生的子宫内膜组织中 PGE_2 含量和敏感性更高,血管易于扩张,出血增加。

(二)子宫内膜病理改变

无排卵性 AUB,根据体内雌激素水平的高低和持续作用时间长短,以及子宫内膜对雌激素反应的敏感性,子宫内膜可表现出不同程度的增生性变化,少数可呈萎缩性改变。

1.增殖期子宫内膜

子宫内膜所见与正常月经周期的增殖内膜无区别,只是在月经周期后半期甚至月经期仍表现为增殖期形态。

2.子宫内膜增生

根据世界卫生组织(WHO)女性生殖系统肿瘤学分类,分为:

(1)不伴有不典型的增生:指子宫内膜腺体过度增生,大小和形态不规则,腺体和间质比例高于增殖期子宫内膜,但无明显的细胞不典型。包括既往所称的单纯型增生和复杂型增生,是长期雌激素作用而无孕激素拮抗所致,发生子宫内膜癌的风险极低。

(2)不典型增生(AH)/子宫内膜上皮内瘤变(EIN):指子宫内膜增生伴有细胞不典型,镜下表现为管状或分支腺体排列拥挤,并伴有细胞不典型(包括细胞核增大、多形性、圆形、极性丧失和核仁),病变区域内腺体比例超过间质,腺体拥挤,仅有少量间质分隔。发生子宫内膜癌的风险较高,属于癌前病变。

3.萎缩型子宫内膜

内膜萎缩菲薄,腺体少而小,腺管狭而直,腺上皮为单层立方形或矮柱状细胞,间质少而致密,胶原纤维相对增多。

(三)临床表现

少数无排卵妇女可有规律的月经周期,临床上称"无排卵月经",但多数不排卵女性表现为月经紊乱,即失去正常周期和出血自限性,出血间隔长短不一,短者几日,长者数月,常误诊为闭经;出血量多少不一,出血量少者只有点滴出血,多者大量出血,不能自止,导致贫血或休克。出血的类型取决于血雌激素水平及其下降速度、雌激素对子宫内膜持续作用的时间及子宫内膜的厚度。

（四）诊断

诊断前必须首先除外生殖道或全身器质性病变所致。

1.病史

应注意患者年龄、月经史、婚育史及避孕措施；排除妊娠；是否存在引起异常子宫出血的器质性疾病，包括生殖器肿瘤、感染、血液系统及肝、肾、甲状腺疾病等，了解疾病经过和诊疗情况；近期有无服用干扰排卵的药物等。通过详细询问病史，确认其特异的出血模式。

2.体格检查

包括妇科检查和全身检查，及时发现相关体征。妇科检查应排除阴道、宫颈及子宫结构异常和器质性病变，确定出血来源。

3.辅助检查

主要目的是鉴别诊断和确定病情的严重程度及是否有合并症。

（1）全血细胞计数、凝血功能检查。

（2）尿妊娠试验或血 hCG 检测：除外妊娠相关疾病。

（3）超声检查：了解子宫内膜厚度及回声，以明确有无腔占位性病变及其他生殖道器质性病变等。

（4）基础体温测定（BBT）：是诊断无排卵性 AUB 最常用的手段，无排卵性基础体温呈单相型。

（5）生殖内分泌测定：通过测定下次月经前 5～9 日（相当于黄体中期）血孕酮水平估计有无排卵，孕酮浓度＜3ng/mL 提示无排卵。同时应在早卵泡期测定血 LH、FSH、催乳素（PRL）、雌二醇（E_2）、睾酮（T）、促甲状腺素（TSH）水平，以了解无排卵的病因。

（6）刮宫或子宫内膜活组织检查：以明确子宫内膜病理诊断，而刮宫兼有诊断和止血双重作用。适用于年龄＞35 岁、药物治疗无效或存在子宫内膜癌高危因素的异常子宫出血患者。为确定有无排卵或黄体功能，应在月经来潮月经前 1～2 日或月经来潮 6 小时内刮宫；为尽快减少大量出血、除外器质性疾病，可随时刮宫；为确定是否子宫内膜不规则脱落，需在月经第 5～7 日刮宫。

（7）腔镜检查：可直接观察到颈管、子宫内膜的生理和病理情况，直视下活检的诊断准确率显著高于盲取。

（8）宫颈黏液结晶检查：根据羊齿植物叶状结晶的出现与否判断有无排卵，月经前仍可见羊齿状结晶表示无排卵。目前已较少应用。

（五）鉴别诊断

（1）全身性疾病：如血液病、肝功能损害、甲状腺功能亢进或减退等。通过检查血常规、肝功能和甲状腺激素等得以鉴别。

（2）异常妊娠或妊娠并发症：如流产、异位妊娠、葡萄胎、子宫复旧不良、胎盘残留等。

（3）生殖器感染：如急性或慢性子宫内膜炎、子宫肌炎等。

（4）生殖器肿瘤：如子宫内膜癌、子宫颈癌、子宫肌瘤、卵巢肿瘤、滋养细胞肿瘤等。

（5）生殖道损伤：如阴道裂伤出血、阴道异物等。

（6）性激素类药物使用不当、内节育器或异物引起的异常子宫出血。

（六）治疗

无排卵型子宫出血以青春期及绝经过渡期常见。临床表现为子宫出血失去规律性（周期性），间隔时长时短，出血量不能预计，一般出血时间长，不易自止。出血频繁或出血多者可引起严重贫血、休克、感染等。

1.青春期异常子宫出血的治疗

对于青春期少女发生的异常子宫出血，首先要根据异常子宫出血的诊断流程，确定属于无排卵型功血，再根据贫血程度确定相应治疗。基本原则包括止血、纠正贫血、调整周期、促进恢复生理功能、防止复发。再次提醒，初潮后即出现月经量多，应筛查遗传性凝血功能障碍。

（1）一般治疗：急性大量出血时应监测生命体征，建立静脉通道，补液，少量出血时应加强营养，避免剧烈运动。

（2）止血

①激素止血治疗：总的来讲，不推荐大量的雌激素疗法，不推荐孕激素药物性刮宫。相对来讲，COC 治疗更受推崇。

a.内膜萎缩法：应用口服避孕药（COC）或大剂量孕激素使增生的子宫内膜转化为稳定性假蜕膜组织而止血。有相当多证据表明，血流动力学稳定者，口服大剂量 COC 和大剂量孕激素效果相当。

COC 治疗：包括妈富隆、敏定偶、达英 35 等。一项随机对照试验证明多剂量单相联合口服避孕药治疗是有效的，用法是 1 片 tid×1 周，改 1 片 qd×3 周，平均 3 天即可止血，耐受性好，没有明显的恶心呕吐。达英 35 中，炔雌醇含量 35μg，止血效果好，用法 1 片 tid×3～7d，1 片 bid×3～7d，1 片 qd×7～21d。停药 7 天开始下一周期。如果流血不多，可用 1 片 qd，血止后连服 21 天。COC 可连续应用 3 个月。大剂量孕激素治疗：一项研究显示，24 例青春期功血伴贫血的住院患者，第一天给予甲羟孕酮总量 60～120mg，后 10 天 20mg/d，第 4 天时出血全部停止，是非常有效快速的方法。国内常用 250mg/片包装的醋酸甲羟孕酮，可以应用 1/2 片/天，一般用 7～10 天，血止后停药即可，注意监测肝功。炔诺酮雄激素作用较明显，一般青春期功血不用。

b.内膜修复法：1982 年，DeVore GR 报道了一项 RCT，静脉应用结合雌激素起到了良好的治疗效果。大剂量雌激素可促进内膜修复，提高纤维蛋白原水平，降低毛细血管通透性，增强凝血功能，适用于出血时间长、量多致血红蛋白<80g/L 的青春期患者。用法如下：戊酸雌二醇（补佳乐）4～6mg/次，口服，4～6 小时 1 次，血止 3 天后按每 3 天减量 1/3，一般维持剂量为 2mg/d，应用至血止后 21 天。雌激素疗法在血红蛋白增加至 100g/L 以上或者患者可以承受一次月经样的出血后均必须用孕激素撤退，可用甲羟孕酮 10mg 或黄体酮胶丸 200mg po qd×10～14 天，停药后出现撤退性出血。由于雌激素本身会在修复子宫内膜的同时促进内膜生长，可能增加撤退性出血量，另外有增加血栓形成的风险，适用于青春期及无血栓风险的生育期异常子宫出血。

c.孕激素内膜脱落法:青春期功血多为无排卵型功血,子宫内膜长期受雌激素刺激而无孕激素拮抗,出现子宫内膜增生过长,而孕激素内膜脱落法,或称为药物性刮宫,是给予促使子宫内膜分泌化剂量的孕激素(黄体酮50～100mg/周期),促进增生期子宫内膜转化为分泌期,停药后将出现撤退性出血。出血第1天开始服用COC治疗。用法是采用黄体酮肌内注射20mg/d,3～5天,或一次性肌内注射黄体酮60mg;或者安宫黄体酮(MPA)6～10mg/d,10天,或达芙通20mg/d,10天,或口服微粒化孕酮(琪宁),每天200～300mg,×10天。用药以后有一次撤退性出血,会造成进一步的失血,所以须用于血红蛋白>80g/L的患者。一般停药1～2天后发生撤退性出血,此时莫要以为止血效果不好而再次应用孕激素。撤退性出血第1天,相当于下次月经来潮的第一天。如果子宫内膜偏厚,则孕激素用量相对大,时间相对长,如果撤退性出血较多,可加用丙酸睾酮,25～50mg/d,im,3天。

②其他止血药物:正常的月经子宫出血的本身就有纤溶的激活,异常子宫出血者会有纤溶的亢进,因此抗纤溶药物对于减少出血量是有效的。激素药物配伍应用止血药物可增加疗效。如果患者不接受激素治疗或存在激素治疗的禁忌证,可选择氨甲环酸(止血环酸)、非甾体类消炎药(NSAIDs)、止血中药如云南白药、宫血宁、独一味等。

a.氨甲环酸:氨甲环酸不影响血小板数目和聚集,没有证据表明有增加血栓形成的风险,即使是对血栓高危患者,尤其适用于有生育要求有凝血功能障碍者、有口服COC禁忌者。FDA已批准该药用于异常子宫出血的治疗。口服用法是1g tid×4天,静脉滴注用法是静脉注射或滴注:一次0.25～0.5g,一天0.75～2g,每次经期口服氨甲环酸2～4.5g/d,4～7天,月经量减少40%～50%。静脉注射液以25%葡萄糖液稀释,静脉滴注液以5%～10%葡萄糖液稀释,说明书中没有提到可用生理盐水稀释。不良反应发生率约12%,消化道症状为主,包括恶心、呕吐、腹泻、消化不良等。氨甲环酸不能调节月经,不能缓解痛经,不能避孕。

b.NSAIDs:可抑制前列腺素合成和减少月经量,可减少20%～49%,效果逊色于达那唑或氨甲环酸,不良反应轻,价格较低。由于是周期性服用非每天服用,长期服用的不良反应如消化道溃疡等可以减少。因为NSAIDs可影响肝脏凝血因子合成,可影响血小板聚集,禁用于凝血功能异常、血小板功能异常者导致的异常子宫出血。

c.酚磺乙胺(止血敏):可通过促进凝血过程而发挥作用,能够增加血液中血小板数量,增强其聚集性和黏附性,促进凝血物质的释放,增强毛细血管抵抗力,降低毛细血管通透性,以加速凝血。本品能使月经量减少约13%,出血后开始用,可与维生素K注射液混合使用,但不可与氨基己酸注射液混合使用,静脉滴注:一次0.25～0.75g,一天2～3次,稀释后滴注。因疗效不显著,不推荐应用该药物。

d.醋酸去氨加压素:静脉或皮下给予去氨加压素0.3μg/kg体重,可使血浆中凝血因子Ⅷ的活力增加2～4倍;也使vWD因子抗原的含量增加。用法是按体重0.3μg/kg的剂量,用生理盐水稀释至50～100mL,在15～30分钟内静脉滴注。

e.尖吻蝮蛇血凝酶:每次2U(2瓶),每瓶用1mL注射用水溶解,静脉注射。虽无本品引起血栓的报道,为安全起见,有血栓病史者禁用。

③纠正贫血:根据血常规、凝血五项指标结果,补充凝血因子,新鲜冰冻血浆,冷沉淀,纤维蛋白原,重组Ⅷ因子,重组vWD因子。血红蛋白低于70g/L建议住院治疗,低于60g/L建议

输血。对中重度贫血患者在上述治疗的同时给予铁剂和叶酸治疗,口服硫酸亚铁、枸橼酸铁、右旋糖酐铁,与维生素 C 一并服用效果好。也可静脉注射蔗糖铁,必要时输血。

④其他情况:如果怀疑恶性,可抽血查肿瘤标志物,联合其他检查方法,必要时也可在知情同意下行诊刮或宫腔镜检查术。对未婚无性生活史青少年除非要除外内膜病变,不轻易做刮宫术,仅适于大量出血且药物治疗无效需立即止血或检查子宫内膜组织病理的情况。

(3)调整周期治疗:血止后,因仍有无排卵情况的存在,停药后绝大多数会再次出现无排卵功血,因此血止后紧跟周期调节治疗,十分重要。调经方法包括:

①口服避孕药:一项研究显示,含 $30\mu g$ 炔雌醇的 COC 可减少月经量 43%,优于萘普生,略低于达那唑。COC 有避孕外的益处,如调经、缓解乳房疼痛和痛经。突破性出血、水钠潴留等问题是患者不能坚持口服避孕药的主要原因。青春期 PCOS 多应用达英 35 治疗。

②孕激素周期疗法:月经后半周期服孕激素治疗,模拟排卵情况下的孕激素分泌。可于撤退性出血第 15 天起,地屈孕酮 $10\sim20mg/d\times10$ 天或黄体酮胶丸 $200\sim300mg/d\times10$ 天,或甲羟孕酮 $4\sim12mg/d$,每天分 2 次服用,连用 $10\sim14$ 天。停药后出血撤退性出血,第 15 天再开始服下一周期,可酌情应用 $3\sim6$ 个周期。如果患者病情不严重,可应用 3 个周期,如果治疗效果差,反复发作,可应用 6 个周期甚至更长。单用孕激素虽然有效,但可能因依从性和耐受性差等原因临床使用受限。

(4)教育和心理治疗:初潮是儿童转向青春期的里程碑,青春期异常子宫出血,患者往往很恐惧,并牵涉整个家庭,不仅是临床问题,也是社会问题。除了药物同时应给予教育和心理治疗。

①教育:英国女性和儿童健康国家协作中心指南发展小组(GDG)认为教育具有重要意义。不但教育的内容重要,教育的地点、提供形式和提供者也相当重要。教育和信息提供,患者的知情选择和授权,在现代医疗中日益重要。应充分告知患者如何正确使用药物,避免漏服。使患者充分了解风险和受益,选择最佳治疗方案。充分沟通,使医师对患者治疗的迫切性有所了解,增加患者的自主性和自我管理。自主选择后,患者的依从性将增加,对治疗的风险、时间、有无并发症等的关注度增加,患者控制的决定数目增加,医师决定的减少,也能减少医患纠纷。

②心理治疗:减轻体重,精神因素,教育,月经恢复后嘱生活规律,减轻压力,缓解疲劳,注意环境和气候的改变。

2.生育期和绝经过渡期异常子宫出血的治疗

生育年龄异常子宫出血,以排卵型多见,无排卵型少见。绝经过渡期(每人年龄段不同,一般都在 40 岁以后)又以无排卵型为主。虽然吸烟和肥胖等是异常子宫出血的危险因素,但是尚无有关生活方式治疗 HMB 的研究。生育年龄急性异常子宫出血者,首先排除妊娠。典型的无排卵或黄体的相位周期,是阴道流血时间和流血量均无法预计,前者常有短期闭经。

药物治疗的选项顺序是:曼月乐,氨甲环酸,NSAIDs,COC,炔诺酮(15mgqd,月经第 $5\sim26$ 天),注射用长效孕激素。不推荐常规应用达那唑,不推荐酚磺乙胺。不推荐仅黄体期口服孕激素治疗急性大量子宫出血。

(1)止血:多种方法同青春期异常子宫出血,但手术治疗方法明显增多。

①孕激素内膜萎缩法:假孕疗法,用蜕膜化剂量的孕激素(>1000mg/周期)促进增生期子宫内膜转化为类蜕膜组织而快速止血(一般 2~3 天血止),止血后逐渐减少剂量至维持不流血的最小剂量。

a.甲羟孕酮口服:非首选方案,可给 250mg poqd,或甲羟孕酮 10~20mg/次,4~6 小时 1 次,止血后 3 天开始减量,每 3 天减量 1/3,维持量维持到血止后 21 天停药。出现撤退性出血的第一天起,用 COC 周期治疗。单用甲羟孕酮应用过程中,可能有点滴出血。目前尚无有关孕激素对血栓形成有确切影响的证据。2006 年有一项 RCT,比较了大量 MPA 和 OC(含 1mg 炔诺酮和 35μg 炔雌醇),1 片的治疗效果,证明了大剂量 MPA 的有效性。40 例血流动力学稳定的急性子宫出血患者随机分为两组,一组给予 MPA 20mg tid,一周后改 20mg qd,一组给予 OC 1 片 tid,一周后改为 1 片 qd。平均 3 天血止,MPA 组耐受性优于 OC,但恶心呕吐发生率差异无统计学意义。注射用醋酸甲羟孕酮,肌内注射避孕效果持续 3 个月。为了避孕,长效醋酸甲羟孕酮必须是月经第 5 天内急性第一次注射。一项 RCT 研究显示(n=3172),注射用 MPA 的闭经率高于庚酸炔诺酮,另一项 RCT(n=1216)显示,应用注射用 MPA 100~150mg/3 个月,1 年后的闭经率可达 41%~47%。

b.COC:用法同青春期异常子宫出血所述,但对于围绝经期异常子宫出血非首选方案。第三代口服避孕药的孕激素均为高选择性孕激素,包括去氧孕烯(妈富隆、美欣乐)、孕二烯酮(敏定偶)、屈螺酮(优思明)等。服用 COC 的妇女,卵巢癌发生率降低 40%,子宫内膜癌降低 50%,子宫肌瘤降低 31%,黄体囊肿降低 78%,功能性卵巢囊肿降低 49%。研究表明,阴道应用 COC 可减少胃肠道不良反应,并且与口服具有相当的疗效。应用 COC 治疗。如果 1 年内有妊娠计划,不建议用 COC,而可用 NSAIDs 或周期性孕激素。

2010 年 5 月,FDA 批准了一种新型口服避孕药,地诺孕素/戊酸雌二醇在美国上市。该避孕药已于 2009 年 5 月在欧盟获得批准,商品名为 Qlaira。2012 年 FDA 批准该药用于治疗急性子宫出血,成了 COC 里面的首选药物。地诺孕素/戊酸雌二醇片应用 6 个月显著减少平均月经量约 65%,其中 1/2 患者可达到减少 80% 月经量的疗效,贫血指标大大改善,补佳乐 2mg,相当于炔雌醇 20μg;地诺孕素是 19C-去甲睾酮衍生物,与孕激素受体有很强亲和力,同时又类似炔诺酮,吸收快,生物利用度 90%,血浆半衰期 10 小时,无明显累积效应,能抑制卵巢功能及子宫内膜细胞的增殖。与其他 COC 或曼月乐比较,对糖脂代谢影响较小,血栓性疾病的发生率和严重程度均略低,其他常见不良反应与其他 COC 类似。不愿放曼月乐,无雌激素禁忌证,又要求避孕者,首选地诺孕素/戊酸雌二醇片。目前还没有曼月乐和戊酸雌二醇、地诺孕素比较研究。

COC 的应用应注意安全性问题。WHO 对 COC 长期服用安全性的报道证明,COC 降低子宫内膜癌、卵巢癌的发生,对是否增加宫颈癌尚有争议,总体乳腺癌不增加。COC 应用第一年,血栓风险增加 4 倍。应用 COC 的潜在风险应予注意,有高龄、肿瘤、高血压、血栓性疾病史、易栓症(比如蛋白 C、蛋白 S、Leiden factor V 缺乏)、心脑血管疾病高危人群及 40 岁以上吸烟的女性不宜应用。有乳腺癌病史的患者应十分慎用。

②孕激素内膜脱落法:适用于血红蛋白>80g/L 的患者,用法同青春期无排卵型异常子宫出血。撤退出血的时候,如果量多的话,应该卧床休息,用止血剂,必要的时候输血,这个时候

不能再用性激素。撤退出血如果多于 10 天不干净,应该怀疑有器质性的病变。

③雄激素治疗:雄激素可对抗雌激素,增加子宫和血管平滑肌收缩力,减轻盆腔充血。达那唑可抗雌抗孕,抑制子宫内膜增生,抑制排卵。孕三烯酮内美通与达那唑有相似的疗效和不良反应,一周 2 次。达那唑在减少月经量方面(大约减少 1/2)可能优于单一孕激素和 NSAIDs,但雄性化不良反应也相当明显,没有足够证据显示可以推荐该疗法。孕激素减少月经量的机制尚不明确,单纯黄体期单用孕激素对月经量无明显改变。

④其他止血药物:氨甲环酸,有一定治疗作用,尤其是那些需要保留子宫生育能力但面临切子宫风险者。如果效果良好,NSAIDs 和氨甲环酸可以继续周期性应用,如果治疗 3 个周期效果不明显,应停用。

(2)调周期:抑制卵巢功能或黄体功能替代。

如果偶尔一次无排卵型功血,此次治疗后可不用调周期,观察下一自然周期月经情况。无生育要求者调周期最好用 COC,其中目前最好的是复方地诺孕素;也可月经后半期周期性应用孕激素,如果子宫内膜有复杂性增生,可于卵泡期开始应用孕激素,如炔诺酮 15mg/d,月经第 5~26 天应用。如果周期性服用孕激素无撤退性出血或者出血很少,说明内源性雌激素水平较低,可以人工周期疗法,可于月经第 3 天开始口服克龄蒙或芬吗通,或补佳乐 1mg/d,连用 21~28 天,后 10~14 天加用甲羟孕酮 4~8mg/d 或十黄体酮治疗。有生育要求者调周期可用促排卵治疗。

(3)有生育要求的采用促排卵治疗:常用方法包括氯米芬法、来曲唑法、HMG-HCG 法、GnRHa 脱敏+控制性卵巢高刺激疗法等。氯米芬可通过与内源性雌激素受体竞争性结合,促进垂体释放 FSH 和 LH,促进卵泡发育,但有子宫内膜薄等不良反应,不利于胚胎着床,可同时补充补佳乐。氯米芬一般是月经第 2~5 天开始,每天 50~150mg,共 5 天。监测卵泡成熟时(1.8cm 以上),应用绒促性素 5000~10 000IU im st,促进排卵和黄体形成。应用 3 个周期后停药观察其恢复情况。

(4)GnRHa 垂体降调节:促性腺激素释放激素(GnRHa)通过耗竭 GnRH 受体和垂体脱敏作用,减少 FSH 和 LH 的生成和释放,从而抑制卵巢功能,引起低雌激素血症,为可逆性药物性"去势",适用于不能耐受药物治疗、肝肾功能不良、出血性疾病和器官移植(如肝、肾移植)后月经过多的绝经过渡期妇女,尤其适用于合并子宫腺肌病、子宫肌瘤、子宫内膜异位症者。目前还没有关于 GnRHa 治疗急性子宫出血的报道,手术前 GnRHa 诱导闭经,以便提高血红蛋白,应用后 5~14 天会有"点火"效应。尤其适用于合并子宫肌瘤又不手术者,可以说是最佳方案。为防止长期 GnRHa 治疗引起的低雌激素反应和骨丢失,可于 3~6 个月反向添加性激素。用法是月经第一天,长效 GnRHa,如戈舍瑞林(诺雷德)3.6mg/支,或曲普瑞林(达必佳)3.75mg/支,ih,28 天 1 支。反向添加方法有:单一孕激素(甲羟孕酮 4~6mg/d)、单一雌激素(补佳乐 1mg/d)、雌孕激素联合或序贯,组织选择性雌激素活性调节剂利维爱等。

(5)抗感染治疗:出血时间长,贫血严重,抵抗力差者易合并感染,可监测体温、血常规、C 反应蛋白、降钙素原等,留取血培养,有感染的临床征象时应及时应用抗生素。当严重细菌、真菌、寄生虫感染以及脓毒症时血降钙素原升高,自身免疫、过敏和病毒感染时降钙素原不会升高。一般应用头孢二代抗菌药。

（6）手术或操作治疗：适用于有药物禁忌，药物反应不佳，合并其他疾病的内在需要，同时要考虑出血的严重程度和患者的稳定性。手术或操作方法包括：放置曼月乐，宫腔球囊压迫止血，诊刮，子宫内膜去除，子宫动脉栓塞和子宫切除。心脏换瓣术后服用抗凝药物，可有异常子宫出血，应用内膜消融或曼月乐可起到持续的治疗作用，子宫切除术出血风险大，如合并其他疾病，不得已时才采用。较少采用。

①曼月乐放置：左炔诺孕酮-宫内释放系统（曼月乐）在欧洲国家已经应用了十余年，得到了广泛认可。曼月乐为 T 型塑料支架，内含 52mg 左炔诺孕酮，以每天 20μg 的剂量释放入宫腔内，有效期是 5 年，月经量可以减少 70%～95%。推荐在放置以前应除外子宫内膜病变的情况。曼月乐可以治疗子宫内膜单纯性增生和复杂性增生。2007 年曼月乐在英国指南中就推荐了曼月乐治疗月经过多，应用 3 个月月经量可减少 95%。曼月乐是治疗 35 岁以后 AUB 女性的可选的有效方法，治疗满意率可达 80%，治疗 3 个月时点滴出血是常见的症状，1/2 女性在治疗 6 个月时无出血症状，部分在应用 1.5 年后会出现闭经。ECLIPSE 试验是一个大规模多中心的随机对照试验，比较曼月乐和其他药物治疗，研究对象为 25～50 岁，MMAS 表，格定量评价值作为首要结局，结果显示曼月乐组比常规药物组更能提高治疗的生活质量。在放置曼月乐后前 6 个月中不规则出血、经量减少、月经稀发、点滴出血、乳房胀痛等很常见，一般不需要特殊处理。建议曼月乐至少戴 6 个月。

②诊断性刮宫：临床医师认为患者不适合药物或药物效果欠佳，可用诊刮止血，并推荐一并使用宫腔镜检查。诊刮具有诊断和治疗的双重意义。诊刮需彻底全面，尤其注意两侧宫角部。诊刮只能减少本周期的流血量，对后续周期无改善作用，不推荐诊刮作为常规止血方法。诊刮常见病理类型是增生期和分泌期子宫内膜，诊刮正常者占 80% 左右。诊刮没有年龄限制。年龄＞40 岁，有子宫内膜癌高危因素或子宫内膜厚度＞12mm，首选刮宫，除外子宫内膜病变；对于绝经过渡期及病程长的育龄期患者应首先考虑使用刮宫术，为了止血，诊刮应相对彻底；对于 B 超提示宫腔内异常者可在宫腔镜指导下刮宫或活检，以提高诊断率。欲确定异常子宫出血的类型，鉴别是否排卵，一般于月经第 5 天后或异常子宫出血时随机性刮宫。一般诊刮有效时期是 6 个月。

③宫腔球囊压迫止血：26F Foley 尿管置入宫腔，注入约 30mL 盐水，压迫止血。先于导尿管球囊内注入 1mL 气体，使球囊膨胀，剪去球囊顶端的部分导管，抽出球囊内气体后，将球囊导尿管置入宫腔内，在 B 超引导下向球囊内注入灭菌生理盐水适量，至 B 超下可见宫腔明显分离，推注时手感有阻力为止，双腔导尿管的一端连接出血收集袋，收集宫腔出血并计量。一般球囊放置 4～8 小时，如压力不大，必要时可放置 12 小时。取出球囊时测定球囊内压力，并注意放出的液体量是否与注入的液体量相等。

④子宫内膜去除术：

a.适应证和禁忌证：目前资料显示，子宫内膜去除术治疗异常子宫出血是有效的，是 AUB-E 和 AUB-O 的手术首选治疗方法。适应证包括激素或其他药物治疗无效、相对禁忌或复发者，尤其适用于无生育要求的有排卵型月经过多患者，已除外子宫内膜恶性疾病者；由于创伤小，尤其对合并严重内科疾患如肝肾衰竭、心脑血管疾病、血液病，不能耐受子宫切除手术者。经充分与患者沟通风险收益等，子宫内膜去除可以作为首选治疗方案。严重影响生活质量，无生育要求,子宫正常或伴有肌壁间肌瘤 3cm 以下,可考虑内膜去除术。行子宫内膜去除术之前都要进行内膜活检,只有组织病理学检查未提示异常时才可进行手术。子宫内膜不典型增生和子宫癌患者不能行子宫内膜去除术。这五个 FDA 批准的非电切镜子宫内膜去除术仪器均有引起子宫穿孔和肠道热损伤的可能。

b.技术简介:内膜去除术有两代技术,第一代是宫腔镜可视,第二代是非电切镜系统的,降低了子宫穿孔、出血、低钠血症等风险。第一代包括滚珠子宫内膜切除术、经宫颈子宫内膜切除术(TCRE)。第二代非电切镜子宫内膜去除术是指那些不需要子宫电切镜,直接放置到子宫腔,能够破坏子宫内膜的仪器或设备,FDA 批准了五类,包括:冷冻治疗、自由流体热子宫内膜切除术、阻抗控制子宫内膜去除术(诺舒)、充满液体的热球子宫内膜去除、微波内膜去除。两种手术方式适应证、手术疗效、满意度相似,而二代的内膜去除术具有简单、易行、并发症少的优点,因此相对而言是更好的选择。目前除了对热球技术研究较深入外,其他方法尚需大样本、长时间的随访研究,以期对各项技术的安全性和有效性进行较为全面、系统的比较和评价,对重复治疗的时间间隔、参数设置和疗效等因素也需要进一步研究。下面主要对常用的热球技术和诺舒技术作进一步介绍。

热球系统简介:Therma Choice 系统含有一个一次性使用的热球导杆,一根连接线和一个专门的控制器。导杆的直径是 5.5mm,加热装置包含在球囊内,微处理系统决定治疗时间持续 10 分钟。暴露宫颈后,扩张到需要的大小,将顶端带有球囊的导杆通过宫颈管置入宫腔。手术医师首先使用一个注射器将 5% 葡萄糖水注入球囊内,使球囊内的压力达到 160～180mmHg,然后启动专门的控制器,加热球囊中的热元件和液体。控制器中的微处理器监视球囊内压力参数和液体温度,并自动控制加热时间。

诺舒系统简介:利用阻抗控制,使用电射频技术,能够自动切除子宫内膜。在手术前不需要像传统的宫腔镜电切术或者热球术进行内膜预处理,且不受经期和出血限制,平均 90 秒就能完成手术,立竿见影。该系统由一个以微处理控制器为基础的控制器及一个直径约 7.2mm 的简易一次性电极组成,电极远端连着一个金属网状双极。该电极装置经过宫颈插入宫腔,随着外鞘的撤出,金属网状电极打开并与宫腔形态相符合。术毕宫腔镜检查手术效果。

c.效果及注意事项:对于宫腔正常的女性,行电切镜子宫内膜去除术或非电切镜子宫内膜去除术,两者在术后 1 年的月经减少量和患者满意度方面是相当的,与使用曼月乐的患者相似,在依从性和效果方面优于药物治疗。选择子宫内膜去除术的患者必须能接受术后仍有可能有月经来潮,而不是绝对的闭经。绝经前女性接受子宫内膜去除术后仍需要采取适合的避孕措施。非电切镜子宫内膜去除术不推荐用于内膜腔过大、超过器械限制的患者。有经典剖宫产史及透壁肌瘤术史的患者行非电切镜子宫内膜去除术时,损伤周围器官的风险可能增加。这部分患者行内膜去除术时,最好在腹腔镜监测下行电切镜子宫内膜去除术。子宫下段横切口分娩的患者行非电切镜子宫内膜去除术的风险仍未充分研究。

⑤子宫动脉栓塞术:药物治疗反应欠佳或禁忌,又需要保留子宫者,可选择子宫动脉栓塞术,但是该手术对生育力的影响尚不知晓。因此应告知子宫动脉栓塞的生育力影响问题潜在的不良反应。子宫血供主要来自髂内动脉的分支——子宫动脉,手术时通过插管到髂内动脉,造影显示出血部位,将出血动脉远侧和近侧支同时栓塞,不仅使近侧供血终止,而且将侧支供

血也阻断，达到立即止血和长期止血的目的。即使栓塞髂内动脉也不至于引起严重并发症。栓塞剂常采用明胶海绵，明胶海绵颗粒为中期栓塞剂，一般2周后血管可再通，不影响栓塞器官。但如果栓塞不彻底，可能复发性出血。

⑥宫腔镜：宫腔镜检查是鉴别子宫出血原因非常重要的手段，比较敏感，同时可以在直视下选点活检，比盲目刮宫敏感性高。但是它的可靠性也跟术者知识经验有关，同时宫腔镜不能代替病理检查。宫腔镜的优势还在于它可以同时进行一些治疗，包括前述的一代子宫内膜去除术。

⑦子宫切除术：对于药物治疗疗效不佳或不宜用药、无生育要求的患者，尤其是不易随访的年龄较大者及病理为癌前期病变或癌变者，应考虑手术治疗。子宫全切术，子宫切除首选经阴，然后经腹。子宫小于10周大小者，为了治疗急性子宫异常出血，子宫切除不是首选治疗。子宫切除不是HMB一线治疗，当充分知情后，患者要求子宫切除，或药物治疗无效，或不想保留子宫或生育力，有闭经的要求时可以做。应告知子宫切除可能对卵巢功能有影响，如果患者病理性肥胖或需要切除附件，经阴手术应行腹腔镜辅助。45岁以下女性，如果合并其他可疑卵巢功能异常导致的疾病，如经前期综合征，可用药物抑制卵巢功能3个月看看症状是否消失，以协助是否切除卵巢的决定。

三、排卵性异常子宫出血

排卵性异常子宫出血（排卵性月经失调）较无排卵性少见，多发生于生育期女性。患者有周期性排卵，因此临床上有可辨认的月经周期。主要包含黄体功能不足、子宫内膜不规则脱落和子宫内膜局部异常所致的AUB。

（一）黄体功能不足

月经周期中有卵泡发育及排卵，但黄体期孕激素分泌不足或黄体过早衰退，导致子宫内膜分泌反应不良和黄体期缩短。

1.发病机制

足够水平的FSH和LH及卵巢对LH良好的反应，是黄体健全发育的必要前提。黄体功能不足可由多种因素造成：卵泡期FSH缺乏，使卵泡发育缓慢，雌激素分泌减少，从而对垂体及下丘脑正反馈不足；LH脉冲峰值不高及排卵峰后LH低脉冲缺陷，使排卵后黄体发育不全，孕激素分泌减少；卵巢本身发育不良，排卵后颗粒细胞黄素化不良，孕激素分泌减少。此外，生理性因素如初潮、分娩后、绝经过渡期等也可导致黄体功能不足。

2.病理

子宫内膜形态一般表现为分泌期内膜，腺体分泌不良，间质水肿不明显或腺体与间质发育不同步。内膜活检显示分泌反应落后2日。

3.临床表现

常表现为月经周期缩短。有时月经周期虽在正常范围内，但卵泡期延长、黄体期缩短，以致患者不易受孕或在妊娠早期流产。

4.诊断

根据病史、妇科检查无引起异常子宫出血的生殖器器质性病变；基础体温双相型，但高温相小于 11 日；子宫内膜活检显示分泌反应至少落后 2 日，可做出诊断。

（二）子宫内膜不规则脱落

月经周期有排卵，黄体发育良好，但萎缩过程延长，导致子宫内膜不规则脱落。

1.发病机制

由于下丘脑-垂体-卵巢轴调节功能紊乱，或溶黄体机制失常，引起黄体萎缩不全，内膜持续受孕激素影响，以致不能如期完整脱落。

2.病理

正常月经第 3～4 日时，分泌期子宫内膜已全部脱落。黄体萎缩不全时，月经期第 5～6 日仍能见到呈分泌反应的子宫内膜。常表现为混合型子宫内膜，即残留的分泌期内膜与出血坏死组织及新增生的内膜混合共存。

表现为月经周期正常，但经期延长，长达 9～10 日，且出血量多。

临床表现为经期延长，基础体温呈双相型，但下降缓慢。在月经第 5～7 日行诊断性刮宫，病理检查作为确诊依据。

（三）子宫内膜局部异常所致异常子宫出血（AUB-E）

指原发于子宫内膜局部异常引起的异常子宫出血。当 AUB 发生在有规律且有排卵的周期，特别是经排查未发现其他原因可解释时，则可能是原发于子宫内膜局部异常所致的异常子宫出血。

1.临床表现

可表现为月经过多（＞80mL）、经间期出血或经期延长，而周期、经期持续时间正常。其机制可能涉及子宫内膜局部凝血纤溶调节机制异常、子宫内膜修复机制异常如子宫内膜炎症、感染、炎性反应及子宫内膜血管生成异常等。

2.诊断

目前尚无特异方法诊断子宫内膜局部异常，主要基于在有排卵月经的基础上排除其他明确异常后而确定。

（四）治疗

1.止血治疗

针对 HMB 和 IMB 两个类型，分别进行处理。

（1）HMB 的治疗：首先评估生命体征和血流动力学状态，如果不稳定，比如休克状态，应集中精力维持生命体征，建立静脉通道，交叉配血，准备输血，补液治疗，病史、查体、完善辅助检查明确诊断，确实是子宫出血，月经周期尚规律的，24～32 天，常是有排卵异常子宫出血。一项调查表明，急性阴道大量流血的一线治疗，有排卵型，美国受调查医师选项，由多到少依次是：口服避孕药，曼月乐，NSIADS，口服黄体酮，口服甲羟孕酮，手术（刮宫、内膜去除、子宫切除等）。生育期妇女异常子宫出血首先应该排除妊娠并发症。常选择诊刮术，刮宫后根据子宫内膜病理指导临床治疗，在尚未明确诊断之前不主张应用任何激素类药物止血。止血方法参考无排卵型功血治疗。其他方法包括：应用曼月乐、NSAIDs、氨甲环酸、云南白药等，效果不佳也可采用手术治疗。

（2）IMB的治疗：建议先对患者进行1～2个周期的观察，测定基础体温，明确出血类型，排除器质性病变，再进行干预。

①黄体功能不全的治疗——黄体功能辅助治疗

a.促进卵泡发育：黄体功能不佳往往是卵泡发育不良的表现，促进卵泡发育和排卵便可提高黄体功能。促排卵首选氯米芬，同上所述。无生育要求者不促排。

b.促进排卵：监测卵泡，即超声检测卵泡成熟（直径≥18mm）后，一次注射hCG 5000～10 000U，促排卵。

c.黄体刺激疗法：于排卵后4、6、8、10天，分别注射hCG 2000U，辅助黄体功能。hCG在血浆中的第1个半衰期约6小时，第2个半衰期较缓慢为24小时。

d.黄体功能替代：方法是排卵后第1～2天或下次月经前10～14天开始，每天口服甲羟孕酮10mg×10天，有生育要求者可服用微粒化黄体酮胶丸或肌内注射黄体酮。或于基础体温升高后第3天开始，每天2次，阴道放置孕酮25mg，直至月经来潮或妊娠。

②黄体萎缩不全的治疗：表现为经期较长至8～10天，甚至淋漓不尽，月经第5～6天仍可见分泌期子宫内膜，治疗方法同黄体功能替代疗法或黄体刺激法。即黄体期用孕激素，使黄体及时萎缩，促内膜脱落，或用绒促性素。

③排卵期出血的治疗：某种意义上说，排卵期出血也是黄体功能不佳的表现。有生育要求者应用上述黄体功能辅助疗法，无生育要求者，可应用一般止血药物如氨甲环酸、云南白药等，也可应用下述调经治疗，不影响生活质量可不处理。

2.调经治疗

（1）COC：适用于已生育子女、需要避孕的妇女，可选用低剂量COC，包括妈富隆、敏定偶和美欣乐。PCOS妇女推荐应用达英-35。月经第5天开始服用，1片qd，连用21天为1周期，一般连续3个周期。COC可减少月经量，但在有排卵性功血方面缺乏专门研究。

（2）雌、孕激素周期序贯疗法：适用于生育期后半期，年龄≥35岁妇女。可用人工周期，或克龄蒙、芬吗通。

（3）后半周期雌＋孕激素疗法：排卵后月经后期第15天开始，服用补佳乐1mg/d，甲羟孕酮4mg/d，连服14天；或服用联合型口服避孕药1片/天，连服14天，连续3个月。

第二节　痛经

痛经是指与月经相关的，出现于行经前后或月经期的下腹部疼痛、坠胀，伴有腰酸或其他不适，严重影响生活和工作的症状。痛经分为原发性痛经和继发性痛经两类。原发性痛经是盆腔无器质性病变的痛经，占痛经90%以上，仅存在于有排卵周期，通常在月经初潮后6～12个月，绝大多数在初潮后2年内，排卵周期建立后发病。继发性痛经是盆腔器质性疾病引起的痛经，常见病因有：子宫内膜异位症、子宫腺肌病、子宫肌瘤、子宫内膜息肉、宫腔粘连、宫内节育器放置后、宫颈狭窄、卵巢囊肿、副中肾管先天发育异常以及盆腔炎性疾病。其中以子宫内膜异位症所致痛经最为常见。疼痛常表现为"充血性疼痛",可伴盆腔沉重感、背痛,常于晚黄体期逐渐加重,月经来潮达高峰。并伴有其他妇科症状,如:性交疼痛、接触性出血、不规则阴道出血以及异常白带等。疼痛出现于初潮后数年(副中肾管先天发育异常所致者,疼痛出现较早)可能是继发性痛经的重要特征,在无排卵周期发生的痛经也应考虑继发性痛经。妇科检查有异常发现,必要时可借助于宫腔镜、腹腔镜以及影像学检查辅助诊断并对因治疗。

一、病因和发病机制

原发性痛经的病因尚未完全明确,其发生可能与子宫收缩异常有关。在通常情况下,整个月经周期中,受性激素、前列腺素和其他子宫收缩物质的调控,子宫存在良好的收缩模式,这种子宫收缩不影响子宫血流。原发性痛经女性存在四种形式的收缩异常,包括:最常见的是子宫基础紧张度升高(超过 10mmHg);子宫收缩高峰时压力升高(超过 120mmHg,常超过 150～180mmHg);子宫收缩次数增加(每 10 分钟超过 4 或 5 次)以及不同步、不协调的子宫收缩。这四种收缩异常可单独或同时存在,当一种以上的收缩异常同时存在时,其作用倾向于彼此加强。子宫收缩异常,导致子宫血流量减少,影响子宫再灌注和氧合,子宫缺血、组织缺氧导致疼痛。

前列腺素(PG)$F_{2\alpha}$ 是一种强的子宫平滑肌兴奋剂和血管收缩剂。先前的研究显示,绝大多数原发性痛经女性,子宫前列腺素的产生和释放增加或存在异常,引起异常的子宫活动和缺血、缺氧,进而引发痛经。Pickles 和他的同事首次在经血中测定了前列腺素的含量,证实原发性痛经女性的前列腺素 F 较非痛经女性多 8～13 倍,大多数前列腺素的产生和释放发生于行经的最初 48 小时,所以剧痛常发生于月经第 1～2 天。前列腺素合成酶抑制剂,非甾体类抗炎药如布洛芬、萘普生等的应用可抑制经血中前列腺素含量、缓解痛经症状,也支持前列腺素在原发性痛经发生中的作用。

孕激素对溶酶体的稳定性发挥重要作用,高水平的孕激素可稳定溶酶体。若卵母细胞未受精,黄体在排卵后 9～10 天开始退化,孕激素水平在晚黄体期下降,溶酶体不稳定,磷脂酶释放,溶解细胞膜磷脂生成花生四烯酸,成为环氧合酶和脂氧合酶途径的前体物质。可通过环氧合酶途径生成前列腺素,还可通过脂氧合酶途径生成白三烯。白三烯也可刺激子宫收缩,子宫内白三烯的增加可能与原发性痛经的某些形式有关。这也可以解释某些原发性痛经女性使用前列腺素合成酶抑制剂无效。

此外,垂体后叶加压素、缩宫素可能也参与了原发性痛经的发生。原发性痛经可能还受到遗传、精神、心理因素以及运动的影响。

二、诊断

(一)临床表现

1.经期下腹痛

原发性痛经大多数发生于年轻的妇女中,因月经初潮 2 年以内往往无排卵,所以刚来月经时少有痛经。待到排卵型月经建立后才开始有痛经。痛经多在月经来潮前的1~2天开始,持续2~3天,一般在月经的第1~2天最痛。疼痛的部位位于下腹部,多为痉挛性疼痛。轻者仅表现为下腹坠胀不适,重者可伴有呕吐,影响工作和生活。原发性痛经一般在有怀孕经历后缓解。继发性痛经患者的发病年龄较大,子宫肌瘤、盆腔粘连和盆腔静脉淤血引起的痛经症状较轻,而子宫内膜异位症引起的痛经症状往往较重,且呈进行性加重的趋势。

2.性交痛

部分患者除了腹痛还伴有性交痛。

3.其他症状

原发性痛经可有恶心、呕吐、面色苍白等伴随症状;继发性痛经的伴随症状与原发疾病有关,子宫肌瘤可有月经增多、白带增多等症状。如盆腔子宫内膜异位症病灶累及直肠可有便秘等症状。慢性盆腔炎的特点是平时有下腹部隐痛,经期症状加剧,部分患者可伴有低热。

(二)辅助检查

1.盆腔超声检查

原发性痛经患者盆腔B超检查无异常情况发生。继发性痛经患者盆腔B超检查可发现子宫畸形、子宫均匀增大或不规则增大、盆腔包块等病变。

2.宫腔镜

宫腔镜检查可以发现黏膜下子宫肌瘤及双子宫、双角子宫、纵隔子宫等子宫畸形。

3.腹腔镜

腹腔镜检查可明确盆腔有无内膜异位病变、炎症和粘连等情况。

4.CT 和 MRI

可以了解盆腔包块的大小、部位、边界及质地。

(三)诊断要点

本病以伴随月经周期出现下腹疼痛为特征诊断。

1.病史

了解患者年龄、发病诱因、发病过程、症状出现时间与月经关系、疼痛部位及性质、有无进行性加重、有无组织样物随经血排出等。

2.体格检查

注意发育与营养状况。妇科检查排除生殖器质性病变。

(四)鉴别诊断

根据经期腹痛的特点,妇科检查无阳性体征,临床即可诊断,但必须除外下列疾病。

1.子宫内膜异位症

本病表现为继发性痛经,多发生在人工流产术后或上宫内节育器后,疼痛剧烈,妇科检查可触及子宫直肠陷凹内触痛结节或卵巢囊肿,腹腔镜检查是最有价值的辅助检查方法。

2.子宫腺肌病

本病多发生在30~50岁经产妇,痛经进行性加重,可伴有经量增多及经期延长。妇科检查时子宫均匀增大或有局限性突起,质硬有压痛。B超可见腺肌症或腺肌瘤的典型回声。

3.盆腔炎

本病在非经期也有下腹痛,经期可加重,疼痛呈持续性。妇科检查有附件区增厚或包块,压痛明显。抗生素治疗有效。

4.异位妊娠破裂或流产

本病无痛经史,有停经、少量阴道出血及突发下腹痛等症状。妇科检查可触及一侧附件区的小包块,有压痛,有时伴贫血或内出血体征。尿和血 β-hCG 阳性,B 超检查常发现宫腔外妊娠囊和盆腔游离液。

三、治疗

(一)一般治疗

重视精神心理治疗,阐明月经时轻度不适属生理反应,消除紧张和顾虑有助于缓解症状,适当的运动,瑜伽对某些患者可能有使腹部温热等治疗功效,也可缓解疼痛。

(二)药物治疗

1.前列腺素合成酶抑制剂

通过抑制前列腺素合成酶的活性减少前列腺素产生,防止过强子宫收缩和痉挛,从而达到治疗目的,有效率可达 80%～85%。月经来潮或痛经开始即服药,连服 2～3 天。常用药物:布洛芬 200～400mg,每天 3～4 次;或酮洛芬 50mg,每天 3 次;或选择甲氯芬那酸、双氯芬酸、甲芬那酸、萘普生。胃、十二指肠溃疡或对此类药物过敏者禁用。环氧合酶Ⅱ抑制剂通过抑制环氧合酶,也可有效缓解原发性痛经,而且由于其高选择性,减少了胃肠道不良反应,但是,成本问题限制了其应用。

2.连续联合复方口服避孕药

可减少经血中前列腺素含量,缓解痛经。可能主要通过以下机制:①抑制子宫内膜生长,降低前列腺素水平;②抑制排卵,造成一个无排卵的激素环境,使子宫内膜前列腺素水平接近于卵泡期的较低水平一此外,还可能通过降低垂体后叶加压素水平,减弱过强子宫收缩缓解原发性痛经,疗效达 90% 以上,适用于有避孕要求的原发性痛经患者,不同口服避孕药制剂间疗效差别仍有待于进一步研究。

(三)手术治疗

对于顽固的原发性痛经或合并用药禁忌,权衡利弊可考虑手术治疗。如:经腹腔镜骶前神经切除手术。

(四)其他

其他的治疗方法包括中医中药、钙拮抗剂以及维生素 E 等,穴位治疗近年研究较多,但目前尚无明确的临床研究证据。

总之,痛经的主要原因是子宫局部前列腺素和白三烯合成异常,主要是过多。目前的治疗方法就是针对这一原因进行的,通常采用前列腺素合成酶抑制剂和连续联合复方口服避孕药。

第三节　经前期综合征

经前期综合征(PMS)是指反复的、周期性的、在黄体期出现的影响女性日常生活和工作，涉及躯体、精神及行为的症状群，月经来潮后症状自然消失。流行病学调查显示，本症多见于25～45岁女性。由于采用不同的问卷、诊断标准及方法学，较难得到确切的发病率。估计发病率为20%～32%。

对PMS的记载已有2000多年的历史，1931年Frank发表了第一篇有关PMS的论文，对PMS与月经的关系作了详尽的科学的描述。由于本病的精神、情绪障碍更为突出，以往曾命名为"经前紧张征""经前期紧张综合征"。但是本病症状波及范围广泛，除精神症状外还涉及躯体、行为包括200种以上的器质性和功能性症状，1953年，Greene和Dalton首先提出PMS的命名。

一、病因和发病机制

尚不明确，可能与以下因素有关：

1. 精神社会因素

PMS患者病史中常有较明显的精神刺激。情绪紧张可使原有症状加重，工作压力和责任增加可导致和加剧PMS。临床上PMS患者对安慰剂治疗的反应率可达30%～50%，有的反应率高达80%，心理、精神干预可帮助患者克服、战胜这种周期不适，改善生活质量。提示社会环境与患者精神心理因素间的相互作用，参与PMS的发生。

2. 卵巢激素影响

PMS的症状与月经周期相关，无排卵周期、卵巢全切及应用排卵抑制剂时PMS症状消失；应用外源性性激素可使PMS症状重现。这些现象让人们很早就提出卵巢产生的性激素与PMS的病理生理有关。

最初认为，雌、孕激素比例失调是PMS的发病原因，患者孕激素不足或组织对孕激素敏感性失常，雌激素水平相对过高，引起水钠潴留，致使体重增加。后续研究发现，PMS患者体内并不存在孕激素绝对或相对不足，应用孕激素治疗对PMS无效。目前认为，PMS与正常女性月经周期雌、孕激素水平并无差别，月经周期中正常的性激素波动导致易感女性异常的血清素反应。有研究显示，孕酮的代谢产物四氢孕酮与巴比妥类和苯二氮䓬类相似，可以调节γ-氨基丁酸受体功能，并具有相似的抗焦虑作用。PMS患者体内四氢孕酮水平可能与症状严重程度有关。性激素在PMS发生中的作用和孕激素治疗受限这种表面上的矛盾可能与孕酮代谢为四氢孕酮的变化有关。

3. 神经递质参与

精神和行为症状是PMS的关键特征，推测PMS的发生机制必定涉及大脑。性激素可以很容易通过血脑屏障，脑内调节行为和情绪的区域诸如：杏仁核、下丘脑存在丰富的性激素受体。许多研究已证明性激素通过神经递质影响情感变化及对应激的行为反应，在易感人群中引起 PMS,因此有学者提出神经递质学说。

(1)5-羟色胺:目前研究较多的神经递质是 5-羟色胺。中枢的 5-羟色胺能系统在调节食欲、体温、活动能力、情感等方面都起了很重要的作用。5-羟色胺能的神经传递功能缺陷可能涉及数种神经精神性疾病的发生,特别是内生性抑郁症。先前的研究证据支持 5-羟色胺在 PMS 发病中的重要作用:①正常女性在黄体中期 5-羟色胺水平开始升高,PMS 患者此时无 5-羟色胺升高表现,PMS 患者在黄体中期和晚期及月经前全血 5-羟色胺水平与非 PMS 正常妇女有明显差别。②选择性 5-羟色胺重吸收抑制剂可有效缓解 PMS 症状。③食物中缺乏色氨酸(5-羟色胺前体),或体内色氨酸的耗竭使 5-羟色胺生成减少以及 5-羟色胺受体拮抗剂的应用可激发和加重 PMS 症状。相反,补充色氨酸可缓解 PMS 的症状。

(2)阿片肽、单胺类神经递质:与应激反应和控制情感有关,在月经周期中对性激素变化敏感,可能参与了 PMS 的发生。

4.其他因素

前列腺素、维生素、微量元素等可能参与了 PMS 的发生。有学者提出 PMS 的发生还与遗传有关。

二、临床表现

多见于 25~45 岁妇女,症状出现于月经前 1~2 周,月经来潮后迅速减轻直至消失。主要症状归纳为:①躯体症状:头痛、背痛、乳房胀痛、腹部胀满、便秘、肢体水肿、体重增加、运动协调功能减退;②精神症状:易怒、焦虑、抑郁、情绪不稳定、疲乏以及饮食、睡眠、性欲改变,而易怒是其主要症状;③行为改变:注意力不集中、工作效率低、记忆力减退、神经质、易激动等。周期性反复出现为其临床表现特点。

三、诊断与鉴别诊断

根据经前期出现周期性典型症状,诊断多不困难。诊断时一般需考虑下述 3 个因素:一是经前期综合征的症状;二是黄体晚期持续反复发生;三是对日常工作、学习产生负面影响。诊断时需与轻度精神障碍及心、肝、肾等疾病引起的水肿相鉴别。必要时可同时记录基础体温,以了解症状出现与卵巢功能的关系。

四、治疗

由于 PMS 病因不清,所以缓解症状是主要的治疗目标,并强调个体化原则。

(一)一般治疗

正确的诊断是有效治疗的第一步。通常先采用心理疏导,调整心理状态,消除顾虑和不必要的精神负担,减轻压力对缓解症状有重要作用。认识疾病、建立勇气及自信心。这种精神安慰治疗对相当一部分患者有效。

生活方式的调整对于缓解症状也很重要。限制盐、酒精、咖啡因和尼古丁的摄入。有研究显示,适当补钙可以缓解 PMS 患者经前的抑郁、疲劳、疼痛和水肿。其他如补充微量元素镁、维生素 E 和维生素 B₆ 也有助于缓解症状。碳水化合物的摄入对 PMS 的影响研究颇多,至今尚无定论。此外,规律的有氧运动也很重要,可以改善情绪,缓解症状,可能与增加脑内 β-内啡肽水平有关。一般治疗无效,可给予药物治疗。

(二)药物治疗

1.抗抑郁药

选择性 5-羟色胺再摄入抑制剂是治疗 PMS 的一线药物,尤其适用于重度 PMS 患者。给药时间为月经开始前 14 天至月经来潮或经后停用,也可全月经周期连续服用,常用药物为氟西汀,20mg,每天一次,口服,无明显不良反应。对缓解精神症状及行为改变效果明显,对躯体症状疗效欠佳。其他还可选择:舍曲林、帕罗西汀、西酞普兰和氯米帕明等。

2.抗焦虑药

适用于明显焦虑及易怒的患者。常用药物:阿普唑仑,由于潜在的药物依赖性,通常作为选择性 5-羟色胺再摄入抑制剂、无效时的二线用药。经前用药,起始剂量为 0.25mg,每天 2～3 次,口服。逐渐递增,最大剂量为每天 4mg,一直用至月经来潮的第 2～3 天。

3.抑制排卵

由于认为卵巢产生的性激素与 PMS 的病理生理有关,所以很早就提出了这种治疗方法。①促性腺激素释放激素激动剂(GnRHa),通过降调节抑制垂体促性腺激素分泌,抑制排卵,造成低促性腺激素状态、低雌激素状态、缓解症状。但价格昂贵,其相关的低雌激素症状,尤其是骨质疏松,限制了它的长期应用。低剂量雌激素反相添加治疗虽可防止部分不良反应,但长期应用的有效性仍有待证实。有研究显示,替勃龙(组织选择性雌激素活性调节剂)可保护骨丢失,且不降低 GnRHa 的治疗作用。②连续联合复方口服避孕药,可以抑制排卵,减少月经周期中激素的波动,主要用于改善躯体症状,如:头痛、乳房胀痛、腹痛等。但其疗效尚不确定。新型含屈螺酮的口服避孕药可能更有助于症状改善。

4.醛固酮受体拮抗剂

螺内酯(安体舒通)可减轻水钠潴留,明显改善乳房胀痛、腹胀和体重增加。还可改善抑郁情绪,缓解精神症状。20～40mg,每天 2～3 次,口服,每天或黄体期给药。

5.其他

前列腺素抑制剂可缓解头痛、腹痛;溴隐亭对乳房疼痛有效;适量的维生素 B₆ 也可改善症状。此外,中医中药和针灸对 PMS 的治疗也在研究中。

总之,经前期综合征(经前期紧张症)是周期性发生,黄体晚期加重的一类涉及神经和精神系统症状为主的疾患。目前病因不清,多归为抑郁障碍相类似的问题。目前的治疗主要采用连续联合复方口服避孕药和抗抑郁药等方法。

第四节　闭经

一、闭经的分类及其病理生理特点

(一)生理性闭经

闭经是临床上一种常见的症状,首先要除外生理性闭经的可能性;对病理性闭经才能进行病因鉴别和处理。以下介绍 4 个生理性闭经期的内分泌基础有助于临床上对病理性闭经的鉴别诊断。

1.青春前期

下丘脑-垂体-卵巢(HPO)轴功能的启动始于胎儿期,并持续到新生儿期。儿童期由于中枢某些抑制物质的影响,HPO 轴功能处于抑制状态,内外生殖器官呈幼稚型。青春前期中枢抑制因素被解除,下丘脑 GnRH 脉冲式分泌启动,促进了垂体 FSH、LH 的合成与分泌,从而刺激卵巢内卵泡的发育及分泌雌激素;在雌激素的作用下,女童的第二性征及内外生殖器官开始发育,并逐渐发育成熟。

月经的初次来潮称月经初潮,是当卵巢内卵泡发育产生的雌激素足以刺激子宫内膜增殖到一定程度,并在卵泡闭锁时出现雌激素的波动或撤退时,增殖的子宫内膜剥脱时出现。月经初潮前的青春前期-青春期发育阶段未有月经来潮属于生理现象。

2.妊娠期

一旦胚泡着床,胚胎滋养细胞分泌绒毛促性腺激素支持卵巢黄体,使其继续发育为妊娠黄体,并持续分泌大量雌、孕激素,支持子宫内膜从分泌期内膜转化成蜕膜组织,以支持早期胚胎的发育,所以不再有子宫内膜脱落与月经。妊娠 3 个月后胎盘形成,分泌大量雌、孕激素和蛋白激素,抑制下丘脑 GnRH 和垂体 Gn 分泌,卵巢功能处于抑制状态。一旦妊娠结束,当重新建立下丘脑-垂体-卵巢之间的正常关系时,月经即再现。妊娠期的月经闭止属生理现象。

3.哺乳期

分娩以后,若母乳喂养,定时哺乳时婴儿吸吮乳头的刺激可导致垂体催乳素大量并规律地分泌,使血中 PRL 水平呈规律的间断性升高,从而抑制了下丘脑 GnRH 和垂体 Gn 的分泌,并且血中催乳素的升高还可降低卵巢对促性腺激素的敏感性,使分娩后卵巢功能仍处于抑制状态,故在分娩以后若定时规律地哺乳一般仍维持闭经,属生理性。但若哺乳不规律或哺乳次数减少时,血中 PRL 不足以抑制卵巢功能时,仍可能出现不规则月经。通常不哺乳的妇女在产后 1～2 个月由于血中 PRL 下降,对下丘脑 GnRH 的抑制解除,月经即逐渐恢复正常;若超过 6 个月未见月经来潮应检查原因。

4.绝经过渡期及绝经后

有研究显示女性 37 岁后卵巢内始基卵泡数随增龄卵泡闭锁的速率加快,这是一个不可逆、渐进、累积的过程。卵巢内卵泡减少将导致早卵泡期血 INH-B 降低,继而 FSH 水平升高,故卵巢功能衰退的早期,由于 FSH 水平升高对卵巢内剩余卵泡的刺激,常出现黄体不健或不规则的卵泡发育和闭锁交替,可导致月经频发或月经不规则;随着卵巢内卵泡数的进一步减少到耗竭,FSH 水平进一步升高,起初卵泡对 FSH 的敏感性降低而停止发育,继而由于卵巢内卵泡的耗竭,卵巢分泌雌激素的功能完全停止,子宫内膜因失去雌激素的刺激而月经闭止,此因卵巢功能衰退引起的月经闭止称绝经。

(二)病理性闭经的分类

1.按病变解剖部位分类

可以将引起闭经的病因分为四个区域。

第一区:生殖道引流障碍或子宫靶器官病变引起的闭经,称生殖道引流障碍性或子宫性闭经。

第二区:卵巢病变引起的闭经,称卵巢性闭经。

第三区:垂体病变引起的闭经,称垂体性闭经。

第四区:中枢神经-下丘脑分泌 GnRH 缺陷或功能失调引起的闭经,称中枢神经-下丘脑性闭经。

2.按照促性腺素水平分类

包括高促性腺素闭经和低促性腺素闭经,由于两者性腺功能均处低落状态,故亦称高促性腺素性腺功能低落和低促性腺素性腺功能低落。

高促性腺素性腺功能低落:指促性腺素 FSH≥30IU/L 的性腺功能低落者,提示病变环节在卵巢。

低促性腺素性腺功能低落:主要指促性腺素 LH 低于 5IU/L 的性腺功能低落者,提示病变环节在中枢(下丘脑或垂体)。

3.按闭经严重程度分类

可以将闭经分为Ⅰ度闭经及Ⅱ度闭经。

Ⅰ度闭经:卵巢具有分泌雌激素功能,体内有一定雌激素水平,给孕激素有药物撤退性月经。

Ⅱ度闭经:卵巢分泌雌激素功能缺陷或停止,体内雌激素水平低落,给孕激素不出现药物撤退性月经。

4.按生理、病理原因分类

包括生理性闭经及病理性闭经。

生理性闭经:发生在青春发育早期、妊娠期、哺乳期和绝经期的闭经称为生理性闭经,属于正常现象。

病理性闭经:排除上述生理性闭经外的闭经,称为病理性闭经。

(三)病理性闭经的病理生理特点

1.下丘脑性闭经

下丘脑位于大脑基底部,为"激素控制中心",控制了包括生殖及卵巢功能在内的多种生物学功能及活性。下丘脑性闭经(HA)是指下丘脑病变或功能失调引起垂体促性腺激素(Gn)分泌降低或失调所引起的闭经。

下丘脑性闭经病因非常复杂，有先天性基因缺陷或炎症或创伤、肿瘤等器质性病变，及内科疾病干扰下丘脑功能或下丘脑本身功能失调引起的功能性下丘脑性闭经；常引起青春期发育停止及青春期骨量蓄积降低及骨质疏松症等，到育龄期常引起不育，严重影响女性健康。

（1）器质性病变：如肿瘤，颅咽管肿瘤是最常见的下丘脑肿瘤，发生于蝶鞍上垂体柄漏斗部前方的颅颊囊皱褶。该肿瘤沿垂体柄生长可压迫垂体柄，影响下丘脑 GnRH 和多巴胺向垂体的转运，从而导致低促性腺素闭经伴垂体催乳素分泌的增加。催乳素的增加又加重了对生殖轴功能的抑制。颅咽管肿瘤患者临床表现为Ⅱ度闭经可伴溢乳；原发闭经者性征缺如。该肿瘤属良性，生长缓慢；肿瘤引起颅内压迫症状时则应手术。

（2）先天性基因缺陷：如 Kallmann 综合征，1944 年由 Kallmann 首先报道一种下丘脑 GnRH 先天性分泌缺陷同时伴嗅觉丧失或嗅觉减退的综合征，临床表现为低促性腺素性腺功能低落，原发闭经，性征发育缺如，称无嗅觉综合征，也称 Kallmann 综合征。这是一种胚胎发生时由于神经元移行所需的 KAL 蛋白表达缺陷所致疾病；由于嗅神经元的轴突移行终止于筛板与前脑之间，未达嗅球，从而使伴随嗅神经元轴突移行的 GnRH 神经元也终止于此，不能到达下丘脑而发生 GnRH 分泌缺陷。

（3）功能性闭经：下丘脑本身功能失调引起的闭经称功能性下丘脑闭经（FHA）。在功能性下丘脑闭经中下丘脑促性腺激素释放激素（GnRH）脉冲分泌损害在该病的发病中起关键作用，FHA 患者的 GnRH-LH 的异常谱很广，包括 LH 脉冲频率低、LH 完全缺如、LH 分泌表现正常及 LH 脉冲高频率；根据 GnRH 脉冲分泌损害的程度不同，生殖轴抑制的程度也不同。FHA 的病理生理精确的机制尚未阐明，许多神经递质和神经受体对 GnRH 脉冲分泌的频率的生理调节起重要的作用。临床常见的 FHA 有三种类型：应激性闭经、体重下降性闭经及运动相关的闭经。FHA 在初潮后青春期及整个育龄期的发生概率并无明显差异。①精神应激性：环境改变、过度紧张或精神打击等应激引起的，应激反应最重要的是促肾上腺皮质素释放因子（CRH）和皮质素分泌的增加。猴的实验证据指出，CRH 可能通过增加内源性阿片肽分泌，从而抑制垂体促性腺素分泌而导致闭经。也有证据表明某些下丘脑闭经患者还存在多巴胺分泌增加对 GnRH 脉冲分泌的抑制。②体重下降和神经性厌食：神经性厌食起病于强烈惧怕肥胖有意节制饮食。体重骤然下降导致促性腺素低下状态的原因尚不很清楚。当体重下降至正常体重的 10%～15% 以上时，即出现闭经，继而出现进食障碍和进行性消瘦及多种激素改变，促性腺素逆转至青春期前水平，血皮质素水平升高，尽管 ACTH 水平正常，但 ACTH 对外源性 CRH 反应迟钝，循环中 T3 水平降低。患者不能耐受冷和热，体毛增多，低血压，心动过缓，皮肤发黄（维生素 A 代谢改变使血浆胡萝卜素水平升高）。此病症多发生于 25 岁以下年轻女性，是一种威胁生命的疾患，死亡率高达 9%。③运动性闭经：一直到 20 世纪才意识到竞争性的体育运动以及强运动和其他形式的训练，如芭蕾和现代舞蹈，可引起闭经，称运动性闭经。运动性闭经主要是由于体脂的下降及应激本身引起的下丘脑 GnRH 分泌受抑制。最近的研究还提示强运动的同时不适当的限制能量摄入（低能量摄入）比体脂减少更易引起闭经。现认为，体脂下降及营养低下引起瘦素下降是生殖轴功能抑制的机制之一。

（4）药物性闭经：长期使用一些抑制中枢或下丘脑的药物，如抗精神病、抗抑郁药物、口服避孕药、甲氧氯普胺、鸦片等药物亦可抑制 GnRH 的分泌而致闭经；但一般停药后可恢复月经。

2.垂体性闭经

指垂体病变使垂体促性腺激素分泌降低引起的闭经。垂体性闭经为中枢性闭经,主要致病环节在垂体前叶。

(1)希恩综合征:希恩综合征于 1939 年由 Sheehan 首先描述。该病是由于分娩期或产后大出血,特别是伴有较长时间低血容量性休克,影响垂体前叶血供,在腺体内部或漏斗部形成血栓,引起梗死、缺血性坏死,纤维性萎缩,而造成垂体功能不全,继发垂体前叶多种激素分泌减退或缺乏而引起一系列症状。据报道发生率至少占产后出血性休克患者的 25%。

该病是产时或产后大出血引起垂体前叶功能减退,但其机制尚不清楚,一般认为与以下几个方面有关:

①妊娠期垂体呈生理性增生肥大,较非孕期大 2~3 倍,主要由于 PRL 分泌细胞增生肥大所致。需氧量相应增多,尤其在分娩时需氧量约增加 3 倍,因此对缺氧更加敏感。此时若有全身循环衰竭,垂体前叶血流量锐减,易于引起梗死坏死。

②垂体前叶血运 80% 来源于垂体上动脉和门脉丛,10%~20% 来源于颈内动脉分支,当休克时动脉和门脉循环血量皆骤减,反射性引起血管痉挛,更加重缺血缺氧。缺血缺氧首先从垂体柄水平开始向垂体前叶延伸,缺血时间越长,垂体坏死和功能损害越严重。垂体后叶血供不依赖门脉系统,故不一定累及后叶,但也有极少病例可发生抗利尿激素分泌异常及尿崩症状。

③垂体前叶功能有较强的代偿能力,但垂体组织破坏超过 50%~79%,难以满意地代偿。一般当垂体坏死面积达 50% 时临床才出现症状;坏死面积为 75% 以上,则症状明显;坏死面积超过 90%,则症状严重。

④由于垂体前叶可分泌调节甲状腺、肾上腺、性腺等多种激素,因此,当垂体缺血坏死及萎缩,致垂体功能低下,可使垂体分泌的各种激素减少,可为单一激素或两种或多种激素分泌功能的缺陷。各种垂体激素分泌障碍出现的时间和频率顺序为促性腺激素(FSH、LH)→GH→TSH→ACTH,受其调节的靶腺:卵巢、甲状腺、肾上腺皮质等也随之呈萎缩性变化,功能低下,其他脏器组织也可随之发生不同程度的萎缩,从而使本征表现为多系统、多脏器的变化。

(2)先天性垂体 Gn 缺乏症:本症指垂体其他功能均正常,仅促性腺激素分泌功能低下的疾病,即单一性促性腺激素分泌功能低下的疾病和垂体生长激素缺乏症;前者可能是 LH 或 FSH 分子、α、β 亚单位或其受体异常所致,后者是由于脑垂体前叶生长激素分泌不足所致。

该病病因未明,近年的研究表明,该病可能是涉及 FSH 和 LH 分泌的下丘脑-垂体通路的基因突变导致的,如 GnRHR、GnRH1、KISS1R/GPR54、TAC3、TACR3 等。

(3)垂体肿瘤:垂体肿瘤约占颅内肿瘤的 10%,按其分泌功能分为催乳素瘤、生长激素分泌细胞瘤、促肾上腺皮质激素分泌细胞瘤和促甲状腺激素分泌细胞瘤,不同类型的肿瘤所分泌的激素不同可出现不同症状,但多有闭经的表现。

垂体肿瘤多发于成年人,儿童少见。垂体肿瘤的发病原因至今不清,由于垂体激素的合成和分泌受下丘脑激素释放和抑制激素调控,因此早期认为,下丘脑激素分泌失调是垂体肿瘤的发病原因。催乳素瘤(PRL 瘤)是垂体前叶有功能的腺瘤,是最常见的垂体肿瘤,占垂体瘤的

75%左右,占闭经患者的15%。属良性,生长速度缓慢,该瘤是引起闭经最常见的器质性病因之一。成年人发病率约为1/10 000,男女发病比例为1∶10,在20～50岁女性发病率最高。占闭经妇女的15%左右。催乳素瘤按大小分为大腺瘤和微腺瘤,直径＞1cm为大腺瘤,≤1cm为微腺瘤。90%以上的PRL腺瘤为小的鞍内肿瘤,大腺瘤较少见。极少数PRL瘤具有侵略性或局部侵袭,引起重要结构的受压。恶性PRL腺瘤罕见,治疗困难,可在中枢神经系统内外播散转移。

该病病因至今尚未完全清楚,通常认为其发病涉及PRL调节因素的异常或垂体PRL分泌细胞本身的缺陷。分子生物学研究表明部分患者有多巴胺D2受体基因表达的缺陷和垂体PRL分泌细胞的原发缺陷,这是复杂的多步骤改变的结果。可能为PRL细胞内部的突变及生长因子的参与,引起了细胞复制机制的异常,也可能是在下丘脑多巴胺抑制作用减弱的情况下,增殖加速的PRL分泌细胞易于发生突变。其结果均使异常PRL克隆化增殖。关于催乳素瘤产生高PRL血症的原因可能是:①催乳素瘤细胞自主分泌PRL而不受催乳素抑制因子(PIF)的抑制;②肿瘤增大压迫垂体柄,阻断门脉供血,使下丘脑产生的PIF进入垂体减少,以致垂体分泌PRL增多。

(4)空蝶鞍综合征:由于蝶鞍膈先天性发育不全,或肿瘤及手术破坏蝶鞍膈,使充满脑脊液的蛛网膜下隙向垂体窝(蝶鞍)延伸,压迫腺垂体,使下丘脑GnRH和多巴胺经垂体门脉循环向垂体的转运受阻,从而导致闭经,可伴PRL升高和溢乳。

本病的发生机制迄今不清,但认为蝶鞍不全或完全缺失是本病形成的先决条件。研究发现:①妊娠妇女的垂体有生理性增大,多胎妊娠时更明显,肥大的垂体使垂体窝和鞍膈孔增大,妊娠结束后,垂体恢复正常,但垂体鞍膈孔不能恢复,导致蛛网膜下隙脑积液流入垂体窝;②一些原发性甲状腺功能减退妇女常显示蝶鞍扩大;③由于先天性或后天性原因(垂体腺瘤手术和放射治疗)导致鞍膈不完整,使蛛网膜下隙疝入蝶鞍窝内,疝囊内聚集的脑脊液压迫,使垂体变成扁平,位于鞍,后底部,酷似空泡状,而鞍底和前后床突因压迫而脱钙和破坏,如果垂体柄被压迫,阻碍下丘脑催乳素抑制因子PIF进入垂体而发生高催乳素血症。

3.卵巢性闭经

卵巢性闭经是由于卵巢本身原因引起的闭经,这类闭经促性腺激素升高,属高促性腺素性闭经,有先天性性腺发育不全、酶缺陷、卵巢抵抗综合征及后天各种原因引起卵巢功能衰退。

(1)先天性性腺发育不全:患者性腺呈条索状,有染色体异常和染色体正常两种类型。

①染色体正常:单纯性性腺发育不全:患者性腺呈条索状,性幼稚,染色体核型为46,XX或46,XY。条索状性腺发生机制仍无定论,性染色体决定性腺发育的基因失活或突变,则导致性腺发育不全。有报道发现多个家族姐妹中有2个以上的46,XX单纯性性腺发育不全患者,父母中有近亲史,认为46,XX单纯性性腺发育不全可能是一种常染色体隐性遗传病。46,XY单纯性性腺发育不全患者发育不良的性腺恶变率较高,为25%～30%。最常见的是性腺母细胞瘤和(或)无性细胞瘤。

该病孕激素撤退试验阴性,生殖激素测定显示卵巢激素水平低下,垂体激素的FSH和LH升高。腹腔镜探查时见由纤维结缔组织组成的条索状性腺。绝大多数性腺活检均无生殖细胞和各级卵泡存在。

②染色体异常

a.Turner 综合征:特纳综合征,又称先天性卵巢不发育。该综合征于 1938 年由 Turner 首先描述。1959 年,Ford 等发现本征患者的染色体核型为 45,XO,缺失一条性染色体原因可能是生殖细胞减数分裂时,性染色体不分离所致。从 Xg 血型的研究证实,缺失的 X 染色体 75% 系父源性,25% 系母源性。

本征发生率为新生儿的 10.7/10 万或女婴的 22.2/10 万。据报道占流产胚胎的 3%~10% 不等。仅 0.2% 的 45,XO 胎儿达足月,其余在孕 10~15 周死亡。特纳综合征是一种最为常见的性发育异常。其性染色体异常主要有以下几种核型:a.X 单体型(45,XO):无染色质。具有典型的本综合征表型,最多见。b.X 染色体缺失:46,Xdel(Xp)、46,Xdel(Xq)。c.等臂染色体:46,X(Xqi),其表型与 XO 相似,但约有 1/5 伴发甲状腺炎和糖尿病。d.嵌合体:核型为 XO/XX、XO/XXX 或 XO/XY。表型有很大差异,可从完全正常到典型的 XO 表型。

卵巢不发育是本征患者的主要病变,患者就诊的主要诉求为原发性闭经、第二性征不发育、子宫发育不良等。本征患者原发性闭经发生率约 97%,原发性不育占 99%。

相对于那些有正常细胞株的嵌合型(45,X/46,XX 或 45,X/46,XY)来说,45,XO 核型的个体临床症状更加严重。而有 Y 染色体嵌合的 TS 患者发生性腺母细胞瘤及其他生殖细胞肿瘤的风险更高。

b.多 X 综合征:该征患者一个细胞至少含 3 个 X 染色体。其中,1959 年,Jacobs 首先描述47,XXX 综合征;两年后,Carr 发现 48,XXXX 综合征,而 49,XXXXX 由 Kesaree 和 Wooley 首次描述。女性具有 2 个以上的 X 染色体,被定义为超雌。其发生原因系生殖细胞在减数分裂中染色体不分离所致。其影响因素不详,或许与母亲高龄有一定关系。

(2)酶缺陷

①17α-羟化酶/17,20-碳裂解酶缺陷症:17α-羟化酶/17,20-碳裂解酶缺陷症是先天性肾上腺增生症的少见类型。为 CYP17 基因变异造成的常染色体隐性遗传疾病。

17α-羟化酶/17,20-碳裂解酶是细胞色素 P450 酶的一种,主要分布在睾丸、卵巢、肾上腺束状带和网状带,是肾上腺类固醇激素合成的关键酶之一,具有羟化酶和裂解酶两种活性。羟化酶的作用是将孕烯醇酮/孕酮转化为皮质醇的前体物质 17-羟孕烯醇酮/孕酮。裂解酶的作用是将 17 和 20 位碳链裂解产生雌激素和肾上腺雄激素的前体物质。17α-羟化酶/17,20-碳裂解酶的编码基因是 CYP17,位于染色体 10q24,含 8 个外显子。编码 508 个氨基酸、分子量约 57kDa 的蛋白质。CYP17 基因的变异导致 17α-羟化酶/17,20-碳裂解酶缺陷症。17α-羟化酶/17,20-碳裂解酶缺陷导致雌激素和雄激素合成障碍,皮质醇合成显著减少,促肾上腺皮质激素(ACTH)反应性分泌增加,酶的底物及其前体物质积聚,盐皮质激素产生通路中去氧皮质酮(DOC)大量增加。因此,17α-羟化酶/17,20-碳裂解酶缺陷患者的主要内分泌特征是血清雌二醇、睾酮、皮质醇降低,FSH、LH、皮质酮、去氧皮质酮增高。雌激素和雄激素合成障碍的临床表现为女性第二性征缺失、原发性闭经。多数患者无腋毛和阴毛,体毛稀少,面部皮肤皱纹增多并呈衰老表现,乳房不发育,幼儿型子宫,卵巢小,但外阴无畸形,骨龄延迟。皮质醇合成减少、ACTH 分泌增加主要表现为疲乏,显著肌肉无力,精神萎靡,语音低,皮肤色素沉着,肢体麻木、刺痛等。DOC 对盐代谢的影响则表现为水钠潴留,血容量增加,出现高血压、低血钾等表现,进而肾素活性显著受抑,醛固酮合成下降,出现低醛固酮血症。

绝大多数 17α-羟化酶/17,20-碳裂解酶缺陷患者的酶活性完全丧失,存在典型的临床表现。但是,有少数的患者 17α-羟化酶/17,20-碳裂解酶仍有部分活性,临床表现不典型或轻微。此类患者称为不完全型 17α-羟化酶/17,20-碳裂解酶缺陷症。患者多以不育症就诊,ACTH 和肾素活性测定有助于临床诊断和鉴别诊断。

②芳香化酶缺陷症:芳香化酶缺陷症是一种少见的常染色体隐性遗传疾病,由 CYP19 基因变异,导致内源性雌激素合成障碍造成。在女性,芳香化酶缺乏可以导致原发性闭经。

芳香化酶是微粒体酶复合物,由细胞色素 P450 芳香化酶和 NADPH-细胞色素 P450 还原酶组成。主要分布在卵巢、睾丸、胎盘、下丘脑、骨骼、脂肪等器官和组织。cP450 芳香化酶是雌激素合成的关键酶,将雄烯二酮、睾酮、16α-硫酸脱氢表雄酮(DHEAS)转化为雌激素。

芳香化酶缺乏的临床表现根据不同的发育阶段而不同。胎儿缺乏芳香化酶,造成胎盘雌激素转化障碍,DHEAS 转化成睾酮,导致胎儿和母亲的男性化。新生女婴可以出现假两性畸形。在女性的儿童期和青春期,芳香化酶缺乏多表现为原发性闭经、多囊卵巢、骨成熟延迟、乳房不发育、男性化等。芳香化酶缺乏的内分泌特征是雌二醇水平低下、睾酮水平升高、FSH 明显升高。

(3)卵巢抵抗综合征:卵巢抵抗综合征又称卵巢不敏感综合征或 Savage 综合征,由 Moraes-Ruehsen 等首次命名。患者卵巢内有众多始基卵泡,但对高水平的促性腺激素缺乏反应,仅极少数能发育到窦状卵泡期,几乎不能达到成熟期,多数卵泡在窦状卵泡前期呈局灶或弥散性透明变性。本综合征较少见,约占高促性腺激素型闭经的 11%～20%。

该综合征的发病原因迄今还不完全清楚,可能系卵巢缺乏促性腺激素受体或促性腺激素受体变异,或因卵巢局部调节因子异常,卵巢对内源性和外源性促性腺激素缺乏有效反应,或体内产生一种对抗自身卵巢颗粒细胞促性腺激素受体位点的抗体,可能与免疫功能异常有关。患者多表现为原发性闭经,也可见继发性闭经。B 超检查卵巢大小基本正常,有小卵泡,皮髓质回声均匀,比例基本正常。腹腔镜探查见卵巢形态饱满,表面光滑,包膜较厚,卵巢活检见始基卵泡多,但窦状卵泡少有。内分泌激素测定显示卵巢激素水平低下,促性腺激素水平明显增高,使用外源性促性腺激素很难使卵泡发育。

(4)卵巢功能早衰:指女性 40 岁前由于卵巢功能衰竭引发的闭经,伴有雌激素缺乏症状;激素特征为高促性腺激素水平,特别是 FSH 升高,FSH>40IU/L,伴雌激素水平下降。POF 是一种临床高度异质、病因混杂性疾病,其约超过半数患者临床上找不到明确的病因。研究资料显示染色体核型异常、基因突变、免疫性因素、代谢异常或药物作用、手术及放化疗损伤、病毒感染等都可能导致 POF。这些因素可影响卵泡发育各阶段,导致始基卵泡池过小、卵泡募集异常,或影响卵泡闭锁、破坏加速,致卵泡过早耗竭,最终引起卵巢功能衰竭;但大多数患者病因不清属特发性。

①染色体异常:染色体异常是 POF 最主要的病因之一(10%～15%),最常见的是 X 染色体异常。两条结构完整的 X 染色体对卵巢功能的维持至关重要。对于卵巢发育及其功能极具重要性的基因聚集于 X 染色体的关键区域,区域内逃避 X 染色体失活的基因单倍剂量不足,重排对邻近基因的"位置效应",或非特异性扰乱减数分裂同源染色体配对从而导致卵泡闭

锁加速,是 X 染色体畸变导致 POF 发生的主要致病机制。

②相关基因突变:X 染色体相关基因、常染色体的候选基因的突变可导致 POF。X 染色体相关基因包括泛素蛋白酶 9X 基因(USP9X)、X 连锁锌指基因(ZFX)、骨形态生成蛋白 15(BMP15)等,位于 POF2 关键区域的人类同源黑腹果蝇透明基因(DIAPH2)、达克斯猎犬同源物 2(DACH2)和 POF1B,以及 POF1 区的脆性 X 智力低下基因 1(FMR1)和脆性 X 智力低下基因 2(FMR2)。常染色体的候选基因,包括卵泡发生相关基因,如卵母细胞特异性的同源核转录因子(NOBOX)、F1GLA、POU5F1、WNT4、生长分化因子 9(GDF9)、趋化因子(CXCL12)、FOXO3A、细胞周期蛋白依赖性激酶抑制剂 1B 基因(CDKN1B)及 NR5A1 等,以及与生殖内分泌功能相关的基因,包括抑制素 α(INHA)、雌激素受体基因(ER-a)、甲状腺球蛋白基因(TG)、孕激素受体膜蛋白 1(PGRMC1)等。

③线粒体 DNA(mtDNA)多聚酶 gamma 基因突变:成熟卵子是人体内 mtDNA 含量最丰富的细胞,mtDNA 多聚酶 gamma 基因突变是进行性外眼肌麻痹(PEO)的致病原因。已发现 PEO 家系伴发 POF,并携带相同的错义突变;该基因复合杂合突变(N468D/A1105T)也被证实与 POF 发病存在相关性。

④先天性酶缺乏:在性激素合成过程中,17α-羟化酶、17,20-碳链裂解酶等缺乏,雌激素合成障碍,可出现原发性闭经或 POF。半乳糖-1-磷酸尿苷转移酶缺乏使血半乳糖升高,过多的半乳糖能影响生殖细胞向生殖嵴迁移,减少卵子数目,即使在出生后限制半乳糖摄入,也易发生 POF。

⑤医源性因素:近年来,随着医疗手段的改善,乳腺癌、白血病、淋巴瘤及其他恶性疾病的生存率和治愈率显著提升,但放化疗导致的卵巢功能早衰发生率亦增加。

放疗对卵巢的影响取决于放疗的范围,盆腔放疗发生 POF 的概率相对较高。同时患者年龄及放疗剂量也是重要风险因素。放射剂量超过 8Gy(800rad)时,所有年龄的妇女卵巢功能出现衰竭。放射线照射后,卵巢出现卵泡丢失,间质纤维化和玻璃样变,血管硬化和门细胞潴留。

化疗药物对卵巢的损害与患者年龄、化疗药物种类、剂量、用药长短相关。以烷化剂明显,如环磷酰胺、白消安、左旋苯丙氨酸、氮芥等属于高风险性腺毒性药物。化疗药物可通过影响卵泡成熟,促进始基卵泡耗竭而损害卵巢。目前认为加用 GnRH-a 可降低化疗药物对卵巢的性腺毒性作用,但仍需大样本的循证医学的证实。

盆腔手术,如单/双侧卵巢切除术、卵巢楔切术、打孔术、囊肿剥除术、输卵管结扎等,均可能破坏卵巢血供或皮质,引起炎症反应,对卵巢功能造成不可逆性损伤。长时间服用抗类风湿药物如雷公藤,也可能引起 POF。

⑥免疫性损害:约 30% 的 POF 与卵巢自身免疫性损害有关,因此认为 POF 是一种自身免疫性疾病或全身自身免疫性疾病累及卵巢后的表现。其可能的临床依据为:a.卵巢活检发现卵泡周围存在淋巴细胞、浆细胞浸润;b.循环血中发现抗卵巢细胞抗体;c.患者出现大量的免疫细胞异常;d.循环血中发现与自身免疫性疾病相关的抗原或抗体;e.免疫抑制剂治疗对部分 POF 患者显效;f.2%～40% POF 常伴或继发下列自身免疫性疾病:

桥本甲状腺炎;系统性红斑狼疮;Addison 病;重症肌无力;慢性活动性肝炎;类风湿关节

炎;克罗恩病;特发性血小板减少性紫癜;肾小球肾炎;原发性胆汁性肝硬化;1型糖尿病;吸收障碍综合征。

正常妇女血中可发现抗卵巢及其组分抗体,但滴度较低。POF患者外周血中可检测出高滴度抗卵巢抗体、抗颗粒细胞膜抗体、抗卵浆抗体、抗透明带抗体。但是抗卵巢抗体特异性较低,且其致病作用尚不明确,目前无一项能够证实自身免疫性卵巢衰竭的临床诊断。

⑦其他因素:吸烟或被动吸烟:大量流行病学数据显示吸烟女性绝经年龄较非吸烟人群提前1~2年。烟草中的二甲基苯丙蒽能够与颗粒细胞和卵母细胞的多环芳烃受体结合,激活促凋亡因子;另外,尼古丁具有抑制芳香化酶的活性,影响雌激素的合成。烟草中的多环烃对生殖细胞有毒性作用,可导致卵泡耗竭。

此外,病毒感染也可导致POF发生。3%~7%流行性腮腺炎感染者发生POF,乙型脑炎、腮腺炎病毒等均可损伤卵巢组织。

4.子宫性及下生殖道发育异常导致的闭经

(1)子宫性闭经:分为原发性和继发性子宫性闭经两种。

①原发性子宫性闭经:由于子宫的发育异常和初潮前的子宫内膜病理性破坏导致的闭经,称为原发性子宫性闭经。

a.米勒管发育不全:先天性无子宫:子宫是米勒管中段及下段发育形成的。若米勒管未发育或在其发育早期停止,可形成先天性无子宫。常合并无阴道。国外文献报道该病发病率为1/5000~1/4000。该病患者卵巢发育正常,第二性征表现正常,临床表现为原发性闭经,肛腹诊扪不到子宫,B超、CT及MRI亦不能探及子宫的存在。始基子宫:两侧米勒管早期发育正常,因受胚胎外环境的影响,进入中期会合后不久即停止发育,留下一个由纤维和肌肉组织形成的细窄条索状结构,多无管腔,称为始基子宫,又称痕迹子宫。常合并先天性无阴道。患者表现为原发性闭经,肛诊及B超等影像学检查可发现一小子宫,仅2~3cm长,腹腔镜检或剖腹手术时可见一扁平实心,约0.5~1cm厚的子宫痕迹。米勒管发育不全综合征:早期的米勒管发育正常,进入中期后停止发育或发育不同步而形成米勒管发育不全综合征。Mayer于1829年首次报道,后来Rokitansky等对本征进行了深入研究,故又称为Mayer-Rokitansky-Kuster-Hauser(MRKH)综合征。本征发病率很低,约1/10 000~1/4000,约占妇科住院患者的0.05‰。该征患者卵巢发育及功能均正常,因此第二性征发育正常。

b.雄激素不敏感综合征:雄激素不敏感综合征是一类主要与雄激素受体基因突变密切相关的X-连锁隐性遗传病,是性发育异常中常见的类型。患者的染色体核型为46,XY,其发病的关键在于与男性化有关的雄激素靶器官受体缺陷,导致靶组织对雄激素不敏感,从而使雄激素的正常生物学效应全部或部分丧失。发病率为出生男孩的(16~50)/10万。受体的缺陷程度不同使临床表现差异很大,包括完全性雄激素不敏感综合征和部分性雄激素不敏感综合征。完全性雄激素不敏感症:由于雄激素受体基因异常,导致胚胎组织对雄激素不敏感,Wolff管及泌尿生殖窦分化为男性生殖管道受阻,但由于胚胎时期睾丸发育正常,Stertoli细胞分泌米勒管抑制因子(MIF)促使米勒管退化,故患者表现为男性内生殖器和女性外生殖器,出生时多表现为正常女婴,常伴有单侧或双侧腹股沟疝,仔细检查疝囊可发现睾丸,多无子宫和输卵管。部分性雄激素不敏感综合征:表现型可从类似于女性外生殖器到正常男性表型仅伴不育症或男性乳房发育。不敏感程度严重者可表现出女性外生殖器和青春期闭经。

c.初潮前子宫内膜破坏:子宫内膜的后天性破坏可以发生于初潮前,由此导致的闭经亦属于原发性子宫性闭经,常见的原因是结核。幼年感染结核分枝杆菌后,通过血液和淋巴系统扩散至盆腔造成盆腔结核。多发于输卵管,随后侵及子宫内膜造成破坏。青春期前常无症状不易发觉,至青春期因无月经就诊时发现结核造成的内膜破坏常已经到达晚期。

②继发性子宫性闭经:继发性子宫性闭经多由于初潮后宫腔的创伤性操作导致的宫腔粘连或感染,恶性肿瘤放疗造成的子宫内膜破坏,某些妇产科疾病为治疗需要切除子宫等因素导致。其中最为常见的是创伤性宫腔粘连。

a.创伤:任何造成子宫内膜损伤,使肌层裸露的创伤均可能造成宫腔粘连,如人工流产、药物流产后清宫、中期引产或足月产后清宫;非妊娠子宫诊断性刮宫,子宫肌瘤剔除术,黏膜下肌瘤摘除术,宫腔镜下子宫内膜切除术等。在我国以人工流产术为最常见的原因。刮宫时操作过于粗暴,吸宫时间过长,负压过高,搔刮过度;负压吸宫时金属吸管进出宫颈管时带有负压,吸管口吸住宫颈管壁,损伤颈管黏膜,可引起颈管粘连。刮宫次数越多,发生 IUA 的可能性越大,粘连程度也越严重。此外,重度宫颈糜烂患者接受物理治疗时损伤过重,宫颈妊娠行刮出后纱布压迫等皆可引起颈管完全粘连闭锁。

b.感染:感染可能是 IUA 的重要原因之一。宫腔内损伤性手术后继发感染,严重的产褥期感染,包括子宫内膜炎、急性盆腔炎、子宫内膜结核等均可引起 IUA。其中结核分枝杆菌是常见的病因之一,且由此导致的宫腔粘连,已引起宫腔内膜的完全破坏和瘢痕形成。

近年来,支原体和衣原体感染已成为子宫局部感染的主要病原体之一,其临床表现多为隐匿性。

c.子宫内膜修复障碍:子宫内膜创伤后的修复机制有二:一是内膜及相应小血管再生修复;另一是纤维组织增生,瘢痕组织形成覆盖创面。若子宫受创伤后内膜中成纤维细胞溶解酶活性降低,出现暂时性胶原纤维过度增生,而子宫内膜增生被抑制,结果瘢痕形成,粘连发生。IUA 的发生也存在个体差异。

(2)下生殖道发育异常导致的闭经:包括宫颈闭锁、阴道横隔、阴道闭锁及处女膜闭锁等。宫颈闭锁可因先天发育异常和后天宫颈损伤后粘连所致,常引起宫腔和输卵管积血。阴道横隔是由于两侧副中肾管会合后的尾端-尿生殖窦相接处未贯通或部分贯通所致,可分为完全性横隔及不全性横隔。阴道闭锁常位于阴道下段,其上的 2/3 段为正常阴道,系由于泌尿生殖窦未形成阴道下段所致;经血积聚在阴道上段。处女膜闭锁系尿生殖窦上皮未能贯穿前庭部所致,由于处女膜闭锁而致经血无法排出。

①无孔处女膜:处女膜位于阴道与外阴前庭的界面上,为阴道腔化后残留的薄膜状结构。在女胎出生后处女膜仍未穿破,称为先天性无孔处女膜,又称先天性处女膜闭锁。若已穿孔的处女膜因炎症等原因形成粘连,将孔封闭,也可形成后天性无孔处女膜,后者常伴有阴唇粘连。其在人群中的发生率约 0.015‰。

②阴道闭锁:有先天性和获得性之分。

先天性阴道闭锁发生原因之一为:泌尿生殖窦未能形成阴道下段,而米勒管发育正常。发生率约 1/50 000～1/60 000。可分为两种类型:Ⅰ型者闭锁位于阴道下段距外阴约 3cm,上段阴道、宫颈、子宫正常,常合并外生殖器发育不良。Ⅱ型者阴道完全闭锁,可伴有宫颈部分或完全闭锁,宫体发育可正常或畸形。

获得性阴道闭锁发生的原因为:严重的阴道感染、外伤、腐蚀性药物灼伤、放射以及手术损伤,可导致阴道粘连闭锁。按照损伤的范围,可表现为全阴道或部分阴道腔的粘连封闭,可为完全性或不全性。完全性阴道粘连闭锁,可出现闭经。合并子宫内膜的完全性损伤,仅表现为闭经,无子宫内膜损伤或子宫内膜损伤不完全,则表现周期性腹痛。

③阴道横隔:阴道横隔,是两侧副中肾管会合后的尾端与尿生殖窦相接处未贯通或部分贯通所致。横隔不留孔隙的称完全性横隔,较为罕见,否则称不完全横隔,较多见。其形成的原因尚不清楚,可因胚胎发育期阴道板的腔化障碍或不全,或已腔化的阴道壁局部过度增生,突入阴道腔而形成。

④宫颈闭锁:宫颈闭锁可因先天发育异常和后天宫颈损伤后粘连所致。先天性宫颈闭锁的患者若子宫无内膜,仅表现为原发性闭经,若子宫有内膜,则引起宫腔积血,甚至经血返流至输卵管。此外,宫颈烧灼、冷冻、药物腐蚀、放射治疗、人工流产、分段诊断性刮宫等均可导致宫颈管内膜的损伤,使之粘连闭锁。

5.其他

(1)雄激素增高的疾病:包括多囊卵巢综合征、先天性肾上腺皮质增生症、分泌雄激素的肿瘤及卵泡膜细胞增殖症等。

①多囊卵巢综合征:多囊卵巢综合征(PCOS)的基本特征是排卵障碍及雄激素过多症;常伴有卵巢多囊改变,普遍存在胰岛素抵抗,病因尚未完全明确,目前认为是一种遗传与环境因素相互作用的疾病。由于 PCOS 以下丘脑-垂体-卵巢轴调节紊乱为主要表现,而其发病与糖脂代谢紊乱等密切相关,多因素相互作用形成恶性循环,成为一个从青春期起始的、持续存在的卵泡成熟发育障碍,故导致闭经。

②分泌雄激素的卵巢肿瘤:主要有卵巢性索间质肿瘤,包括卵巢支持-间质细胞瘤、卵巢卵泡膜细胞瘤等;临床表现为明显的高雄激素体征,呈进行性加重。

③卵泡膜细胞增殖症:卵泡膜增殖症是一种少见的卵巢间质的增殖,其主要的病理特征是结节或弥散性的卵巢间质增生,间质内含有散在或巢状的黄素化的卵泡膜细胞,后者称为间质泡膜增殖。严重的卵泡膜增殖症可伴有广泛而密集的成纤维细胞生长,导致卵巢增大及纤维化。卵泡膜增殖症的病因和发病机制尚不清楚。有研究认为,卵泡膜增殖症的卵泡膜组织对促性腺激素的敏感性增加与卵巢泡膜或间质增生相关。卵巢的间质增生和泡膜增生均造成卵巢产生雄激素增多,出现高雄激素血症,导致卵泡成熟发育障碍,故导致闭经。

④先天性肾上腺皮质增生症(CAH):CAH 属常染色体隐性遗传病,常见的有 21-羟化酶和 11β-羟化酶缺陷。由于上述酶缺乏,皮质醇的合成减少,使 ACTH 反应性增加,刺激肾上腺皮质增生和肾上腺合成雄激素增加;故严重的先天性 CAH 患者可导致女性出生时外生殖器男性化畸形,轻者青春期发病可表现为与 PCOS 患者相似的高雄激素体征及闭经。21-羟化酶、11β-羟化酶缺陷使醛固酮和皮质醇合成受阻,其前体堆积,向雄激素转化,过多的雄激素使女胚外生殖器男性化,若为酶完全缺陷,尚可出现失盐症状。3β-类固醇脱氢酶缺陷使孕酮和17α-羟孕酮合成障碍,皮质醇、醛固酮及 Δ4 途径的雄激素合成受阻,但 Δ5 途径的 17α-羟孕烯

醇酮仍可向脱氢表雄酮转化,故其最终临床表现与 21-羟化酶和 11β-羟化酶缺陷相近,但患儿几乎恒定地出现失盐症状。17α-羟化酶缺陷使性激素及皮质醇合成受阻,男婴可出现女性外生殖器畸形,对女性性分化影响不大,但进入青春期后,因雌激素水平低下,女性表现为原发性闭经、子宫发育不良及第二性征发育差及 FSH 升高。

(2)甲状腺疾病:常见的甲状腺疾病为桥本病及 Graves 病;常因自身免疫抗体引起甲状腺功能减退或亢进,并抑制 GnRH 的分泌引起闭经;也有发现抗体的交叉免疫破坏卵巢组织引起闭经。

甲状腺功能亢进症的病因复杂,人群中两者的合计发生率约 0.4%～3%,发生机制与自身免疫、细胞免疫、遗传因素以及神经精神等因素有关。女性与男性的发病之比为 4∶1,女性多于青春期和更年期发病。轻度甲亢在起病之初垂体 FSH 与 LH 水平尚在正常范围内,月经周期多无改变;中、重度甲亢患者,对 TRH、TSH、GnRH 等的分泌功能反馈性抑制,导致无排卵月经或闭经。其发生机制尚不清楚,可能与以下因素有关:①甲亢时血总 E_2 水平较正常增高 2～3 倍,可能是由于肝脏合成性激素结合球蛋白(SHBG)增加及 E_2 外周转换率增加所致;②血总 T 水平升高,但游离 T 不变,游离 E_2 及 E_1 增多,形成异常反馈信号,引起血 LH 水平升高及无排卵闭经;③甲亢时 E_2 的 2 位羟化代谢增强,生成无活性的儿茶酚雌激素较多,也可能与闭经发生有关。

甲状腺功能减退(甲减)是由于体内甲状腺激素不足或缺乏所致。幼年发病者称呆小病,可由于母亲孕期缺碘或服用抗甲状腺药物引起,也可由常染色体隐性遗传致甲状腺素合成相关酶缺陷或性染色体结构或数目异常所致。甲减时,血 TRH、TSH 水平升高,TRH 可促进垂体 PRL 分泌过多,从而抑制卵巢功能而引起闭经与泌乳;此外,甲减时血 SHBG 水平降低,使睾酮代谢加速以维持游离睾酮水平不变,但雄烯二酮代谢变慢,血雌酮水平升高。E_2 的 16 位羟化途径增强,生成 E_3 增多。这些对垂体形成异常的反馈信号,引起无排卵型功血或闭经。

二、诊 断

(一)临床表现

闭经是主要的症状。

(二)辅助检查

1.诊断性刮宫

适用于已婚妇女,用以了解宫颈管或宫腔有无粘连、宫腔深度及宽度。刮取子宫内膜送病理检查以了解内膜对卵巢激素的反应,排除子宫内膜结核等。

2.子宫、输卵管碘油造影

了解子宫腔大小与形态、输卵管形态及通畅情况,有助于诊断子宫、输卵管结核、子宫畸形、宫腔粘连等病变。

3.内镜检查

宫腔镜可观察子宫腔及其内膜,取内膜组织做病理检查。腹腔镜检查可直接观察子宫、输卵管、卵巢形态及盆腔、腹腔病灶,并可取活组织检查,有助于诊断卵巢功能早衰、发育不良、肿瘤及多囊卵巢综合征。

4.卵巢功能检查

(1)基础体温测定:基础体温呈双相型,提示卵巢内有排卵和黄体形成,卵巢功能正常。

(2)阴道脱落细胞涂片检查:脱落细胞出现周期性改变提示卵巢有排卵,观察表层、中层、底层细胞的百分比,表层细胞百分率越高提示雌激素水平越高。

(3)宫颈黏液结晶检查:根据涂片上羊齿状结晶及椭圆体的周期变化,判断卵巢功能。

(4)血甾体激素测定:测定雌激素及孕激素的含量及周期性变化。

5.垂体功能检查

雌激素试验阳性提示患者体内雌激素水平低落,为确定病因,需做以下检查。

(1)血 FSH、LH 放射免疫测定:FSH、LH 均低于正常水平表示垂体功能减退,病变可能在垂体或下丘脑。如高于正常水平提示卵巢功能不足。

(2)垂体兴奋试验:当患者 FSH 与 LH 含量均低时,应进行垂体兴奋试验,以区别病变在垂体还是在下丘脑。用 LHRH 50μg 溶于生理盐水 5mL,静脉推注,于注射前及注射后 15、30、60、120 分钟各取血 2mL,用放射免疫法测定血中 LH 含量变化,一般于注射后 15～30 分钟 LH 高于注射前的 2～4 倍,提示垂体功能正常,闭经原因在下丘脑。如不升高或升高很少则为垂体性闭经。

(3)蝶鞍检查:疑有垂体肿瘤可进行蝶鞍 X 线摄片或多向断层摄片,有助于诊断垂体肿瘤。

6.药物试验

(1)孕激素试验:黄体酮 20mg 肌内注射,每天 1 次,共 5 天,停药后 1 周内出现撤药性出血者为阳性,说明子宫内膜已受到一定水平雌激素的影响,对孕激素反应功能正常。

(2)雌激素试验:如孕激素试验阴性,可做雌激素试验口服己烯雌酚每天 1mg,连服 20 天,停药后 1 周内出现撤药性出血为阳性,提示子宫内膜对雌激素有反应,闭经是由于缺乏雌激素,病变部位在卵巢、垂体或下丘脑。无撤药性出血者为阴性,可诊断子宫性闭经。

7.其他检查

包括染色体检查、甲状腺功能检查、肾上腺功能检查、B 超检查等。

(三)诊断

1.子宫性闭经

(1)先天性无子宫或子宫发育不良或多次刮宫史、全身结核或盆腔结核史。

(2)基础体温双相型,阴道细胞涂片或宫颈黏液检查均提示有排卵。

(3)行人工周期后无撤药性出血。

(4)诊断性刮宫时无子宫内膜或发现宫腔有粘连。

2.卵巢性闭经

(1)基础体温单相型,阴道细胞涂片或宫颈黏液提示无排卵及雌激素水平低落。

(2)行人工周期后有撤药性出血。

(3)血尿、FSH、IH 高于正常,E_2 降低。

3.垂体性闭经

(1)有产后大出血或感染史,有头痛或视力减退、肢端肥大或肥胖、多毛及泌乳等症。

(2)基础体温单相,阴道细胞涂片及宫颈黏液提示雌激素水平低落。

(3)人工周期后有撤药性出血。

(4)血尿、FSH、LH 水平低下,肌内注射黄体生成素释放激素 $100\mu g$ 后仍低下。E_2 降低,PRL>20ng/mL。

(5)如有垂体肿瘤可出现视野偏盲。颅骨蝶鞍区 X 线片气脑与脑血管造影及 CT 检查可协助诊断。

4.下丘脑性闭经

(1)有精神紧张、消耗性疾病、服用特殊性药物及其他内分泌功能异常史等。

(2)阴道细胞涂片、宫颈黏液素水平低落。

(3)血尿、FSH、LH 水平低下,但肌内注射黄体生成素释放激素 $100\mu g$ 后能升高。E_2 降低。

(4)人工周期后有撤药性出血。

(四)鉴别诊断

诊断时根据病史、体检,排除生理性闭经如妊娠期、哺乳期和绝经期。另外,还需排除由副中肾管发育异常引起的下生殖道梗阻,如处女膜闭锁、阴道畸形等造成经血不能排出体外的假性闭经。

三、治疗

(一)全身治疗

占重要地位,包括积极治疗全身性疾病,提高机体体质,供给足够营养,保持标准体重。运动性闭经者应适当减少运动量。应激或精神因素所致闭经,应进行耐心的心理治疗,消除精神紧张和焦虑。肿瘤、多囊卵巢综合征等引起的闭经,应对因治疗。

(二)激素治疗

明确病变环节及病因后,给予相应激素治疗以补充体内激素不足,达到治疗目的。

1.性激素补充治疗

目的:①维持女性全身健康及生殖健康,包括心血管系统、骨骼及骨代谢、神经系统等;②促进和维持第二性征和月经。主要治疗方法有:

(1)雌激素补充治疗:适用于无子宫者。戊酸雌二醇 1mg/d,妊马雌酮 0.625mg/d 或微粒化 17-β 雌二醇 1mg/d,连用 21 日,停药 1 周后重复给药。

(2)雌、孕激素人工周期疗法:适用于有子宫者。上述雌激素连服 21 日,最后 10 日同时给予地屈孕酮 10～20mg/d 或醋酸甲羟孕酮 6～10mg/d。

(3)孕激素疗法:适用于体内有一定内源性雌激素水平的Ⅰ度闭经患者,可于月经周期后半期(或撤药性出血第 16～25 日)口服地屈孕酮 10～20mg/d 或醋酸甲羟孕酮 6～10mg/日。

2.促排卵

适用于有生育要求的患者。对于低 Gn 闭经患者,在采用雌激素治疗促进生殖器发育,子宫内膜已获得对雌孕激素的反应后,可采用尿促性素(hMG)联合绒促性素(hCG)促进卵泡发育及诱发排卵,由于可能导致卵巢过度刺激综合征(OHSS),严重者可危及生命,故使用促性腺素诱发排卵必须由有经验的医师在有超声和激素水平监测的条件下用药;对于 FSH 和 PRL 正常的闭经患者,由于患者体内有一定内源性雌激素,可首选氯米芬作为促排卵药物;对于 FSH 升高的闭经患者,由于其卵巢功能衰竭,不建议采用促排卵药物治疗。

(1)氯米芬:是最常用的促排卵药物。适用于有一定内源性雌激素水平的无排卵者。作用机制是通过竞争性结合下丘脑细胞内的雌激素受体,以阻断内源性雌激素对下丘脑的负反馈作用,促使下丘脑分泌更多的 GnRH 及垂体促性腺激素。给药方法为月经第 5 日始,每日 50～100mg,连用 5 日,治疗剂量选择主要根据体重或 BMI、女性年龄和不孕原因,卵泡或孕酮监测不增加治疗妊娠率。不良反应主要包括黄体功能不足、对宫颈黏液的抗雌激素影响、黄素化未破裂卵泡综合征(LUFS)及卵子质量欠佳。

(2)促性腺激素:适用于低促性腺激素闭经及氯米芬促排卵失败者,促卵泡发育的制剂有:①尿促性素(hMG),内含 FSH 和 LH 各 75U;②卵泡刺激素,包括尿提取 FSH、纯化 FSH、基因重组 FSH。促成熟卵泡排卵的制剂为绒促性素(hCG)。常用 hMG 或 FSH 和 hCG 联合用药促排卵。hMG 或 FSH 一般每日剂量 75～150U,于撤药性出血第 3～5 日开始,卵巢无反应,每隔 7～14 日增加半支(37.5IU),直至超声下见优势卵泡,最大 225IU/d,待优势卵泡达成熟标准时,再使用 hCG 5000～10 000U 促排卵。并发症为多胎妊娠和 OHSS。

(3)促性腺激素释放激素(GnRH):利用其天然制品促排卵,用脉冲皮下注射或静脉给药,适用于下丘脑性闭经。

3.溴隐亭

为多巴胺受体激动剂。通过与垂体多巴胺受体结合,直接抑制垂体 PRL 分泌,恢复排卵;溴隐亭还可直接抑制分泌 PRL 的垂体肿瘤细胞生长。单纯高 PRL 血症患者,每日 2.5～5mg,一般在服药的第 5～6 周能使月经恢复。垂体催乳素瘤患者,每日 5～7.5mg,敏感者在服药 3 个月后肿瘤明显缩小,较少采用手术。

4.其他激素治疗

(1)肾上腺皮质激素:适用于先天性肾上腺皮质增生所致的闭经,一般用泼尼松或地塞米松。

(2)甲状腺素:如甲状腺片,适用于甲状腺功能减退引起的闭经。

(三)辅助生殖技术

对于有生育要求,诱发排卵后未成功妊娠、合并输卵管问题的闭经患者或男方因素不孕者可采用辅助生殖技术治疗。

(四)手术治疗

针对各种器质性病因,采用相应的手术治疗。

1.生殖器畸形

如处女膜闭锁、阴道横隔或阴道闭锁,均可通过手术切开或成形,使经血流畅。宫颈发育不良若无法手术矫正,则应行子宫切除术。

2.Asherman 综合征

多采用宫腔镜直视下分离粘连,随后加用大剂量雌激素和放置宫腔内支撑的治疗方法。术后宫腔内支撑放置 7～10 日,每日口服妊马雌酮 2.5mg,第 3 周始用醋酸甲羟孕酮每日10mg,共 7 日,根据撤药出血量,重复上述用药 3～6 个月。宫颈狭窄和粘连可通过宫颈扩张治疗。

3.肿瘤

卵巢肿瘤一经确诊,应予手术治疗。垂体肿瘤患者,应根据肿瘤部位、大小及性质确定治疗方案。对于催乳素瘤,常采用药物治疗,手术多用于药物治疗无效或巨腺瘤产生压迫症状者。其他中枢神经系统肿瘤,多采用手术和(或)放疗。含 Y 染色体的高促性腺激素闭经者,性腺易发生肿瘤,应行手术治疗。

第三章 生殖系统肿瘤

第一节 外阴癌

外阴恶性肿瘤较少见,约占女性全身恶性肿瘤的 1%,占女性生殖道恶性肿瘤的 3%～5%。在美国,每年的外阴癌新发病例约 6020 例,死亡病例约 1050 例,国内暂无流行病学数据。在学者专科近年收治的恶性肿瘤病例中,外阴癌排第 5 位。

一、病因和病理

外阴癌组织类型较多,以外阴鳞状细胞癌最常见,占外阴恶性肿瘤 80% 以上,其他有恶性黑色素瘤、基底细胞癌、汗腺癌、前庭大腺癌以及来自皮下软组织的肉瘤等。

外阴鳞癌多见于 60 岁以上妇女,发病的相关因素有:性传播疾病,如尖锐湿疣、单纯疱疹病毒Ⅱ型(HSV-Ⅱ)感染、淋病、梅毒等;人乳头状病毒(HPV)感染,尤其是其高危型,如 HPV-16 型,巨细胞病毒感染;外阴慢性皮肤疾病,如外阴营养不良。

外阴恶性黑色素瘤占外阴恶性肿瘤的 2%～3%,常来自结合痣或复合痣。可发生于任何年龄,多见于小阴唇和阴蒂。

外阴基底细胞癌很少见,来源于表皮的原始基底细胞或毛囊,占外阴恶性肿瘤的 2%～13%。多见于 55 岁以上绝经后期妇女。

二、临床表现

(一)症状

主要为不易治愈的外阴瘙痒和各种不同形态的肿物,如结节状、菜花状、溃疡状。肿物易合并感染,较晚期癌可出现疼痛、渗液和出血。

(二)体征

癌灶可生长在外阴任何部位,大阴唇最多见,其次为小阴唇、阴蒂、会阴、尿道口或肛门周围等。早期局部丘疹、结节或小溃疡;晚期呈不规则肿块,伴或不伴破溃或呈乳头样肿瘤。若癌灶已转移至腹股沟淋巴结,可扪及一侧或双侧腹股沟淋巴结增大、质地硬且固定。

三、诊断

确定治疗前必须有活检病理确诊。必须排除来源于生殖器或生殖器外的外阴部继发肿瘤。外阴恶性黑色素瘤必须分开报告。任何同时累及阴道和外阴(例如病灶横跨处女膜缘)的病变应该被归为外阴癌。在门诊局麻下行楔形或 Keyes 活检通常已足够。为提高准确性,先用 1‰甲苯胺蓝涂抹局部,待其干后,再用 1‰醋酸擦洗脱色,在仍有蓝染部位作活检;或在阴道镜检查下取活检。

活检应该包括部分皮下间质组织。活检时最好不切除整个病灶,否则在制订治疗方案时更难确定切除范围。

若楔形活检病变直径≤2cm,间质浸润深度<1mm,必须整块切除病灶以进行连续切片检查确定浸润深度。

四、分 期

采用 FIGO 2009 外阴癌的分期标准(表 3-1-1)。

表 3-1-1　外阴癌 FIGO 2009 分期

分期	定义
Ⅰ	肿瘤局限于外阴
ⅠA	肿瘤局限于外阴或外阴和会阴,无淋巴结转移,最大径线≤2cm,间质浸润≤1.0mm[a]
ⅠB	肿瘤局限于外阴或外阴和会阴,无淋巴结转移,最大径线>2cm 或间质浸润>1.0mm[a]
Ⅱ	肿瘤局部扩散至邻近会阴器官(下 1/3 尿道、下 1/3 阴道、肛门),无淋巴结转移
Ⅲ	腹股沟淋巴结转移,无论肿瘤大小或有无邻近会阴器官(下 1/3 尿道、下 1/3 阴道、肛门)受累
ⅢA	(ⅰ)1 个淋巴结转移(≥5mm)或
	(ⅱ)1~2 个淋巴结转移(<5mm)
ⅢB	(i)≥2 个淋巴结转移(≥5mm)或
	(ii)≥3 个淋巴结转移(<5mm)
ⅢC	阳性淋巴结出现囊外扩散
Ⅳ	肿瘤侵犯其他区域(上 2/3 尿道、上 2/3 阴道)或远处器官
ⅣA	肿瘤侵犯下列任何部位:
	(i)上尿道和(或)阴道黏膜,膀胱黏膜,直肠黏膜或固定于骨盆,或
	(ii)腹股沟淋巴结固定或溃疡形成
ⅣB	任何部位(包括盆腔淋巴结)的远处转移

[a] 肿瘤浸润深度指肿瘤从接近最表皮乳头上皮-间质连接处至最深浸润点的距离

五、治 疗

(一)外阴鳞癌的治疗

在 1940—1950 年推崇的双侧腹股沟股淋巴结切除的根治性外阴切除术较以往的生存率明显提高,特别是对于小肿瘤和阴性淋巴结患者,长期生存率可达 85%~90%。然而,这种根治手术也带来了相应的术后并发症增加,如伤口裂开和淋巴水肿等。近年来,手术强调个体化治疗,许多妇科肿瘤专家认为,较小的肿瘤可以采用缩小的根治手术方式,故建议对于低危人群缩小手术范围,这样做明显的好处是有效保留未受累的外阴组织、减少了手术并发症;在高危人群,基于宫颈鳞癌的治疗方法,联合放疗、手术和化疗的多重模式治疗正在逐渐探索中;对于出现播散的晚期病例,治疗方法仍欠满意。

1. 不同分期的治疗

(1) ⅠA 期肿瘤:肿瘤基质浸润≤1mm 的 ⅠA 肿瘤多发生在年轻患者,以多灶性浸润前病灶为主,但上皮内病灶中隐蔽的浸润也常见,常与 HPV 感染有关。外阴肿瘤基质浸润≤1mm时其淋巴转移的风险很小,故这类患者的腹股沟淋巴结转移可被忽略。手术切缘要保证在正常组织外 1cm 以上,这样能明显减少局部复发。由于与 HPV 感染相关,可能会伴有下生殖道弥漫性病灶存在,故在切除病灶之前整个下生殖道和外阴应被仔细评估,以避免假复发或在其他外阴部位出现新的病灶,术后应对患者进行仔细随访检查。

(2) 传统的 Ⅰ 和 Ⅱ 期(2009 版的 Ⅰ 期)肿瘤:处理是包括双侧腹股沟股淋巴结切除的根治性切除术,手术去除了原发灶、周边一定宽度的正常组织、外阴真皮淋巴管和区域淋巴结,这样处理后可获得较好的长期生存和 90% 的局部控制率。但根治性手术也有明显的缺点,包括因正常外阴组织的减少及形态的改变带来的外观和性功能的影响、50% 的切口裂开率、30% 的腹股沟并发症发病率(裂开、淋巴囊肿、淋巴管炎)和 10%～15% 下肢淋巴水肿的发生率,另外,10%～20% 的淋巴结阳性患者术后补充放疗也增加了淋巴水肿的发生率。因此,如何扬长避短、减少术后并发症发病率并且增强患者的生存信心,就成为外阴癌手术方式改良与否的关键。一些专家建议对于较小的外阴肿瘤行缩小范围的根治手术,该手术对腹股沟的处理倾向于保守:患侧的表浅腹股沟淋巴结通常被作为淋巴转移的前哨淋巴结,仅在靠中线处(如阴蒂、会阴体)的病灶处理时才行双侧腹股沟浅淋巴结切除术,术中病理检查淋巴结若阴性,则不再做进一步其他淋巴结的切除及术后治疗。有报道这种缩小范围的根治手术在 ⅠA 期患者可获得超过 90% 的生存率,但另一些相对保守的专家认为,随便缩小手术范围存在诸多潜在危险,如外阴皮肤的潜在复发,腹股沟淋巴结的不充分评估,可能存在的阳性淋巴结转移未被切除等。已发表的经验性报告显示,这种手术的患侧腹股沟处理失败率≤5%,而对侧腹股沟处理失败的概率几乎罕见,因此,这种手术方式仍有应用的可行性。鉴于目前还没有随机的前瞻性研究进行评估,故何种外阴根治术更好仍难以确定。表浅腹股沟淋巴结作为前哨淋巴结的相关研究已不罕见,结论仍不一致,如果能够提供适当的敏感度和特异度,广泛淋巴结切除手术也许会被摒弃。

(3) Ⅱ～Ⅳ期肿瘤:2009 版的 Ⅱ 期肿瘤的定义扩展到邻近的黏膜,Ⅲ 期扩展到腹股沟淋巴结。处于这些期别的肿瘤常是大块的,但一些体积虽小、侵犯重的肿瘤也可见。Ⅱ 期肿瘤有可能通过根治手术治愈,例如根治性外阴切除及受累的盆腔脏器部分切除或廓清术,有报道为得到阴性手术切缘,手术切除远端尿道≤1.5cm 时不影响膀胱控制功能,但对于 Ⅳ 期肿瘤而言,做到满意切除十分困难,因此对于这种估计难以切净的晚期肿瘤患者,近来更多倾向于联合治疗,如放疗或放化疗结合手术治疗。一些回顾性和前瞻性研究显示,外阴癌对放疗是有效的并且对晚期患者接受联合治疗模式较为合适,过度的根治性切除手术仅用于选择性患者。虽然采用超大型手术、放疗和化疗的联合方式有治愈可能性，但权衡利弊，ⅣB期患者一般仍选择姑息治疗。

(4)淋巴结阳性肿瘤患者：对于淋巴结阳性患者的处理策略仍不明确。在区域淋巴结的处理上，放疗能在控制或消灭小体积淋巴结上有重要作用，手术切除大块融合淋巴结也可改善区域状况并有可能加强术后补充放疗治愈疾病的概率。Hyde等在一个多元分析中发现，将有阳性腹股沟淋巴结的患者分为手术仅行腹股沟大块淋巴结切除及手术行全部腹股沟淋巴结切除两组，术后均予放疗比较其预后情况，结果显示手术淋巴结切除的方式没有预后意义（大块淋巴结切除与整个腹股沟淋巴结切除）。对于初始治疗经历了双侧腹股沟股淋巴结切除有阳性淋巴结特别是超过一个阳性淋巴结的患者，可能从术后对腹股沟区域和下盆腔放疗中获益。对于有盆腔淋巴结阳性患者的处理，术后放疗优于大范围的手术。术后病率在表浅和深部腹股沟淋巴结切除加放疗的模式中容易出现，慢性腹股沟和下肢并发症率在此类患者中常见，主要是淋巴水肿。

仅行表浅淋巴结切除发现有阳性淋巴结时可有几种处理方法：①不再进一步手术。②继续扩展淋巴结切除，包括同侧深部淋巴结和（或）对侧的腹股沟淋巴结。③术后放疗。由于外阴癌表现的多样性，治疗的个性化选择是需要的。如果术后对腹股沟淋巴结的放疗是必需的，那么限制性切除肉眼阳性的淋巴结是合理的，因为这样可以缩小根治手术和后续放疗后导致的淋巴水肿的可能性，但对明显增大的可疑淋巴结仍主张术中切除。术后放疗要有仔细的治疗计划，可用CT测量残留病灶及需要照射的腹股沟淋巴结深度，以求精准。目前，应用选择性腹股沟淋巴结切除和精确的术后辅助放疗达到了良好的局部控制率并减少术后并发症的发病率。

(5)复发癌：不考虑初始治疗，外阴癌的复发有3种情况：外阴局部、腹股沟区域和远处。局部复发的外阴癌结局较好，当复发限制在外阴并且能够切除肉眼肿瘤边缘时，无瘤生存率仍能达到75%。如果一些复发远离原发灶或原发灶治疗非常成功数年后再复发，这种情况可以认为是新发病灶，而不是疾病进展。腹股沟处的复发是致命的，很少有患者能通过大块切除病灶和局部放疗来被挽救。有远处转移的患者只能用全身化疗及姑息性放疗，疗效不佳。

2.手术治疗

经典术式为根治性外阴切除术＋双侧腹股沟股淋巴结切除术。

3.放疗（放射治疗，简称放疗）

以往认为放疗对外阴癌的作用不大，且局部皮肤放疗反应大以至于患者的依从性极差，很难完成放疗剂量，故放疗效果不佳。随着放疗技术及放疗理念的进步，越来越多的证据表明，放疗对于局部晚期外阴癌起着非常重要的作用，是外阴癌多手段治疗不可缺少的组成部分。目前对局部晚期外阴癌及腹股沟淋巴结阳性的外阴癌患者手术后给予外阴部、腹股沟区域及下盆腔部补充放疗已基本成为常规。

(1)外阴局部的放疗：肿瘤皮肤或基底部切缘＜8mm（固定后）被认为是局部复发及影响5年生存率的明显高危因素，术后需补充放疗。有研究报道，44例切缘＜8mm的患者中有21例复发，而切缘≥8mm的91例患者中无1例复发。另外，脉管间隙浸润和深部皮下间质浸润也是局部复发风险增加的重要因素，术后也推荐补充放疗。尽管不少局部复发可以通过再次手术和或放疗得到控制,但对有限的外阴皮肤而言,二次手术再达到满意切缘的可能性已大大减少,手术比较困难,同时局部复发也有利于区域或远处扩散。目前尚没有前瞻性的临床研究来证实术后局部放疗的优势,但在有高危因素(切缘不足、深部浸润等)的选择性病例中术后对原发肿瘤床补充放疗,明显改善了外阴癌局部控制状况,减少了局部复发。

也有人建议在明显存在高危因素可能性的晚期外阴癌患者中,术前先行一定剂量的局部放疗,其理由如下:①先行放疗后肿瘤活力降低,有利于根治性手术的完成;②先行放疗后可使局部病灶减小、边缘清楚,有利于获得满意的手术切缘,而最大限度地减少尿道、肛门等重要脏器的结构及功能破坏;③对于微卫星样外阴病灶或基底固定的腹股沟淋巴结,仅靠术前放疗即可消灭微小病灶并使淋巴结松动、缩小,有利于随后的手术切除。尽管有关术前放疗的报道不多,但有限的报道已足以鼓舞人心,采用相对温和的放疗剂量对局部晚期肿瘤照射后再行手术切除,达到了满意的局部控制率,说明放疗能够明显控制大块晚期病灶,在保证良好局部控制的前提下,使得手术更趋于保守,器官保留成为可能。

最近,同步放化疗治疗外阴癌的文章不断涌现,其初衷是受到肛门癌的治疗启发,认为同步放化疗能使患者获益更大。所用的化疗药物主要有氟尿嘧啶、顺铂、丝裂霉素,在经验性的报道中普遍认为同步放化疗要好于单纯放疗,由于在外阴癌中尚无前瞻性随机的临床研究来证实此结论,但最近在晚期子宫颈鳞癌的治疗中以放疗同步顺铂化疗的方法明显改善了局部控制率及生存率,提示可能对晚期的下生殖道肿瘤均有益处。GOG101 及 GOG205 两项Ⅱ期临床试验也均证实其益处。对于局部晚期外阴癌患者,术前同步放化疗不但可获得约 70% 的完全反应率,而且也为手术及更加个性化的手术创造了条件。

(2)区域淋巴结的放疗:手术切除腹股沟区淋巴结后再补充局部预防性放疗,对于有局部淋巴结阳性者可明显预防腹股沟区复发。在一项对 91 个患者的复习中发现,5 周内给予 45～50Gy 的腹股沟区外照射,只有 2 例复发,并发症少见,仅 1 例轻度下肢水肿,但对于局部淋巴结阴性者,术后补充局部预防性放疗意义不大。借鉴子宫颈癌的处理模式,对有放疗指征的患者,给予同步放化疗可能效果更好。

(3)放疗反应:急性放疗反应是剧烈的,35～45Gy 的常规剂量即可诱发皮炎样潮湿脱皮,但适当的局部对症治疗,急性反应常在 3～4 周治愈。坐浴、类固醇软膏涂抹和对可能伴有的念珠菌感染的治疗都能帮助患者减少不适感。照射剂量要足够,虽然大多数患者至放疗第 4 周时均有外阴皮肤黏膜炎,但权衡利弊患者通常能坚持,实在不能耐受时可暂时中断治疗,但中断的时间应该尽量短,因为容易引起肿瘤细胞的再增殖。迟发放疗反应的发病率有许多因素影响,患者常是年龄大、合并有内科并发症的,如糖尿病、先前多次手术、骨质疏松等。单纯腹股沟放疗可致下肢水肿及股骨头骨折,但淋巴水肿不是研究的主要考虑内容,股骨头骨折却是需要考虑的内容,限制股骨头处放疗受量少于 35Gy 可能会缩小这一并发症的风险,也不排除严重的骨质疏松导致股骨头并发症的可能性。

4.化疗(化学治疗,简称化疗)

有关化疗治疗外阴癌的资料有限,主要是因为:①外阴癌的发生率低;②晚期外阴癌多倾向于年龄偏大者,患者体质较弱,合并症较多,化疗的不良反应明显,使化疗的应用受到限制,导致适合化疗的人选较少;③以往外阴癌的治疗理念为多采用手术治疗,用或不用术后放疗,而化疗仅被作为一种挽救性治疗来使用;④在已行广泛手术和(或)放疗的患者复发时才用化疗,初治化疗患者少,使得患者对化疗药物的敏感性及耐受性均差;⑤治疗外阴鳞癌的化疗药物在Ⅱ期临床试验中显示,仅多柔比星和博来霉素单药有效,甲氨蝶呤可能也有效但证据不足,顺铂显示在许多妇科肿瘤中有广泛作用,但在外阴难治性鳞癌患者的治疗中作用不大。近年来的研究显示,联合化疗用于不能手术的晚期外阴癌患者,在部分患者中出现明显效果,甚至创造了手术机会,尤其在初治患者中,其疗效明显好于顽固性、复发性患者。常用的化疗方案有 BVPM 方案(博来霉素、长春新碱、顺铂、丝裂霉素)、BMC 方案(博来霉素、甲氨蝶呤、司莫司汀),这些方案的毒性可以忍受,主要不良作用有黏膜炎(重度:21%),感染或发热(35%),博来霉素肺病(死亡 1/28 例)。

同步放化疗对晚期不能手术的外阴癌患者的报道越来越多,其原动力来自子宫颈鳞癌的随机临床试验的阳性结果,由于局部晚期宫颈鳞癌患者采用以顺铂为基础的同步放化疗治疗获得了明显效果,有人认为对于同属下生殖道的局部晚期外阴鳞癌而言理论上也应有效,应可以借鉴子宫颈鳞癌的治疗方法。外阴癌由于病例少,很难进行随机临床试验。最近一项对 73 例局部外阴晚期鳞癌的 GOG 研究显示,分割剂量放疗对无法切除的腹股沟淋巴结及原发灶肿瘤进行照射联合同步化疗[顺铂:$75mg/m^2$,第 1 天;氟尿嘧啶:$1000mg/(m^2 \cdot d)$,第 1~5 天]后再手术,46% 的患者达到肉眼无瘤,其余仍有肉眼癌灶者中,只有 5 例不能达到手术切缘阴性,生存资料尚不成熟,但总的趋势是持肯定态度,不良反应可以接受。Landoni 等先采用氟尿嘧啶[$750mg/(m^2 \cdot d)$,第 1~5 天]和丝裂霉素 C($15mg/m^2$,第 1 天)联合局部放疗(总剂量 54Gy)对 58 例晚期初治患者和 17 例复发患者进行治疗,然后行局部广泛切除和腹股沟淋巴结切除,结果 89% 的患者完成了预计的放疗和化疗,80% 出现治疗反应,72% 的患者获得手术机会,并有 31% 在原发灶及淋巴结上出现病理学完全反应,3 例出现治疗相关性死亡。Lupi 等以同样化疗方案及分割放疗照射(总剂量仅 36Gy)治疗 31 例患者,结果反应率达 94%(29/31),但术后病率达 65%,死亡率达 14%,在腹股沟淋巴结阳性的患者中,55%(5/9)术后病理阴性,复发率 32%。Whalen 等采用 45~50Gy 放疗联合氟尿嘧啶[$1000mg/(m^2 \cdot d)$,持续静脉滴注 96 小时]、丝裂霉素($10mg/m^2$,第 1 天)治疗 19 例临床Ⅲ~Ⅳ期的外阴癌患者,结果总反应率达 90%,局部控制率达 74%。

(二)其他外阴恶性肿瘤的治疗

1.恶性黑色素瘤

(1)治疗原则:黑色素瘤是第二种常见的外阴恶性肿瘤。手术治疗有重要意义,不管是对早期,还是局部进展期,甚至远处转移患者来说,如通过手术有可能完全切除所有病灶的患者都应该尽量手术,并根据术后患者的危险度决定辅助治疗。但如果手术不能达到无瘤状态,则不宜行手术,而应行全身治疗。超根治性切除不可能提高生存率。对于一些高危患者,放疗可增强局部和区域性肿瘤的控制。系统性化疗作为辅助或补救治疗,认为是姑息性治疗,其疗效不佳。生物免疫治疗效果正在评估中。

(2)治疗方法

①手术治疗:a.原则上首选根治性外阴切除加腹股沟淋巴结切除。b.浸润深度小于等于

1.75mm 者行广泛局部切除。c.多数治疗失败是由于远处转移,因此,超根治性切除术不可能提高生存率。浸润深度及溃疡形成是影响预后的显著因素,在制订治疗方案时应予以考虑。d.尽管外阴黑色素瘤前哨淋巴结活检的资料有限,但仍需行前哨淋巴结的识别及活检。

②放射治疗:外阴局部和腹股沟区病变可采用体外照射,肿瘤累及阴道或阴道复发可采用阴道后装治疗,放射剂量为 $4000\sim5000cGy$,对高危患者主要提高局部控制。对远处转移的骨、脑及内脏的转移也可采用放疗,起到缓解治疗的作用。不管是常规应用或作为缓解治疗的手段,放疗仅可以缓解晚期患者的外阴黑色素瘤症状,不能治愈该病。

③化疗:下列方案可选用。

BDPT 方案:BCNU 150mg/m²,静脉滴注,第 1 天,6~8 周 1 次;DTIC 200~220/m²,静脉滴注,3~4 周 1 次;DDP 25mg/m²,静脉滴注,第 1~3 天,3~4 周 1 次;他莫昔芬 10mg,每日 2 次,口服。DVP 方案:DDP 20mg/m²,静脉滴注,第 1~4 天;VLB 1.5mg/m²,静脉滴注,第 1~4 天;DTIC 200mg/m²,静脉滴注,第 1~4 天,或 800mg/m²,静脉滴注,第 1 天,3~4 周为 1 疗程。TC 方案:TAX 175mg/m²,静脉滴注;CBP AUC 7.5,静脉滴注,3 周重复。

④免疫治疗:目前应用的免疫治疗方法主要有以下两种。

a.干扰素:20mg/m² 静脉注射,第 1~5 天,后改为每天 10mg/m²,皮下注射,每周 3 次,共 48 周。

b.高剂量白介素-2(IL-2):600 000~720 000IU/kg,静脉滴注,8 小时 1 次,共 14 次,9 天后重复。

2.疣状细胞癌

疣状细胞癌通常仅为局部浸润,罕见发生远处转移,可采用局部广泛切除。因其易局部复发,特别是未充分切除病灶者,故切除基底部要够深。复发病灶仍可手术切除。

3.基底细胞癌

原则是行较广泛的局部切除,切缘距肿瘤不应小于 1cm,约 20%的患者单纯局部切除后局部复发,需再次手术。

4.腺癌

外阴腺癌包括前庭大腺癌、尿道旁腺癌及汗腺癌等。可根据病变范围,行肿瘤病灶根治性切除术,单纯外阴切除术或者根治性外阴切除术可作为其治疗方案。淋巴结转移率为 30%。腹股沟淋巴结切除可作为首次手术切除方式。对于大的原发肿瘤或有淋巴结转移者,放疗具有增强局部控制的作用。

5.Paget 病

外阴 Paget 病切除术须有充分切缘,复发常见。如果怀疑基底有浸润,深部切缘须达外阴筋膜层。如无浸润的复发病灶,再次手术切除是有效的。

6.肉瘤

外阴肉瘤较罕见,其中较为多见的为平滑肌肉瘤、恶性纤维细胞瘤及横纹肌肉瘤。积极手术切除原发病灶或局部复发病灶偶尔可以治愈。其中平滑肌肉瘤预后差,而横纹肌肉瘤经化疗及放疗预后好于其他软组织肿瘤。目前对残余病灶的治疗方式是有限手术切除术联合放化疗。

第二节 阴道癌

原发性阴道癌少见,仅占女性生殖道恶性肿瘤的 1%～2%。多见于绝经后或 60 岁以上的老年妇女,发生于年轻妇女者,其病因可能与宫颈病变有关,也即与人乳头状瘤病毒(HPV)有密切的关系。大部分由宫颈癌转移引起。阴道是妇科恶性肿瘤和全身其他部位恶性肿瘤如膀胱、尿道或尿道旁腺、乳腺或肺的常见转移部位。

一、诊断标准

1.临床表现

(1)早期可无症状。

(2)不规则阴道流血特别是绝经后阴道流血,流血时间长短不一,量或多或少,多为接触性出血。

(3)阴道排液:当肿瘤表面坏死组织感染时阴道排液增多,排液可为水样,米汤样或混有血液。

(4)晚期时可出现压迫症状:当肿瘤压迫或侵犯膀胱及尿道,可引起尿频、尿急及血尿,压迫直肠可引起排便困难,里急后重,便血等。

(5)晚期癌由于长期出血,全身耗损可表现为消瘦、恶病质、严重贫血等。

(6)妇科检查:在阴道看到或扪及肿瘤,外生型肿瘤向阴道内生长,呈菜花状或形成溃疡,触之易出血。结节型则向内生长,阴道黏膜仍光滑,看不见赘生物,此时需应用触诊,仔细扪摸才发现阴道黏膜变硬,无弹性。应仔细检查宫颈及外阴,以排除继发性阴道癌。

2.辅助检查

(1)阴道细胞学检查:适用于阴道壁无明显新生物,但有异常表现,如充血、糜烂、弹性不好乃至僵硬者。

(2)阴道镜检查:有助于对可疑部位定位,可提高早期病变诊断率,注意阴道穹隆,因为部分 VAIN 患者可在该处发现隐蔽的癌灶。

(3)活组织检查:对阴道壁的明显新生物可在直视下行病理活检确诊,也可以借助于阴道镜定位下活检。

3.诊断原则

原发性阴道癌发病率低,在确诊本病时应严格排除继发性癌,需遵循的诊断原则为:①肿瘤原发部位在阴道,除外来自女性生殖器官或生殖器官以外肿瘤转移至阴道的可能;②如肿瘤累及宫颈阴道部,子宫颈外口区域有肿瘤时,应归于宫颈癌;③肿物局限于尿道者,应诊断为尿道癌。

4.临床分期

阴道癌的临床分期见表 3-2-1。

表 3-2-1 阴道癌临床分期

分期	临床特征
0 期	肿瘤局限于上皮层(上皮内瘤变Ⅲ级/原位癌)
Ⅰ 期	肿瘤局限于阴道壁
Ⅱ 期	肿瘤向阴道下组织扩展,但未达骨盆壁
Ⅲ 期	肿瘤扩展至骨盆壁
Ⅳ 期	肿瘤范围超出真骨盆腔,或侵犯膀胱或直肠黏膜,但黏膜泡状水肿不列入此期
Ⅳa 期	肿瘤侵犯膀胱和(或)直肠黏膜和(或)超出真骨盆
Ⅳb 期	肿瘤转移到远处器官

二、肿瘤蔓延和转移特点

阴道壁淋巴管和血管极为丰富,黏膜下结缔组织疏松,因而淋巴癌的转移方式主要是淋巴管转移和直接浸润邻近组织和器官。

1.淋巴转移

阴道壁淋巴丰富,相互交融,形成淋巴网,并于阴道两侧汇合成淋巴干。依解剖部位,阴道上 1/3 的淋巴向盆腔淋巴结方向引流,类似于宫颈癌淋巴引流;下 1/3 引流至腹股沟淋巴结,然后再至盆腔淋巴结,与外阴癌相似;中 1/3 既可引流入盆腔淋巴结,又可引流入腹股沟淋巴结。

2.直接浸润

阴道前壁癌灶可累及尿道和膀胱,后壁可累及直肠或直肠旁组织,侧壁常向阴道旁浸润,上 1/3 可累及宫颈,下 1/3 可累及外阴。

3.血行转移

血行转移可至远处器官,包括肺、肝、骨骼,是阴道癌的晚期表现。

三、治疗

由于阴道癌较少见,有关阴道癌的自然进程、预后和治疗数据均来源于小样本回顾性研究,因此没有权威性的治疗推荐,目前关于放疗和手术的文献多为原发性阴道鳞癌。阴道癌患者的处理比较复杂,最好能在妇科肿瘤医师和放疗医师共同评估后做出个体化治疗方案,按妇科肿瘤医师协会的指南要求,大多数患者仍首选放疗,对于早期和表浅病灶患者放疗可达到良好的肿瘤控制,并且保留了阴道功能。手术要充分考虑到患者的年龄、病灶范围、病灶是否局限等因素,以决定患者适合于局部切除、部分切除还是完全阴道切除。有证据表明,阴道原位癌、Ⅰ期癌和部分年轻的Ⅱ期癌患者其原发灶位于阴道上或下 1/3 时,仅通过手术即可能成功治疗。对较年轻的渴望保留卵巢功能和性功能的、疣状癌的、非上皮性肿瘤的及放疗后局部盆腔剂量不足的患者,手术将被考虑。为了达到足够的手术切缘以求手术彻底,手术,尤为根治性手术常需切除部分膀胱、尿道或直肠,导致尿粪排泄改道,因此相比较而言,放疗作为阴道癌的初始治疗可最大限度地治愈和改善生活质量,某种程度上替代了手术。对于许多年龄较大的患者,根治性手术也不可行。尽管放疗常作为治疗选择,但对于各期最佳的治疗方式至今尚无定论,单纯手术或放疗均可引起的并发症增加,因此缩小的手术与放疗联合的治疗模式常被考虑。腔内和组织间放疗常被用于小的表浅的Ⅰ期病灶中,外照射联合腔内和(或)组织间近距离照射常被用于较广泛的Ⅰ～Ⅱ期患者。在阴道癌中化疗的使用仅基于散在的Ⅱ期临床试验或是模仿宫颈鳞癌的治疗而来,没有更有利的化疗依据可循。

1.VAIN 及原位癌的治疗

多数研究者采用手术和药物来处理 VAIN,方法从部分或完全阴道切除到比较保守的局部切除、电凝、激光消融、局部氟尿嘧啶应用或腔内近距离放疗。对于不能排除浸润癌的患者,与保守治疗失败的患者一样,手术切除是治疗的选择。各种方法的控制率相似,激光为48%～100%,阴道切除术 52%～100%,局部氟尿嘧啶外涂 75%～100%,放疗 83%～100%,Diakomanolis 等报道的 52 例患者中,发现部分阴道切除对于单发病灶的疗效较好而激光消融对多发病灶较好。尽管许多人赞成对以前无盆腔放疗史的患者采用部分阴道切除方法治疗局部 VAIN,但对于先前因其他盆腔肿瘤接受过盆腔放疗的患者而言,行部分阴道切除瘘管的风险仍很大,此时用氟尿嘧啶局部外涂也许更有益,它可刺激鳞状上皮脱落,促使正常上皮再生。氟尿嘧啶的使用方法很多,控制率达 75%～88%,推荐的 Krebs 等的方法为每周 1～3 次,持续应用 10 周,会阴皮肤可用氧化锌等软膏来保护以防止外阴疼痛、糜烂。近来,研究者们发现咪喹莫特治疗 VAIN 有效,Haidopoulos 等的研究中发现,7 个 VAIN 2～3 的患者中经咪喹莫特治疗后,6 人病灶消退或降级为 VAIN1,具体用药方法为阴道内每周应用 5% 的咪喹莫特0.25g 持续 3 周,耐受性较好,与氟尿嘧啶相比,咪喹莫特给药方便、毒性较低,但还需大样本研究来证实。

部分或全部阴道切除也常用于 VAIN 的治疗中,Hoffman 等对 32 例经历了上段阴道切除术的阴道原位癌患者进行评价,仅行手术术后随访示无瘤生存的患者占 72%,复发率为17%。在这项研究中,44% 先前接受了包括激光消融、局部氟尿嘧啶或局部切除治疗。9 例患者在最后的病理切片中发现浸润癌,其中浸润超过 3.5mm 的 4 例患者术后补充了放疗,3 例保持无瘤;<2mm 浸润病灶的 5 例患者中,1 例因为局部复发再行放疗,其余 4 例术后保持无瘤;其余术后病理仍为原位癌的 23 例患者中,19 例(83%)在平均随访 38 个月内无肿瘤复发。28%(9/32)的患者术前未发现浸润癌,其中 55%(5/9)的浸润癌需要补充术后放疗,说明术前阴道原位癌的诊断常不准确,可能与病灶范围大或多点病灶致活检不足有关,因此,临床处理时不能完全按照活检提示进行,当怀疑有可疑浸润和病灶局限于上 1/3 或上 1/2 阴道时,上段阴道切除手术应尽量保证病灶边缘离切缘>1cm。部分或全部阴道切除的主要缺点是阴道缩短或狭窄而导致的性功能变差。Hoffman 等推荐手术切除病灶后不关闭黏膜,并用雌激素软膏涂抹、扩张器扩张阴道,并酌情皮肤移植,以便术后阴道狭窄降到最低程度。先前放疗是阴道切除的禁忌证,因为有较高的并发症率。

放疗被证实有效,控制率为 80%～100%,与其他方法相比有较好的治愈率。采用传统的低剂量率腔内放疗技术使整个阴道黏膜的受量为 50～60Gy,如果病灶多发,累及区可能接受70～80Gy 的剂量,高剂量可引起阴道明显的纤维化和狭窄。在腔内放疗后,浸润癌中盆腔复发或远处转移的情况不多见。在全阴道放疗的患者中可出现直肠出血和中到重度的阴道黏膜反应,Macleod 等报道了采用高剂量率腔内放疗技术对 14 例 VAIN Ⅲ 的患者进行治疗,总剂量 34～45Gy,分割剂量为每次 4.5～8.5Gy,中位随访 46 个月,1 例患者肿瘤持续存在,另一例出现肿瘤进展,总控制率为 85.7%,2 例出现重度阴道放疗损伤;Mock 等报道了 6 位原位癌患者采用高剂量率腔内放疗技术治疗,100% 无复发生存。鉴于高剂量率腔内放疗良好的局部控制和功能保留优势,可以考虑将其作为放疗时的治疗选择,但从目前有限的数据中还无法得出高剂量率腔内放疗使用的明确结论。

雌激素可用于绝经后或有过放疗浸润性癌已治愈的患者,由于放疗可以对卵巢功能造成影响并有可能使阴道穹隆纤维化,某种程度上也限制了放疗的应用。

总之,对于单发病灶的 VAIN 患者,阴道部分切除术优于激光消融,因为有大约 25% 的患者有浸润性鳞癌的危险性,一旦 VAIN 行部分阴道切除后发现为浸润癌者补充放疗则有瘘管形成的风险。激光消融和(或)局部氟尿嘧啶对于绝对排除浸润性鳞癌时可以应用。单独腔内近距离放射治疗也能提供满意的局部控制率并可保留阴道功能。

2.浸润性鳞癌及其他类型癌的治疗

(1)浸润性鳞癌的治疗

①手术治疗:通常阴道鳞癌采用放疗较多见。但有报道在经过选择的患者中手术治疗也取得了良好的结局,根治性手术后,Ⅰ期阴道鳞癌患者的生存率可达 75%～100%。有手术治疗适应证的病例包括:Ⅰ～Ⅱ期患者病灶在穹隆、上 1/3 阴道后壁或侧壁的能被根治性阴道切除并能保证足够切缘的、能行盆腔淋巴结切除的;极表浅的病灶也许通过局部切除即可;阴道下 1/3 病灶行外阴阴道切除并能达到满意阴性切缘的,能行腹股沟股淋巴结切除的。若术后发现切缘不足或阳性,应被推荐辅助放疗。若还有其他部位的病灶应选用放疗,放疗后残留的孤立病灶可手术去除。Creasman 等注意到手术治疗后良好的生存率,但在系列研究中发现这也许存在偏差,因为相对年轻、健康的患者更可能倾向于手术治疗,而年龄偏大、有内科合并症的患者更倾向于放疗,Rubin 等报道的 75 例阴道癌患者的手术结局就不如放疗的好,因此需要有更大样本的前瞻性随机对照研究来做出结论,但无论如何,手术对于某些患者仍是治疗的最佳选择,原则上不论子宫切除否能做根治性外阴阴道切除的患者,尽量不做去脏术,除非放疗后中心性复发或初始治疗病灶还未达骨盆的患者,但手术应包括根治性子宫切除,因为子宫在位将限制手术操作及膀胱、直肠病灶的切除。

有研究认为,Ⅱ期患者手术效果明显优于放疗,如 Stock 等进行的包括 100 例(其中鳞癌 85 例)阴道癌患者的最大的单样本研究显示,40 例患者单纯手术,5 年生存率Ⅰ期为 56%,Ⅱ期 68%;47 例患者单纯放疗,5 年生存率Ⅰ期为 80%,Ⅱ期为 31%,13 例为联合治疗,总的 5 年生存率为 47%,似乎在Ⅱ期患者手术效果更好,但研究者认为这可能与病例选择存在偏差有关,在仅行放疗的患者中以Ⅱb期的患者为主,而仅行手术的患者中多数为Ⅱa期患者。因此 Stock 建议对于癌灶位于阴道上 1/3 的患者,行上阴道段切除及根治性子宫切除和盆腔淋巴结切除比较适合,而对于广泛累及阴道旁的患者放疗应是首选,手术仅适用于严格选择后的个别患者。Tjalma 等在 55 例阴道鳞癌的研究中通过多因素分析发现,只有年龄和病灶大小是预后因子,因此建议对于Ⅰ期和ⅡA期病灶较小、体质较好的阴道癌患者进行手术治疗。

虽然数个研究表明选择适当的Ⅲ～Ⅳ期阴道鳞癌患者进行去脏术能达到50%的控制率,但因研究的病例样本太小,目前对晚期病例仍不主张首选去脏术,较为推崇的治疗是进行同步放化疗,尽管这种治疗模式的作用还未被明确。关于手术技术,如果进行完全性阴道切除术,专家建议行经腹和会阴联合手术,会阴切口选在耻骨膀胱宫颈筋膜,在尿道下方直肠上方,以避免静脉丛出血。切口可先腹部再会阴,但更推荐先做腹部切口,因为可以自上而下游离膀胱、尿道、直肠至会阴,分离阴道侧壁组织、游离子宫、切除淋巴结,如有不能切除的病灶,患者将免于会阴切口;若手术成功,也可用带蒂的皮肌瓣、尼龙补片联合带蒂大网膜进行阴道重建。

②放射治疗:Ⅰ期患者中,病灶厚度通常在0.5～1cm,可单发或多发,为保留阴道功能,个体化治疗是很重要的。表浅病灶可以单独用后装阴道圆筒腔内近距离放疗来治疗,整个阴道黏膜量常为60Gy,对于肿瘤累及处另加20～30Gy的量。病灶厚度>0.5cm时,联合应用腔内后装和有单层插入的组织间插植放疗以增加深部的剂量并限制阴道黏膜放疗的过度。没有绝对的标准用于Ⅰ期患者的外照。通常认为,对于较大的、较多浸润或分化差的肿瘤常有淋巴结转移的高风险,这类患者需加用外照。整个盆腔10～20Gy,用中间挡板后,宫旁和盆腔侧壁再照45～50Gy的量。Chyle等推荐外照附加近距离放疗对于Ⅰ期患者应至少覆盖阴道旁淋巴结、大的病灶、髂内外淋巴结。通过腔内和组织间插植技术,Ⅰ期患者单独放疗能达到95%～100%的控制率,5年生存率达70%～95%。

Ⅱa期患者常有晚期阴道旁病变但没有广泛的宫旁浸润。患者一律先外照,接着腔内照射。通常全盆腔接受20Gy,挡野后另加宫旁剂量,根据侵犯厚度,再照45～50Gy到盆腔侧壁。给予低剂量率的腔内后装及组织间放疗联合应用至少照射50～60Gy,超越肿瘤边缘0.5cm,加上整个盆腔剂量,肿瘤处总剂量为70～80Gy。Perez等显示Ⅱa期患者接受近距离放疗联合外照的局部控制率为70%(37/53),而单用外照或近距离放疗的局部控制率为40%(4/10),说明联合放疗具有优越性。Ⅱb期患者因有较广泛的宫旁浸润,整个盆腔将接受40～50Gy,中央区挡板后宫旁总剂量为55～60Gy,再用低剂量间插植和腔内近距离放疗来追加30～35Gy使肿瘤区总剂量达75～80Gy,宫旁和阴道旁外延处达65Gy。单用放疗治疗5年生存率Ⅱa期可达35%～70%,Ⅱb期为35%～60%。

Ⅲ期疾病接受45～50Gy盆腔外照,可用中间挡板使宫旁到侧盆壁剂量增加至60Gy,追加腔内近距离放疗至最小肿瘤剂量达到75～80Gy,如果近距离照射不方便,可以用三维治疗计划缩野放疗使肿瘤剂量达到65～70Gy。外照盆腔和腹股沟淋巴结的剂量为45～50Gy,联合低剂量率腔内放疗至阴道黏膜的最大剂量为80～85Gy,Ⅲ期患者的总治愈率为30%～50%。有直肠和膀胱黏膜累及或腹股沟淋巴结阳性的Ⅳa期患者,尽管少数经严格选择的病例行去脏术可能治愈,但大多数还是首选放疗,此时多选用外照姑息治疗。对于已出现全身广泛转移的Ⅳb期患者而言,放疗仅为姑息性局部控制,多采用全身化疗及支持治疗。

③化疗和同步放化疗:Ⅲ～Ⅳ期的阴道癌患者尽管给予高剂量外照和近距离放疗,但盆腔控制率仍较低,有70%～80%的患者病灶持续或疾病复发。对于局部晚期患者远处转移的发生率为25%～30%,尽管远处转移比盆腔复发少见,但仅靠针对局部治疗的手术或放疗而言几乎不可能产生作用,肿瘤治疗的目的是治人,而不是治瘤。因此,我们的治疗不可能仅关注肿瘤局部,而化疗恰恰弥补了这一不足,它可经血循环作用于全身,无论什么期别,只要有远处

转移可能的高危患者或已有远处转移的晚期患者,单独化疗、姑息性手术或放疗结合化疗都被推崇。常用的化疗药有氟尿嘧啶、丝裂霉素和顺铂等,与放疗合用时完全反应率可达60%～85%,但长期疗效差异较大。Roberts等报道了67例晚期阴道、宫颈和外阴癌患者,同时用氟尿嘧啶、顺铂和放疗治疗,虽然85%完全反应,但61%出现癌复发,复发中位时间仅为6个月,5年总的生存率只有22%。67人中9例发生了严重的迟发并发症,其中8例必须手术。与在直肠和外阴癌中的使用一样,放疗加化疗可适当减少放疗的剂量,以改善器官功能和迟发的毒性。

因为患者数量有限,尚无随机对照研究评估同步放化疗的作用,进一步的研究需明确同步放化疗的治疗作用和理想的治疗方案。最近的数据表明,在宫颈鳞癌中以顺铂为基础的同步放化疗对局部控制率、总生存率、无瘤生存率等方面均有益,研究中共同的药物是顺铂,提示它可能改善放疗敏感性。基于此,相同的方法可考虑用于晚期阴道鳞癌的治疗中。

尽管放疗对浸润性阴道鳞癌的局部控制仍有限并存在放疗并发症的风险,但目前治疗的原则仍倾向于以放疗为主,酌情手术,联合化疗。在浸润性鳞癌的放疗中应特别注意确认治疗区域的完全覆盖,尤其在较大肿瘤中,既要达到局部控制的需要剂量,又要充分照顾到周围正常组织的耐受性。经仔细选择的早期患者行根治性阴道切除术可取得良好效果,但放疗仍是主要的治疗模式尤其对有多种合并症的年老患者。虽然在阴道癌的化疗方面目前尚无有力证据,但加用化疗(如顺铂周疗)作为放疗的增敏剂应被推广。

(2)其他类型癌的治疗

①透明细胞腺癌:因透明细胞腺癌患者常年轻未育,早期患者可行生育力保存的方式治疗,手术对于早期阴道透明细胞癌患者有优势,因为既可以保留卵巢功能,又可通过皮肤阴道移植成形来保留阴道功能。Herbst等报道的142例Ⅰ期阴道透明细胞腺癌患者中,117例接受了手术治疗,复发率仅8%,存活率为87%,而在接受放疗的患者中复发风险高达36%,这可能与常累及阴道穹的较大病灶的Ⅰ期患者放弃手术选用放疗有关。阴道透明细胞腺癌常发生在阴道的上1/3及穹隆部,故手术推荐采用根治性子宫切除和盆腔、腹主动脉淋巴结切除以及广泛的阴道切除,但对于年轻未育的早期患者,也可考虑行腹膜外淋巴结切除和略广泛的局部切除,术后辅以腔内近距离放疗而尽量不做全盆外照射,这样既可有效控制肿瘤,又可最大限度的保留卵巢、阴道的功能,待患者完成分娩后再行根治性子宫切除、阴道切除和盆腹腔淋巴结切除。Senekjian等报道了219例Ⅰ期的阴道透明细胞癌患者,其中176例行常规根治手术,43例仅行局部治疗,两组的症状、分期、肿瘤位置、肿瘤大小、浸润深度、病理类型及分级等资料均相似,结果5年和10年的生存率在局部治疗组为分别为92%和88%,在常规手术组分别为92%和90%,但在复发率在局部治疗组明显增高,10年复发率在局部治疗组为45%,而在常规手术组仅为13%,肿瘤的复发与肿瘤>2cm,浸润深度≥3mm有关,盆腔淋巴结转移率为12%,因此建议对于想保留生育力的患者,治疗方式以广泛性局部切除、腹膜外淋巴结切除及术后腔内放疗为宜。在对Ⅱ期76例患者的研究中显示,5年生存率为83%,10年生存率为65%,其中22例仅接受了手术治疗(13例为根治性子宫及阴道切除,9例接受去脏术),38例仅接受放疗,12例接受手术+放疗,4例接受其他治疗,结果5年生存率仅放疗组为87%,仅手术组为80%,手术+放疗组为85%,因此建议对于Ⅱ期阴道透明细胞癌患者的最佳治疗应

为全盆外照＋腔内放疗，但不排出对于肿瘤小、可切除的穹隆病灶进行手术治疗，以保留卵巢及阴道功能。晚期患者主要行放疗，对于最后确定行放疗的晚期患者去脏术应被限制，也可行去脏术或氟尿嘧啶、长春新碱为主的同步放化疗。

②黑色素瘤：阴道黑色素瘤因发病率低，治疗经验极少。由于黑色素瘤容易远处转移并且缺乏对其癌前病变的认识，一旦确诊治疗相当棘手。黑色素瘤对放疗不敏感，所以手术几乎成了治疗的首选，但效果不确定，尽管有报道根治性手术后的 2 年生存率可达 75％，但 5 年生存率仅为 5％～30％，即便行超大的根治手术可能改善近期生存率，但长期的生存率仍没有提高。有报道认为肿瘤大小与黑色素瘤的预后相关，中位生存时间在肿瘤＜3cm 的患者中为 41 个月，而在≥3cm 的患者中为 21 个月，但长期生存率无统计学意义，也有报道黑色素瘤可能对放疗有反应，放疗剂量在 50～75Gy，但放疗反应率仅为 23.4％～24.2％，Petru 等报道了 14 例患者有 3 例获得长期生存，均为放疗或局部切除后辅助放疗，其中肿瘤≤3cm 的患者 5 年生存率为 43％，肿瘤＞3cm 的患者 5 年生存率为 0％，因此学者认为，放疗对肿瘤≤3cm 的患者有效，同时放疗也能协同手术使手术范围缩小。化疗及免疫治疗对黑色素瘤的作用极其有限，但对于有远处转移者仍可应用。

③肉瘤：阴道肉瘤发病率也不高，约占阴道原发肿瘤的 3％，但常常一发现即为晚期，细胞病理分级明显影响预后，大多数阴道平滑肌肉瘤起源于阴道后壁，根治性手术切除，如后盆腔去脏术可能有治愈机会。成年人的阴道肉瘤对化疗反应不好，去脏术可能有长期生存概率。在阴道肉瘤的报道中，最大的病例报道仅为 17 例，包括 10 例平滑肌肉瘤、4 例恶性中胚叶混合瘤、3 例其他肉瘤，其中 35％接受过先前放疗，17 例均对化疗耐药，结果仅有的 3 例生存者均为接受去脏术治疗者，5 年生存率在平滑肌肉瘤者为 36％，在恶性中胚叶混合瘤者为 17％。有报道术后补充放疗可降低局部复发率，但不改变生存率，而化疗可能对全身转移有益，借鉴子宫肉瘤的治疗方案，异环磷酰胺、顺铂、紫杉醇可以应用，多柔比星仍是平滑肌肉瘤化疗的首选。阴道胚胎横纹肌肉瘤常见于儿童，由于发病罕见，没有成熟的可推荐的治疗方案，但倾向于儿童发病应采用多手段联合治疗，行局部切除＋化疗±放疗以尽量避免去脏术的应用，保证患儿的生活质量。化疗可选用 VAC（长春新碱、更生霉素、环磷酰胺）方案或 VAD（长春新碱、多柔比星、达卡巴嗪）方案，根治性手术尽量慎用，除非持续或复发病例。

3.鳞癌治疗失败的因素

尽管有精心设计的放疗方案，仍有 85％的患者可出现局部复发，且大部分局限于盆腔和阴道。局部区域复发Ⅰ期为 10％～20％，Ⅱ期 30％～40％，Ⅲ～Ⅳ期的复发或持续存在率为 50％～70％，单独的远处复发或与局部复发相关的远处复发在局部晚期患者中为 25％～40％。复发的中位时间为 6～12 个月。一旦复发预后极差，虽经挽救治疗但很少有长期生存者。

Stanford 等显示较早的肿瘤期别和较高的放疗剂量对生存率有益，接受≤75Gy 的 16 人中有 9 人复发，＞75Gy 的 22 人中只有 3 人复发，但较大样本量的研究中没有发现放疗剂量与复发率之间存在相关性，可能与较大的肿瘤接受了较高剂量的外照和近距离放疗有关。M. D. Anderson 癌症中心也没有发现低于或高于 75Gy 的剂量和局部控制的改善或特定疾病生存率有关，有统计学意义的因素只有疾病分期和肿瘤体积。Perez 等在Ⅱa 期到Ⅳ期患者中，联合应用外照和近距离放疗比单用近距离放疗有较好的肿瘤控制率,而在Ⅰ期肿瘤中没有发现放疗方式和盆腔局部复发率之间的相关性,他们建议为了达到较好的肿瘤和盆腔控制率,治疗剂量必须达到原发灶处 70～75Gy,平均宫旁剂量 55～65Gy。此外,累及中、上段阴道的 100 个原发性阴道癌患者均没有接受选择性的腹股沟处放疗,没有人出现腹股沟股淋巴结转移,相反,累及下 1/3 阴道的 29 人中 3 人出现,累及整个阴道的 20 人中 1 人出现,其中可触及腹股沟淋巴结的用了约 60Gy 的放射治疗,仅有一人出现一个淋巴结复发,因此建议选择性腹股沟淋巴结区放疗仅被推荐在肿瘤累及阴道下 1/3 时应用。相似的报道 Stock 等也已发现。Lee 等通过对 65 例用放疗治疗的阴道癌患者的研究,证实总的治疗时间是预示盆腔肿瘤控制的最有意义的因素。包括外照和近距离照射,放疗时间如在 9 周内完成,盆腔肿瘤控制率是 97%,如果超过 9 周仅为 57%(P<0.01),Perez 等尽管没有发现延长治疗时间对盆腔肿瘤控制的影响,但仍倡导治疗应在 7～9 周内完成。

4.并发症及其治疗

由于阴道的解剖位置紧邻直肠和泌尿道下段,手术或放疗后并发症出现的风险极大。虽然在许多回顾性研究中提到了这些并发症,但有代表性的预防或处理意见几乎没有。虽然生存率是判断预后的重要指标,但不顾并发症和生活质量的高生存率也不值得推崇。由于对标准放疗常见的急性或迟发并发症认识的提高,改善了妇科恶性肿瘤患者的生存状况,特别是阴道癌患者。高剂量率放疗的快速反应使阴道上皮丢失明显,特别是靠近放疗源的部分,临床上,急性反应包括水肿、红斑、潮湿、脱皮、混合性黏膜炎、糜烂及感染等,反应程度和持续时间依赖于患者的年龄、性激素状况、肿瘤大小、分期、放疗剂量和个人卫生等,这些通常在放疗结束后 2～3 个月消退,重症者可有进行性脉管损害、继发性溃疡和黏膜坏死,这种情况可能要 8 个月左右才能治愈。

同步放化疗增强了黏膜急性反应,对迟发反应的作用不明显,主要为剂量累及性骨髓抑制。随着时间的推移,许多患者出现一定程度的阴道萎缩、纤维化、狭窄、弹性丧失和阴道干燥,导致性交困难,重症者局部溃疡形成的坏死能促进瘘管形成导致直肠阴道瘘、膀胱阴道瘘、尿道阴道瘘。对于在阴道癌治疗中整个阴道的放疗耐受限制剂量仍不明确,Hintz 等对 16 例患者的研究显示,阴道前壁上段黏膜表面可接受的最大剂量为 140Gy,没有严重并发症或上阴道段坏死发生,而 1 例患者接受了 150Gy 后发生膀胱阴道瘘,因此他们推荐对于阴道上段前壁黏膜而言,最大耐受量为 150Gy(外照和近距离照射的总量),剂量率应<0.8Gy/h,推荐阴道下段剂量应不超过 98Gy。阴道后壁比前壁或侧壁更易受到放疗的损伤,阴道后壁剂量应<80Gy,以减少阴道直肠瘘的风险性。Rubin 等认为阴道黏膜发生溃疡的最高耐受量约为 90Gy,超过 100gy 即有瘘形成的可能性。华盛顿大学的一项研究显示,传统的低剂量率阴道黏膜接受 150Gy 的放疗,发生 2 级或以上并发症的概率为 15%～20%,合并严重并发症的为 8%～10%,严重并发症必须手术纠正或住院治疗。出现并发症的危险因素包括:先前有盆腔手术史、盆腔炎性疾病、免疫抑制体质、胶原血管疾病、低体重、患者年龄大、明确的吸烟史、有内科合并发症(糖尿病、高血压、心血管疾病)等。

Perez 等报道了 2～3 级并发症在 0 期和Ⅰ期患者中约为 5%,Ⅱ期约为 15%。Ⅲ和Ⅳ期中没有出现并发症,可能是因为患者生存时间太短以至于不足以显示治疗的并发症。最主要的并发症为直肠炎、直肠阴道瘘、膀胱阴道瘘。最小的并发症为阴道纤维化和小面积黏膜坏死，约10%的患者出现。Lee等认为原发病灶的总剂量是预示严重并发症的最重要因素。Rubin等报道的放疗后并发症发生率为23%，包括13%的瘘形成、10%的膀胱炎或直肠炎。虽然有2例患者是在联合治疗后出现瘘，但研究者并不认为联合治疗并发症的发生率高于单纯放疗。

Frank等报道了193例放疗治疗者（有或无化疗），5年和10年累计主要并发症率（>2级）为10%和17%，他们发现FIGO分期和吸烟史是两个与随后发生并发症密切相关的因素，化疗似乎与并发症发生率不相关，有趣的是有主要并发症的73%的患者病灶均累及阴道后壁。对于急性阴道炎的治疗包括每日用过氧化物稀释液冲洗阴道等，可持续2~3个月直至黏膜反应消失，以后患者每周阴道冲洗1~2次持续数月，保持阴道冲洗是使患者保持阴道健康和性功能的重要方法。

5.补救治疗

对于复发性阴道肿瘤的理想治疗仍不明确。对于下段阴道的复发癌，临床处理十分尴尬。复发时再治疗要考虑的因素包括先前的治疗方法、目前疾病的扩展程度、复发部位、复发的范围、无瘤间歇期、是否有远处转移、患者年龄、体力状态以及医疗条件等。远处转移预示着不良结局，虽然化疗可能出现客观反应并且在短期生存方面有所改善，但对于长期生存、减轻症状和生活质量方面的作用仍然有限。

对只有局部复发而无远处转移的患者仍有治愈的希望，因此明确病变范围是重要的。准备补救治疗时要先通过活检来确定局部复发，如有可能，宫旁复发也用病理来证实，也可通过三联征来诊断，即：坐骨神经痛、下肢水肿、肾积水。通过体检和影像学也可提示是否有局部或远处复发，PET对复发的判断较CT及MRI更准确些，但也有假阳性和假阴性的报道。总之，对于先前行手术治疗，没有接受放疗的患者，出现孤立的盆腔或局部复发时可用外照来治疗，并且常合并近距离照射，同时行顺铂为基础的同步化疗；对于在主要或辅助放疗后的中央型复发的患者只能行根治性手术，通常行去脏术，或者对于一些病灶较小的患者，用组织内埋植剂再放疗或三维外照；化疗的反应率较低，且对生存率的影响有限，放疗后的中央性盆腔复发灶对化疗的反应率小于远处转移病灶的反应率，可能与放疗后使局部组织纤维化有关，而且先前高剂量的放疗常常损伤骨髓，使得化疗的应用受限。对肿瘤相对有效的化疗药物有异磷酰胺和多柔比星等，在一些化疗敏感的患者中化疗可能获得病情缓解。

（1）手术治疗：尽管对于准备行挽救性手术的患者事先均经过彻底的临床评估，但仍有部分患者在剖腹探查过程中发现病变已晚期而无法手术。盆腔去脏术可导致长期的功能障碍、心理改变及生活质量下降，因此医患双方均应有充分的心理准备才可应用。对于复发性阴道肿瘤在根治性盆腔手术后阴道和会阴的重建有两个目的：①恢复或创造外阴阴道功能；②通过用良好血供的健康组织替代盆腔缺失组织以减少术后并发症。

（2）放射治疗：对于先前未接受过放疗的患者应给予全盆腔外照，如可行，加用近距离放疗，通常整个盆腔受量为40~50Gy。对于阴道下1/3段或外阴复发的患者，放疗应包括腹股沟股淋巴结区域。在阴道的肉眼肿瘤处、阴道旁组织和宫旁应接受额外放疗剂量，可用组织间插植放疗，使肿瘤处剂量达到75~80Gy。用放化疗联合治疗复发患者的作用机制仍不明确，由于阴道癌复发病例罕见且表现不一,无法提供大样本研究,但从局部晚期宫颈和外阴鳞癌的资料中类推,对于盆腔孤立复发患者,联合治疗模式在局部控制和生存率方面可能有帮助。对先前曾有放疗史的患者,再次放疗需特别小心,但对于病灶体积小,有手术禁忌或拒绝行去脏术的患者,再次放疗仍应被适当考虑。

对于复发患者的放疗更强调个性化,患者的选择要合适,肿瘤的定位要准确,放疗医师的经验要丰富,应用的技术要多样。尽量做到精确放疗,利用三维技术制定治疗计划是有利的,医师还可通过超分割方案以降低延迟毒性的发生率。在一些复发灶小、边界清晰的外阴阴道或盆腔复发患者中,可以应用组织间插植技术再次放疗,局部控制率仍可达50%～75%,3级或更高的并发症率为7%～15%。在年老或糖尿病患者先前用过足量放疗治疗的患者中,若阴道复发的肿瘤小,可用永久性放疗粒子植入治疗,可能得到长久的肿瘤控制。其他可能的治疗选择包括手术和术中放,剖腹或腹腔镜下高剂量率导管的置入放疗等。

术中放疗后的再次局部复发和远处转移率分别为20%～60%、20%～58%,3年和5年的生存率很差,为8%～25%,3级或更高的毒性在约35%的患者中出现。Hockel等报道了联合手术和放疗来治疗浸润盆腔侧壁复发的妇科恶性肿瘤患者,同时行带蒂血管组织阴道移植,以保护盆腔中空器官,减少放疗迟发反应,去脏术中盆腔器官被重建,术后用高剂量近距离放疗肿瘤床10～14天。结果用此技术治疗的48例患者中,5年时总的严重并发症率为33%,生存率为44%,完全的局部控制率在最初20人中为60%,最后的28人中为85%。

立体放疗技术(SBRT),是一种新的采用直线加速器的高剂量分割的体外立体靶向放疗技术,其治疗原理似伽马刀,能对病灶精确定位、准确照射。依靠良好的靶向定位和患者的制动,使得肿瘤的受量高而周围正常组织的受量极小,大大减少了治疗的并发症。这种技术无创、无痛、快速、不用住院,应用得当将不影响患者的生活质量。因此可用于复发性阴道癌的治疗。

6.姑息治疗

(1)放疗:目前对于Ⅳb期患者没有治疗选择,这些患者遭受严重盆腔疼痛或阴道出血的困扰,处理阴道出血如果阴道条件允许可采用腔内近距离放疗,常可较好地控制症状,对于先前接受过放疗的患者来说,腔内剂量设定为A点35～40Gy。在有选择的晚期妇科肿瘤患者中,用短疗程高剂量分割的外照方案,单次剂量为10Gy,持续3次,疗程间隔4～6周,联合米索硝唑(RTOG临床试验79-05)可取得显著缓解,完成3个疗程后患者的总反应率为41%,但有45%的患者出现难以承受的3～4级迟发性胃肠道毒性反应。Spanos等报道一项Ⅱ期临床研究(RTOG85-02)采用每日分割剂量的外照方案治疗复发或转移患者,具体方案为:每次3.7Gy,2次/天,连续2天,间隔3～6周为1个疗程,总共应用3个疗程,总照射剂量44.4Gy,结果完全反应率10.5%(15例),部分反应率22.5%(32例),在完成了3个疗程放疗的59%的患者中总反应率为45%,27例生存超过1年,晚期并发症明显减少,12个月内仅有5%。在随后的Ⅲ期试验中,136个患者在分割剂量放疗中被随机分成间隔2周组和间隔4周组,结果发现缩短放疗疗程间隔并没有导致肿瘤反应率明显改善(34% VS 26%),在2周间隔组中较多的患者完成了3个疗程的治疗,与没完成3个疗程的患者相比有较高的总反应率(42% VS 5%)和较高的完全反应率(17% VS 1%),对于肿瘤的退缩和症状缓解取得了有意义的结果,但间隔缩短的患者有急性毒性反应增加的趋势,迟发毒性反应在两组中无明显不同。

(2)化疗:化疗治疗转移性、复发性阴道鳞癌的报道不多,且无大样本的对照研究,有限的资料也多来自晚期、复发宫颈鳞癌的治疗报道,目前化疗,多为同步放化疗常用于不能切除的局部晚期的阴道癌病例中,有效的化疗药物有限,Evans 等报道了 7 个阴道癌患者用氟尿嘧啶[1000mg/(m² · d),第 1~4 天]和丝裂霉素(10mg/m²,第 1 天)治疗,结合 20~65Gy 的局部放疗,结果 7 例均有反应,中位随访时间 28 个月时 66%的患者存活。复发及远处转移的治疗局限在一些Ⅱ期临床试验中,通常在宫颈鳞癌中有效的方案在阴道鳞癌中也有效。Thigpen 在 26 例大部分先前接受过手术和放疗的晚期或复发阴道癌患者中应用顺铂(50mg/m²,3 周 1 次)治疗,结果在 22 个可评估患者(鳞癌 16 例,腺鳞癌 2 例,透明细胞癌 1 例,平滑肌肉瘤 1 例,不明确 2 例)中,1 例鳞癌患者出现完全反应(6.2%)。Muss 等报道了用盐酸米托蒽醌(12mg/m²,3 周 1 次)治疗 19 例患者,结果均无反应,中位生存时间为 2.7 个月。学者报道了 3 例晚期阴道鳞癌患者接受甲氨蝶呤、长春新碱、多柔比星和顺铂的治疗,结果 3 例均在短期内完全反应。尽管报道的反应率较低,但仍建议对阴道癌患者的化疗或同步放化疗的药物选择应包括顺铂。

第三节　子宫颈上皮内病变

一、概述

子宫颈上皮内病变(CIN)是与子宫颈浸润癌密切相关的一组子宫颈病变,常发生于 25~35 岁妇女。大部分低级别 CIN 可自然消退,但高级别 CIN 具有癌变潜能,可能发展为浸润癌,被视为癌前病变。CIN 反映了子宫颈癌发生发展的连续过程。通过筛查发现 CIN,及时治疗高级别病变,是预防子宫颈癌行之有效的措施。

二、病因

20 多年以来的研究表明,HPV 感染是 CIN 发生、发展中最重要的危险因素。流行病学调查发现,CIN 与性生活紊乱、吸烟密切相关。其他的危险因素包括性生活过早(<16 岁)、性传播疾病、经济状况低下和免疫抑制等。

1.HPV 感染

90%以上 CIN 有 HPV 感染。早期 HPV 感染时,病变的宫颈上皮变成典型的挖空细胞。在这些细胞中可见大量的 HPV-DNA 和病毒壳抗原。

HPV 不适应在未成熟的细胞中生长,随着 CIN 病变严重,HPV 复制减少,病毒壳抗原消失。但具有转录活性的 HPV-DNA 片段可整合到宿主 DNA 中,产生 E6、E7 癌蛋白。癌蛋白可与宿主细胞的细胞周期调节蛋白 P53、RB 等相结合,导致细胞周期控制失常,发生恶性转化。HPV 感染多不能持久,常自然被抑制或消失。许多 HPV 感染妇女并无临床症状。临床上可见许多 CIN(轻度宫颈鳞状上皮内瘤变)自然消退。当 HPV 感染持久存在时,在一些其他因素(如吸烟、使用避孕药、性传播疾病等)作用下,可诱发 CIN。

目前已知 HPV-6、11、42、43、44 属低危型,一般不诱发癌变;而 HPV-16、18、31、33、35、39、45、51、52、56、58 属高危型,高危型 HPV 亚型产生两种癌蛋白-E6 和 E7 蛋白。

CIN Ⅰ:主要与 HPV-6、11、31、35 有关,常为多亚型 HPV 的混合感染,病变由多克隆细胞增生而成,病灶常局限在宫颈阴道部。若为高危型 HPV 感染,则病变由单克隆细胞增生所致。

CIN Ⅱ和 CIN Ⅲ 主要与 HPV-16、18、33 及 58 有关。常为单一亚型 HPV 感染,病变由单克隆细胞增生而成,可扩展至宫颈管内。

2.宫颈组织学的特殊性

宫颈上皮是由宫颈阴道部鳞状上皮和宫颈管柱状上皮组成的。宫颈组织学的特殊性是宫颈上皮内瘤样病变的病理学基础。

(1)宫颈阴道部鳞状上皮:由深至浅可分为三个带,即基底带、中间带及浅表带。基底带由基底细胞和旁基底细胞组成。基底细胞和旁基底细胞含有表皮生长因子受体、雌激素受体及孕激素受体。基底细胞为储备细胞,无明显细胞增殖表现,在某些因素刺激下可以增生成不典型鳞状细胞,或分化为成熟鳞状细胞,但不向柱状细胞分化。旁基底细胞为增生活跃的细胞,偶见核分裂象。中间带与浅表带为完全不增生的分化细胞,细胞渐趋死亡。

(2)宫颈管柱状上皮:柱状上皮为分化良好细胞,而柱状上皮下细胞为储备细胞,具有分化或增生能力,通常在病理切片中见不到。对柱状上皮下储备细胞的起源有两种不同的看法:①直接来源于柱状细胞;②来源于宫颈鳞状上皮的基底细胞。

(3)移行带及其形成:宫颈鳞状上皮与柱状上皮交接部称为鳞-柱状交接部或鳞-柱交界。根据其形态发生学变化,鳞-柱状交接部又分为原始鳞-柱状交接部和生理鳞-柱状交接部。

胎儿期,来源于泌尿生殖窦的鳞状上皮向上生长,至宫颈外口与宫颈管柱状上皮相邻,形成原始鳞-柱状交接部。青春期后,在雌激素作用下,宫颈发育增大,宫颈管黏膜组织外翻(假性糜烂),即宫颈管柱状上皮及其下的间质成分到达宫颈阴道部,导致原始鳞-柱状交接部外移。在阴道酸性环境或致病菌的作用下,宫颈阴道部外翻的柱状上皮被鳞状上皮替代,形成新的鳞-柱状交接部,称为生理鳞-柱状交接部。原始鳞-柱状交接部和生理鳞-柱状交接部之间的区域称为移行带。在移行带形成过程中,新生的鳞状上皮覆盖宫颈腺管口或伸入腺管将腺管口堵塞,腺管周围的结缔组织增生或形成瘢痕压迫腺管,使腺管变窄或堵塞,腺体分泌物潴留于腺管内形成囊肿,称为宫颈腺囊肿。宫颈腺囊肿可作为辨认转化区的一个标志。绝经后雌激素水平下降,宫颈萎缩,原始鳞-柱状交接部退回至宫颈内。

在移行带形成过程中,其表面被覆的柱状上皮逐渐被鳞状上皮替代。替代的机制有以下两种方式。

①鳞状上皮化生:当鳞-柱状交接部位于宫颈阴道部时,暴露于阴道的柱状上皮受阴道酸性影响,柱状上皮下未分化储备细胞开始增生,并逐渐转化为鳞状上皮,继之柱状上皮脱落,而被复层鳞状上皮替代,此过程称为鳞状上皮化生。化生的鳞状上皮偶可分化为成熟的角化细胞,但一般均为大小形态一致、形圆而核大的未成熟鳞状细胞,无明显表层、中层、底层之分,也

无核深染、异型或异常分裂象。化生的鳞状上皮既不同于宫颈阴道部的正常鳞状上皮,镜检时能见到两者间的分界线,又不同于不典型增生,因而不应混淆。宫颈管腺上皮也可鳞化而形成鳞化腺体。

②鳞状上皮化:宫颈阴道部鳞状上皮直接长入柱状上皮与其基底膜之间,直至柱状上皮完全脱落而被鳞状上皮替代,称为鳞状上皮化。多见于宫颈糜烂愈合过程中。愈合后的上皮与宫颈阴道部的鳞状上皮无区别。

移行带成熟的化生鳞状上皮对致癌物的刺激相对不敏感。但未成熟的化生鳞状上皮代谢活跃,在一些物质(如 HPV、精子及精液组蛋白等)的刺激下,可发生细胞分化不良,排列紊乱,细胞核异常,有丝分裂增加,形成宫颈上皮内瘤样变。

三、病理学诊断和分级

CIN 分为 3 型,反映了 CIN 发生的连续病理过程。

CIN Ⅰ级:即轻度异型。病变细胞占据上皮下 1/3 层,细胞核增大,核质比例略增大,核染色稍加深,核分裂象少,细胞极性正常。

CIN Ⅱ级:即中度异型。病变细胞占据上皮下 1/3～2/3 层,细胞核明显增大,核质比例增大,核深染,核分裂象较多,细胞数量明显增多,细胞极性尚存。

CIN Ⅲ级:包括重度异型和原位癌。病变细胞占据上皮下 2/3 层以上或全部上皮层,细胞核异常增大,核质比例显著增大,核形不规则,染色较深,核分裂象多,细胞拥挤,排列紊乱,无极性。

四、临床表现

无特殊症状。偶有阴道排液增多,伴或不伴臭味。也可在性生活或妇科检查后发生接触性出血。检查子宫颈可光滑,或仅见局部红斑、白色上皮,或子宫颈糜烂样表现,未见明显病灶。

五、诊断

1.子宫颈细胞学检查

子宫颈细胞学检查是 CIN 及早期子宫颈癌筛查的基本方法,也是诊断的必需步骤。相对于高危 HPV 监测,细胞学检查特异性高,但敏感性较低。可选用巴氏涂片法或液基细胞涂片法。筛查应在性生活开始 3 年后开始,或 21 岁以后开始,并定期复查。

2.高危型 HPV DNA 检测

HPV DNA 检测相对于细胞学检查,其敏感性较高,特异性较低。可与细胞学检查联合应用于子宫颈癌筛查。也可用于细胞学检查异常的分流,当细胞学检查提示为意义不明的不典型鳞状细胞(ASC-US)时进行高危型 HPV DNA 检测,对阳性者行阴道镜检查,对阴性者 12 个月后再行细胞学检查。也可作为子宫颈癌初筛的办法。但由于年轻妇女的 HPV 感染率较高,且大多为一过性感染,推荐用于 30 岁以后的女性,在子宫颈癌高发或开展细胞学检查有困难的地区也可在 25 岁以后开始使用,对阴性者常规随访,对阳性者再行细胞学等检查进行分流。

3.阴道镜检查

对细胞学检查提示为 ASC-US 且高危 HPV DNA 检测呈阳性,或低度鳞状上皮内病变(LSIL)及以上者,应做阴道镜检查。

4.子宫颈活组织检查

子宫颈活组织检查是确诊子宫颈鳞状上皮内瘤变的最可靠方法。对任何肉眼可见病灶均应做单点或多点活检。若无明显病变,可选择在子宫颈转化区 3、6、9、12 点处做活检或在碘试验不染色区或涂抹醋酸后的醋酸白上皮区取材,或在阴道镜下取材以提高确诊率。若需要了解子宫颈管的病变情况,应行子宫颈管内膜刮取术(ECC)。

六、治疗

(一)宫颈病变的治疗

经阴道镜检查及宫颈活检可能出现几种结果,即未发现病变、低度病变(CIN1)、高度病变(CIN2、3 及以上)。后续处理需结合此前细胞学结果及阴道镜检查综合考虑。

1.CIN1

约 60% 的 CIN1 会自然消退。若细胞学结果≤LSIL,阴道镜检查满意,可保守观察,12 个月后重复联合筛查。若细胞学结果≤LSIL,阴道镜检查不满意,需结合 ECC 结果,若 ECC≤LSIL,可严密随访,12 个月后重复联合筛查;若 ECC>LSIL,推荐宫颈锥切术。若细胞学结果>LSIL,阴道镜满意者,可行冷冻和激光治疗;若阴道镜不满意者,推荐宫颈锥切术。

2.CIN2

CIN2 的界定较为模糊,有一部分 CIN2 事实上只是 CIN1,所以目前对于宫颈活检提示 CIN2 的患者,临床上采取 p16、Ki67 免疫组化进行分流。若两者均为阴性,处理参考 CIN1。若两者其中之一阳性,若阴道镜检查满意,可用物理治疗或宫颈锥切术;若阴道镜不满意,推荐采用宫颈锥切术。

3.CIN3

无论阴道镜检查结果满意或不满意,原则上均应行宫颈锥切术。

(二)不典型腺上皮(AGC)的治疗

宫颈细胞学筛查结果中 AGC 相对少见,临床经验及证据相对缺乏,容易犯错和漏诊。遇到 AGC,推荐阴道镜＋ECC＋HPV＋子宫内膜诊刮进行综合性评价。若经组织学确诊无 CIN2、3 或腺上皮瘤变,可定期复查。复查方法流程为:若单纯细胞学检查,则每 6 个月复查,连续 4 次阴性结果后可返回到常规细胞学筛查。若联合筛查,如 HPV(＋),则每 6 个月复查;若 HPV(－),则每 12 个月复查,HPV(＋)或≥ASC,则行阴道镜,若两项均为(－),回到常规筛查。若在首诊中经组织学确定为有 CIN 而无腺上皮瘤变,处理参照 CIN。若组织学确定为有腺上皮瘤变而无 CIN,特别是细胞学为 AGC 倾向瘤变或 AIS 时,宜行宫颈锥切术。

（三）妊娠期细胞学异常及宫颈病变的治疗

妊娠期间发现细胞学异常，≤LSIL 者可以参考细胞学初筛流程处理，也可推迟至产后处理。＞LSIL 者需转诊阴道镜。需注意的是，妊娠期不能行 ECC 检查。

细胞学≤LSIL、活检为 CIN1 者，无需治疗，推迟至产后 6 周，细胞学＋阴道镜评估。细胞学≥HSIL、活检为 CIN2/3，由有经验的医师排除浸润性癌后，治疗可推迟至产后 6 周，妊娠期间可每 3 个月复查细胞学＋阴道镜。

（四）宫颈锥切

宫颈锥切可以分为冷刀锥切和宫颈电环切除术（LEEP），根据以往的文献及本中心的经验，LEEP 可以达到冷刀锥切的范围和效果，而且手术时间短，出血少，术后宫颈外观恢复更好，因此对于宫颈 HSIL 的治疗，本专科更倾向于采用 LEEP。宫颈锥切需要根据患者病变的程度、转化区是否可见、有无生育要求等综合考虑，拟定最合适的切除宽度与深度。不合适的切除范围有可能会导致切除范围不足而导致二次锥切，或者导致切除范围过大而导致过度治疗，引起宫颈机能不全等并发症，对于有生育要求的患者影响较大。

1.术前检查

血型、血常规、尿常规、大便常规、肝肾功能、血脂生化、乙肝、丙肝、梅毒、HIV、HPV 等。

2.切除的宽度

如果转化区可见，在其外侧 3mm 以上，或碘不着色区外侧 3mm 以上；如果转化区不可见，主要切除宫颈管病变，做"瘦高锥"形状切除。

3.切除长度

治疗性锥切：有生育要求者＜15mm，无生育要求者＜25mm；诊断性锥切＜10mm。

4.出院标准

患者恢复好，阴道流血不多即可出院。

5.出院医嘱

①出院 10 天后电话咨询病理结果；②如需进一步治疗，再次锥切或者切除子宫者，于术后 6 周再次手术；③如不需进一步治疗，于术后 1 个月、3 个月、6 个月进行复诊，术后 6 个月行 LCT 和 HPV 检测。

七、预 防

HPV 疫苗的出现，使宫颈癌成为可以预防的疾病。目前，全球有三种 HPV 疫苗，即二价、四价及九价疫苗。其中二价对 HPV16/18，四价对 HPV6/11/16/18，九价对 HPV6/11/16/18/31/33/45/52/58。目前三种疫苗均已在中国上市。

FDA 和 CDC 建议 11～12 岁男女性均应常规接种 HPV 疫苗，按照各州法律，年龄可做调整，最早可从 9 岁开始。如果 12 岁仍未接种，补种年龄为 13～26 岁。11～12 岁并未开始性生活的人群，在接种后可获得最好的免疫效果。女性既往是否有 CIN、VIN 或生殖道疣病史，不影响接种。接种疫苗后产生的抗体反应，可持续 15 年。在美国，FDA 未批准年龄超过 26

岁的女性接种 HPV 疫苗,但是在中国香港,接种年龄上限可达到 45 岁。九价疫苗在中国内地的接种上限也是 45 岁。

三种疫苗的接种方案均为 3 针方案,具体方案如下:

二价:0,1,6 个月。

四价:0,2,6 个月。

九价:0,2,6 个月。

疫苗接种后常见的不良反应包括疼痛、肌肉紧张、局部水肿、包块、局部皮肤发红、头痛、发热、恶心、头晕、呕吐。部分患者接种时会发生晕厥,因此,可考虑平卧接种,并在注射后留院观察 15 分钟,如果接种后不良反应表现符合超敏反应,后续接种需谨慎或终止。

接种期间可以有性生活,但建议避孕,接种前不需常规检查是否妊娠,但若接种期间发现妊娠,可停止接种,待分娩后再继续完成接种。

最后必须明确的是,接种了 HPV 疫苗的妇女,常规筛查仍必不可少,即使是九价疫苗,预防效果也只有 90%,还有其他高危型以及个别没有 HPV 感染的宫颈癌发生。

第四节　子宫颈癌

子宫颈癌是最常见的妇科恶性肿瘤。高发年龄为 50～55 岁。由于子宫颈癌筛查的普及,得以早期发现和治疗子宫颈癌和癌前病变,其发病率和死亡率明显下降。

一、发病相关因素

SIL 和子宫颈癌与人乳头瘤病毒(HPV)感染、多个性伴侣、吸烟、性生活过早(<16 岁)、性传播疾病、经济状况低下、口服避孕药和免疫抑制等因素相关。

1.HPV 感染

目前已知 HPV 共有 160 多个型别,40 余种与生殖道感染有关,其中 13～15 种与 SIL 和子宫颈癌发病密切相关。已在接近 90% 的 SIL 和 99% 的子宫颈癌组织发现有高危型 HPV 感染,其中约 70% 与 HPV16 和 18 型相关。高危型 HPV 产生病毒癌蛋白,其中 E6 和 E7 分别作用于宿主细胞的抑癌基因 p53 和 Rb 使之失活或降解,继而通过一系列分子事件导致癌变。接种 HPV 预防性疫苗可以实现子宫颈癌的一级预防。

2.性行为及分娩次数

多个性伴侣、初次性生活<16 岁、早年分娩、多产与子宫颈癌发生有关。与有阴茎癌、前列腺癌或其性伴侣曾患子宫颈癌的高危男子性接触的妇女,也易患子宫颈癌。

3.其他

吸烟可增加感染 HPV 效应,屏障避孕法有一定的保护作用。

二、组织发生和发展

SIL 形成后继续发展,突破上皮下基底膜,浸润间质,形成子宫颈浸润癌。

三、病理

1.浸润性鳞状细胞癌

占子宫颈癌的 75%~80%。

(1)巨检:微小浸润性鳞状细胞癌肉眼观察无明显异常,或类似子宫颈柱状上皮异位。随病变发展,可形成 4 种类型。

①外生型:最常见,癌灶向外生长呈乳头状或菜花样,组织脆,触之易出血。常累及阴道。

②内生型:癌灶向子宫颈深部组织浸润,子宫颈表面光滑或仅有柱状上皮异位,子宫颈肥大变硬,呈桶状。常累及宫旁组织。

③溃疡型:上述两型癌组织继续发展合并感染坏死,脱落后形成溃疡或空洞,似火山口状。

④颈管型:癌灶发生于子宫颈管内,常侵入子宫颈管和子宫峡部供血层及转移至盆腔淋巴结。

(2)显微镜检

①微小浸润性鳞状细胞癌:指在 HSIL(CIN3)基础上镜检发现小滴状、锯齿状癌细胞团突破基底膜,浸润间质。诊断标准见临床分期。

②浸润性鳞状细胞癌:指癌灶浸润间质范围超出微小浸润癌,多呈网状或团块状浸润间质。根据癌细胞核的多形性与大小及核分裂程度等可将鳞状细胞癌分为高(Ⅰ级)、中(Ⅱ级)、低分化(Ⅲ级)3 种,这种分级法可能提供了肿瘤对化疗和放疗相关的预后信息,但目前更倾向于分为角化型和非角化型。角化型:大致相当于高分化鳞癌,细胞体积大,有明显角化珠形成,可见细胞间桥,细胞异型性较轻,无核分裂或核分裂罕见。非角化型:大致相当于中分化和低分化鳞癌。细胞体积大或较小,可有单细胞角化但无角化珠,细胞间桥不明显,细胞异型性常明显,核分裂象多见。除上述最常见的两种亚型外还有以下多种亚型:乳头状鳞状细胞癌、基底细胞样鳞状细胞癌、湿疣样癌、疣状癌、鳞状移形细胞癌和淋巴上皮样瘤样癌。

2.腺癌

近年来子宫颈腺癌的发生率有上升趋势,占子宫颈癌的 20%~25%。

(1)巨检:来自子宫颈管内,浸润管壁;或自子宫颈管内向子宫颈外口突出生长;常可侵犯宫旁组织;病灶向子宫颈管内生长时,子宫颈外观可正常,但因子宫颈管膨大,形如桶状。

(2)显微镜检

①普通型宫颈腺癌:最常见的组织学亚型,约占宫颈腺癌的 90%。虽然来源于子宫颈管柱状黏液细胞、偶尔间质内可见黏液池形成,但肿瘤细胞内见不到明确黏液,胞浆双嗜性或嗜酸性。镜下见腺体结构复杂、呈筛状和乳头状,腺上皮细胞增生呈复层,核异型性明显,核分裂象多见。该亚型绝大部分呈高-中分化。

②黏液性腺癌:该亚型的特征是细胞内可见明确黏液,又进一步分为胃型、肠型、印戒细胞样和非特指型。其中,高分化的胃型腺癌,既往称为微偏腺癌(MDA),虽然分化非常好,但几乎是所有宫颈腺癌中预后最差的一种亚型,5年生存率仅为普通宫颈腺癌的一半。

3.其他

少见类型如腺鳞癌、腺样基底细胞癌、绒毛状管状腺癌、内膜样癌等上皮性癌,神经内分泌肿瘤,间叶性肿瘤等。

四、转移途径

主要为直接蔓延和淋巴转移,血行转移极少见。

1.直接蔓延

最常见,癌组织向邻近器官及组织扩散。常向下累及阴道壁,极少向上累及宫腔。向两侧扩散可累及主韧带及子宫颈旁、阴道旁组织直至骨盆壁;癌灶压迫或侵及输尿管时,可引起输尿管阻塞及肾积水。晚期可向前、后蔓延侵及膀胱或直肠。

2.淋巴转移

癌灶侵入淋巴管,形成瘤栓,随淋巴液引流进入局部淋巴结。淋巴转移一级组包括子宫旁、闭孔、髂内、髂外、髂总、骶前淋巴结;二级组包括腹股沟深浅淋巴结、腹主动脉旁淋巴结。

3.血行转移

极少见,晚期可转移至肺、肝或骨骼等。

五、临床分期

采用国际妇产科联盟(FIGO,2018年)的临床分期标准(表3-4-1)。初治患者手术前后的分期可以改变,复发、转移时不再分期。

表 3-4-1 子宫颈癌临床分期(FIGO,2018年)

Ⅰ期	肿瘤局限在子宫颈(扩展至子宫体应被忽略)
ⅠA	镜下浸润癌,浸润深度<5mm[a]
ⅠA$_1$	间质浸润深度<3mm
ⅠA$_2$	间质浸润深度≥3mm,<5mm
ⅠB	肿瘤局限于宫颈,镜下最大浸润深度≥5mm[b]
ⅠB$_1$	癌灶浸润深度≥5mm,最大径线<2cm
ⅠB$_2$	癌灶最大径线≥2cm,<4cm
ⅠB$_3$	癌灶最大径线≥4cm
Ⅱ期	肿瘤超越子宫,但未达阴道下1/3或未达骨盆壁
ⅡA	侵犯上2/3阴道,无宫旁浸润
ⅡA$_1$	癌灶最大径线<4cm

ⅡA₂	癌灶最大径线≥4cm
ⅡB	有宫旁浸润,未达骨盆壁
Ⅲ期	肿瘤累及阴道下 1/3 和(或)扩展到骨盆壁和(或)引起肾盂积水或肾无功能和(或)累及盆腔和(或)主动脉旁淋巴结ᶜ
ⅢA	肿瘤累及阴道下 1/3,没有扩展到骨盆壁
ⅢB	肿瘤扩展到骨盆壁和(或)引起肾盂积水或肾无功能(除非已知由其他原因引起)
ⅢC	不论肿瘤大小和扩散程度,累及盆腔和(或)主动脉旁淋巴结(注明 r 或 p)ᶜ
ⅢC₁	仅累及盆腔淋巴结
ⅢC₂	主动脉旁淋巴结转移
Ⅳ期	肿瘤侵犯膀胱黏膜或直肠黏膜(活检证实)和(或)超出真骨盆(泡状水肿不分为Ⅳ期)
ⅣA	侵犯盆腔邻近器官
ⅣB	远处转移

说明:当有疑问时,应归入较低的分期。

ᵃ所有分期均可用影像学和病理学资料来补充临床发现,评估肿瘤大小和扩散程度,形成最终分期。

ᵇ淋巴脉管间隙浸润不改变分期。浸润宽度不再作为分期标准。

ᶜ对用于诊断ⅢC期的证据,需注明所采用的方法是 r(影像学)还是 p(病理学)。例:若影像学显示盆腔淋巴结转移,分期为ⅢC₁r;若经病理证实,分期为ⅢC₁p。所采用的影像学类型或病理技术需始终注明

六、临床表现

早期子宫颈癌常无明显症状和体征。颈管型患者因子宫颈外观正常易漏诊或误诊。随病变发展,可出现以下表现。

1.症状

(1)阴道流血:常表现为接触性出血,即性生活或妇科检查后阴道流血。也可表现为不规则阴道流血,或经期延长、经量增多。老年患者常为绝经后不规则阴道流血。出血量根据病灶大小、侵及间质内血管情况而不同,若侵蚀大血管可引起大出血。一般外生型癌出血较早,量多;内生型癌出血较晚。

(2)阴道排液:多数患者有白色或血性、稀薄如水样或米泔状、有腥臭味的阴道排液。晚期患者因癌组织坏死伴感染,可有大量米泔样或脓性恶臭白带。

(3)晚期症状:根据癌灶累及范围出现不同的继发性症状,如尿频、尿急、便秘、下肢肿痛等;癌肿压迫或累及输尿管时,可引起输尿管梗阻、肾盂积水及尿毒症;晚期可有贫血、恶病质等全身衰竭症状。

2.体征

微小浸润癌可无明显病灶,子宫颈光滑或糜烂样改变。随病情发展,可出现不同体征。外生型子宫颈癌可见息肉状、菜花状赘生物,常伴感染,质脆易出血;内生型表现为子宫颈肥大、质硬,子宫颈管膨大;晚期癌组织坏死脱落,形成溃疡或空洞伴恶臭。阴道壁受累时,可见赘生

物生长或阴道壁变硬;宫旁组织受累时,双合诊、三合诊检查可扪及子宫颈旁组织增厚、结节状、质硬或形成冰冻状骨盆。

七、诊断

早期病例的诊断应采用子宫颈细胞学检查和(或)高危型 HPV-DNA 检测、阴道镜检查、子宫颈活组织检查的"三阶梯"程序,确诊依据为组织学诊断。

子宫颈有明显病灶者,可直接在癌灶取材。子宫颈锥切术适用于子宫颈细胞学检查多次阳性而子宫颈活检阴性者,或子宫颈活检为 CIN Ⅱ和 CIN Ⅲ需确诊者,或可疑微小浸润癌需了解病灶的浸润深度和宽度等情况。可采用冷刀切除、环形电切除(LEEP),切除组织应做连续病理切片(24～36 张)检查。

确诊后根据具体情况选择胸部 X 线摄片、静脉肾盂造影、膀胱镜检查、直肠镜检查、B 型超声检查及 CT、MRI、PET-CT 等影像学检查。

八、鉴别诊断

主要依据子宫颈活组织病理检查,与有临床类似症状或体征的各种子宫颈病变鉴别。包括:①子宫颈良性病变:子宫颈柱状上皮异位、子宫颈息肉、子宫颈子宫内膜异位症和子宫颈结核性溃疡等;②子宫颈良性肿瘤:子宫颈黏膜下肌瘤、子宫颈管肌瘤、子宫颈乳头瘤等;③子宫颈恶性肿瘤:原发性恶性黑色素瘤、肉瘤及淋巴瘤、转移性癌等。

九、治疗

(一)各期子宫颈癌的治疗原则

1.原位癌

该类型基本无淋巴累及的危险,通常通过局部治疗如锥切或简单的子宫切除术即可,如果患者要求保留生育功能,倾向于应用更保守的方法,但保守治疗后残余高危 HPV 感染、HPV 病毒负荷高、切缘阳性、年龄偏大者复发率也高,如患者无生育要求可行子宫全切术。保留子宫的不良反应包括宫颈弹性下降、早产及不孕可能。锥切后如有 CIN Ⅲ残留、颈管内切缘为 CIN 及颈管内诊刮仍阳性,则易于发展为浸润癌。锥切后颈管内诊刮阳性是预测疾病持续的最重要的相关因素,患者锥切后如颈管内诊刮阳性或原位癌锥切标本颈管内切缘阳性,应该在子宫切除术前重复锥切以免导致浸润性宫颈癌的不合适治疗。

原位腺癌的处理存在争议,有应用锥切治疗原位腺癌和ⅠA₁期宫颈腺癌 2 年以上无复发的报道,但锥切手术的成功需要建立在切缘阴性和无脉管浸润的基础上。Wolf 等报道 55 名妇女应用锥切治疗,80% 的患者随后进行了子宫切除术,其中 33%(7/21)的锥切标本切缘阴性者在全子宫切除标本上仍有残余病变,甚至 3 名为浸润性宫颈腺癌;53%(10/19)锥切后有阳性切缘的患者在子宫切除标本中有残余病变,5 例为浸润性腺癌,因此有学者强调锥切后应行颈管内诊刮,对检测病灶残留的阳性预测值接近 100%。就锥切后切缘状态的重要作用,原位腺癌患者更推荐行冷刀锥切。原则上原位或微浸润腺癌不推荐锥切的基本原因在于腺癌多位于宫颈管内,锥切常常难以切净。

2. Ⅰ A 期癌(微浸润癌)

微浸润的定义为突破基底膜但有很少或无淋巴管累及或扩散的危险。Ⅰ A_1 期报道有 0.8％的淋巴结转移率,且随着间质浸润深度增加淋巴结转移率也有所增加。Ⅰ A 期宫颈癌治疗后复发率很低,故对于宫颈微小浸润的鳞癌如需保留生育力者可以采用保守性手术治疗,但如锥切后存在复发因素,如颈管内诊刮阳性或切缘阳性,则应行子宫切除术。Ⅰ A_1 期通常用锥切或子宫切除术治疗,控制率接近 100％。有脉管浸润者较无脉管浸润者肿瘤复发率高 (9.7％ VS 3.2％),也是盆腔淋巴结转移的重要因素。有脉管浸润者,应采用改良根治性子宫切除+盆腔淋巴结切除。Ⅰ A_2 期的处理更有争议,但锥切是绝对不推荐作为Ⅰ A_2 期的治疗方式。Ⅰ A_2 期患者若脉管浸润阳性,采用保守治疗不合适,因为平均淋巴结转移率可达5％～ 13％,脉管浸润并且范围广泛则预后更差。2010 年 NCCN 推荐的Ⅰ A_2 期宫颈鳞状细胞癌治疗方案是改良的(Ⅱ型)根治性子宫切除术和盆腔淋巴结清扫±腹主动脉旁淋巴结的取样, 同样也可选择根治性放疗(A 点:75～80Gy),对于要求保留生育功能者也可行根治性宫颈切除术+盆腔淋巴结清扫术±腹主动脉旁淋巴结的取样。但有学者认为,单纯的或改良的根治性子宫切除术对于Ⅰ A_2 期无脉管浸润的患者已足够,也有学者认为,单纯子宫切除术+盆腔淋巴结切除术对Ⅰ A_2 期也适合。对于Ⅰ A_2 期患者最值得推荐的还是改良的根治性子宫切除术+盆腔淋巴结清扫术。对于不能手术的患者,可应用腔内放疗,有研究报道 34 名Ⅰ A 期患者,13 例仅接受腔内放疗,其余 21 例加用盆腔放疗,只有 1 例Ⅰ A 期复发,总体并发症率约 6％。对于肿瘤最大径线＞2cm 的Ⅰ A_1 ～Ⅰ B 期患者行腹腔镜根治性子宫切除与腹式根治性子宫切除比较,二者均有很好的生存率,但腹腔镜手术对较大病灶者复发率更高。

3. Ⅰ B_1 ～Ⅱ A_1 期癌(非巨块型)

Ⅰ B_1 期和Ⅱ A_1 期无过度阴道累及的患者,2010 年 NCCN 作为 1 类推荐的是行根治性子宫切除+盆腔淋巴结切除±腹主动脉旁淋巴结的取样;也可直接行盆腔放疗+腔内近距离放疗(A 点:80～85Gy,B 点 50～55Gy);或对于要求保留生育功能者行根治性宫颈切除术+盆腔淋巴结清扫术+腹主动脉旁淋巴结的取样,术后根据手术情况酌情行放化疗。此期就治疗结果来说,根治性手术和全量放疗的结果相似,至于选择哪种治疗方式可根据所在医疗单位的情况、肿瘤专家的特长、患者的整体情况及肿瘤的特点而定。年轻妇女倾向于手术治疗,因为手术可以保留卵巢功能、阴道弹性及性功能,术中可将卵巢移位,避开日后可能补充放射时的射线损伤,从而预防放疗性卵巢衰竭。卵巢功能的保留与卵巢接受的辐射剂量有关。根治性子宫切除术可以经腹、经阴道或腹腔镜、机器人辅助下进行。卵巢的转移率非常低,约为 0.9％,故附件切除不是根治性子宫切除术的内容,应根据患者的年龄或其他因素具体考虑。 手术最常采用的类型为Ⅱ型和Ⅲ型术式。Ⅱ型手术时间短,失血和输血率低,术后并发症和Ⅲ型相似,长期并发症Ⅱ型少于Ⅲ型。腹腔镜下根治性子宫切除术伴或不伴盆腔淋巴结切除与常规根治性子宫切除术比较具有住院时间短的优点,手术时间、并发症、获得的淋巴结数量相似,但常规标准手术的复发率低。根治性手术会缩短阴道长度,但放疗除缩短阴道长度外, 还缩小阴道宽度及润滑度,这些症状均可通过激素替代和阴道扩张等方法得以减轻。

4. Ⅰ B$_2$～Ⅱ A$_2$ 期癌（巨块型）

此期巨块型颈管内肿瘤和所谓的桶状宫颈肿瘤有更高的中央型复发、盆腔和腹主动脉旁淋巴结转移及远处扩散率。2010 年 NCCN 作为 1 类推荐的治疗为盆腔放疗＋含顺铂的同步放化疗＋腔内近距离放疗（A 点：≥85Gy）；根治性子宫切除＋盆腔淋巴结切除＋腹主动脉旁淋巴结的取样被作为 2B 类推荐；而盆腔放疗＋含顺铂的同步放化疗＋腔内近距离放疗（A 点：75～80Gy）＋辅助性子宫切除术为 3 类推荐。GOG 对宫颈直径≥4cm 的 256 名患者进行了一项随机试验，分别应用全量放疗（体外照射＋腔内照射）与术前放疗＋近距离放疗＋放疗后辅助性子宫切除术（AHPRT）进行治疗，结果 3 年无瘤生存率和总体生存率分别为 79％和 83％，进展发生率放疗组为 46％，联合手术组为 37％，但长期随访结果显示，联合手术组与放疗组相比并不能提高生存率，毒性反应两组相似。对被切除的子宫标本进行病理学评估显示 48％无肿瘤残留，40％有显微镜下肿瘤残留，12％有肉眼肿瘤残留，与无肿瘤患者比较，死亡率高出 7 倍。实施 AHPRT 的主要动机是减少盆腔复发率，但其使用仍存有争议，因为整体生存率不受影响。进行 AHPRT 可能的受益者是颈管内有＞4cm 的大块病灶；宫颈管受肿瘤压迫解剖位置不清使腔内放疗置管困难、限制了近距离放疗；放疗后病灶持续存在的患者。除此之外，对处于此期的肿瘤患者，常规处理仍倾向于直接放化疗。

5. Ⅱ B～Ⅳ A 期癌（局部晚期癌）

大多数Ⅱ B～Ⅳ A 期患者直接应用根治性的放化疗，Ⅰ B 期患者单用放疗的 5 年生存率为 60％～65％，盆腔控制失败率为 18％～39％。多个随机临床试验及 2010 年 NCCN 指南均推荐同步放化疗，包括盆腔外照射和腔内近距离放疗联合同步化疗是Ⅱ B～Ⅳ A 期宫颈癌标准的初始治疗。常用的化疗药物包括顺铂、氟尿嘧啶、丝裂霉素、卡铂、紫杉醇和表柔比星。同步化疗方案为：顺铂 40mg/m^2，外照射期间每周 1 次；或氟尿嘧啶＋顺铂每 3～4 周 1 次。所有入选 GOG85 试验的Ⅱ B～Ⅳ A 期肿瘤患者，中位随访期 8.7 年，铂类为基础的化疗联合放疗的生存率达 55％。对肿瘤没有浸润到盆壁的Ⅳ A 期患者，特别是合并有膀胱阴道瘘或直肠阴道瘘者，初始治疗可选盆腔脏器廓清术，体外照射可采用四野照射或盆腔前后野照射，盆腔前后野照射为先给予全盆照射 DT 25～30Gy，以后中间挡铅 4cm×（8～10）cm 照射 DT 15～20Gy。腔内照射 A 点 DT 35～40Gy（高剂量率）。总照射的推荐剂量为 A 点 85～90Gy，B 点 55～60Gy。髂总或主动脉旁淋巴结阳性者，应考虑扩大野放疗。特别要单独提出的是对Ⅱ B 期宫颈癌的处理，因宫颈癌的分期完全依赖于妇瘤医生的手感，早期宫旁浸润的判断难免带有主观性，故对Ⅱ B 期宫颈癌的处理可有一定的灵活性，即对有些阴道穹不固定、年龄较轻、坚决要求手术者，可以在充分评估后给予手术治疗，必要时可以先期化疗 1～2 次再行手术。我们在临床工作中发现，术前诊断为可疑Ⅱ B 期的患者，术后病理评价时无一例主、骶韧带出现转移的，说明Ⅱ B 期宫颈癌的临床诊断常可能比真实分期偏重，但对估计手术后很可能存在需补充放疗因素的（局部肿瘤极大、深层浸润、脉管阳性等）仍以不手术为佳。

（二）手术治疗

1. 手术治疗原则

手术仅限早期病例，Ⅰ B$_1$～Ⅱ A$_1$ 期（≤4cm），但近年来由于宫颈癌的年轻化、腺癌比例的增加及提高治疗后生活质量的要求,也有建议可以对中青年局部晚期、大癌灶($ I B_2 \sim II B$,>4cm)患者给予新辅助化疗(NACT)后手术治疗。新辅助化疗是指对宫颈癌患者先行数个疗程化疗后再行手术或放疗,以增加手术满意率,提高疗效,但这种治疗方式仍存在争议。$ I B_2 \sim II B$期宫颈癌患者在新辅助化疗缩小病灶后手术可以保留卵巢和阴道功能,对于阴道切除>3cm时可酌情做阴道延长术。目前主要有两种方法延长阴道,即腹膜返折阴道延长术和乙状结肠阴道延长术,其术式主要来自先天性无阴道治疗中以腹膜代阴道成形术的一些成功经验,前者较简单,后者复杂但效果较好。由于宫颈腺癌对放疗不敏感,因此只要患者能耐受手术且估计病灶尚能切除者,无论期别如何,均应尽量争取手术。

2.手术范围

宫颈癌的临床分期是以宫颈原发癌灶对宫旁主、骶韧带和阴道的侵犯而确定的,因此,宫颈癌广泛手术是以切除对宫旁主、骶韧带和阴道的宽度来确定的。手术范围包括子宫、宫颈及骶、主韧带,部分阴道和盆腔淋巴结,一般不包括输卵管和卵巢。盆腔淋巴结清扫手术范围包括双侧髂总、髂外、髂内、深腹股沟、闭孔深、浅组淋巴结,不包括腹主动脉旁淋巴结。如果髂总淋巴结阳性,应取样甚至清扫到腹主动脉旁淋巴结。

3.手术类型

共分为5种类型。Ⅰ型:扩大的子宫切除即筋膜外子宫切除术;Ⅱ型:次广泛子宫切除术,切除1/2骶、主韧带和部分阴道;Ⅲ型:广泛性子宫切除术,靠盆壁起切除骶、主韧带和上1/3阴道;Ⅳ型:超广泛子宫切除术:从骶、主韧带的盆壁部切除全部骶、主韧带和阴道1/2~2/3;Ⅴ型:盆腔脏器廓清术(可包括前盆、后盆、全盆)。

4.宫颈癌根治术的手术方式

(1)经腹的子宫颈癌根治:最为经典,由 Werthiem 奠定,几十年来,在手术操作的某些环节做了改良,目的在于术时少出血,术野清晰、干净,减少副损伤和缩短手术时间,目前已成为早期子宫颈浸润癌的主要治疗手段之一。

(2)经阴道广泛子宫全切术和经腹膜外盆腔淋巴结切除术:经阴道广泛子宫全切术为Schauta 创立,可避免进腹腔对胃肠道的干扰,术后患者恢复快。但经阴道手术术野小,暴露困难,遇到宫颈癌灶较大时,切除主韧带和宫骶韧带的宽度受限,且还需改变体位行腹膜外盆腔淋巴切除,手术时间长,故仅建议在早期浸润癌不需行盆腔淋巴结切除者应用。

(3)腹腔镜下子宫颈癌根治术:尽管 CT 及 MRI 对淋巴结转移的诊断率仅有60%左右,但仍推荐术前 CT 和(或)MRI 在每个病例中应用,如果提示有增大的淋巴结,应给予穿刺活检,活检显示有转移,行腹腔镜手术则无意义;活检阴性,可以行腹腔镜手术,但仍有可能术中发现明显转移的淋巴结。游离这样的淋巴结即使存在血管粘连,腹腔镜技术也是可行的,但应尽量限制这种尝试,因为淋巴结可能被剥离破裂,增加肿瘤扩散的风险。此时的明智选择是:①细针穿刺,证明有转移后推荐患者进行放疗。②开腹行淋巴结大块切除术。2010 年 NCCN 指南中明确提出,对于不做手术仅行全量放化疗的患者,应在制定放疗计划前充分评估盆腔及腹主动脉旁淋巴结,以明确放射野范围。因此,腹腔镜手术的第一优势即是在微创的前提下准确评估区域淋巴结,从而帮助决定治疗方案。腹腔镜手术的第二优势是,对于较早期患者腹腔镜手术比经腹行子宫颈癌根治术具有创伤小、术后恢复快的优点。

机器人手术应用于妇科恶性肿瘤虽还不到 10 年,但发展迅速。2005—2006 年由 Marchal 与 Reynolds 两位医生分别进行了机器人妇科恶性肿瘤手术的淋巴结清扫,其中包括 11 例子宫颈癌,清除淋巴结平均数目为 11～15 个。2006 年,挪威的 Sert 和 Abeler 用机器人进行了世界首例广泛性子宫全切术。到目前为止,此类手术的报道均为小样本(10～20 例),总体的平均手术时间在 3.5～6.5 小时,失血量平均为 81.0～355mL,清扫淋巴结数目平均为 8～27 个。对于宫颈癌的机器人手术目前仍在探索中。

(4)保留神经功能的根治性子宫切除术:传统的根治性子宫切除术中因盆底支配膀胱、直肠的自主神经受损,影响其器官功能,如术后膀胱收缩功能降低、出现尿潴留,直肠功能降低、出现排便困难等,因此近年来,保留神经功能的宫颈癌根治术受到重视。宫颈癌根治术时,保留盆腔内脏神经、盆腔神经丛以及膀胱背侧神经支,对术后膀胱功能的恢复至关重要。日本的小林隆最早在宫颈癌开腹手术中提出保留膀胱神经,可以减少术后尿潴留的发生,主要方法是在切除主韧带时识别并推开盆腔交感神经,此后他又提出了保护盆内脏神经丛的手术步骤,这种保留神经的术式称为"东京术式"。在未保留神经的患者中,37%术后 1 个月有尿潴留;而保留了一侧或双侧神经的患者,尿潴留率仅为 10%。德国学者 Hockel 等则提出宫颈癌广泛子宫切除术中利用吸脂术保护神经的建议。虽然手术中保留膀胱神经有许多优点,但对保留神经与广泛手术之间是否存在矛盾,是否同时保留了较多的宫旁组织而增加宫颈癌的复发机会,尚存争议。

(5)根治性子宫颈切除术:根治性宫颈切除术是近年来兴起的一种新的术式,作为治疗早期宫颈癌保留生育功能的手术,适用于有强烈生育要求的、临床分期为ⅠA 期、病灶直径<2cm,浸润深度<3mm,无脉管浸润、行腹腔镜淋巴活检后无淋巴结受累的早期浸润性宫颈癌的年轻患者。2009 年的 NCCN 将此手术的适应证扩大至病灶直径≤4cm 的ⅠB$_1$～ⅡA$_1$ 期患者,对此有学者表示反对,因为肿瘤体积过大时往往肌层浸润深,淋巴转移的风险相对较高,且肿瘤过大时经阴道操作困难,宫颈旁、阴道旁组织难以切净,增加了复发的风险。首先开创根治性宫颈切除术的是 Dangent D,他在 1987 年进行了经阴道切除宫颈和宫旁组织(经阴道根治性宫颈切除术,VRT)以及上段阴道切除,在宫颈子宫结合处放置环扎带,以及腹腔镜下盆腔淋巴结切除术(LPL)。Plante 等报道了 72 名应用 VRT＋LPL 术治疗的患者,中位年龄为 32 岁,74%未产,术后 31 名妇女共妊娠 50 次,早期和中期流产率为 16%和 40%,72%的妊娠达到了晚期,整体早产率为 16%～19%,总体复发率为 4%。Marchiole 等将病灶<2cm 的患者分别行 VRT＋LPL 与根治性经阴道子宫切除术＋LPL 进行了比较,结果显示,术中并发症相似(2.5% VS 5.8%),术后并发症(21.2% VS 19.4%),复发率也相似,分别为 5.2% VS 8.5%。该术式的术前评估包括:①复核病理切片,明确浸润深度、宽度、组织类型及细胞分化程度;②必要时进行 CT 或 MRI 检查,充分估计宫颈管长度,确定宫颈内口至病变的距离,除外宫旁、宫体浸润或扩散以及淋巴结转移;③应在手术前麻醉下再次进行认真窥视及三合诊,进行临床分期核对,了解阴道宽度及显露情况,为手术实施提供依据。

手术步骤分四步:①腹腔镜下盆腔淋巴结切除,并行第一次冷冻病理检查,淋巴结阴性则手术继续,若阳性则改为放疗或放、化疗;②根治性子宫颈切除,从切除标本或从残余宫颈上取组织,第二次冷冻病理检查,切缘阴性表明范围已够;③子宫颈内口环扎,以预防宫颈过短或内口松弛造成的功能不全而致晚期流产及早产;④缝接残余宫颈和阴道黏膜,形成新的宫颈。该手术的主要并发症为:宫颈内口松弛、宫颈管狭窄、流产、早产等。

(6)盆腔和腹主动脉淋巴结切除术:对于盆腔淋巴结无论影像学检查、腹腔镜评估及冷冻切片(前哨淋巴结和其他盆腔淋巴结冷冻切片)均未显示累及的患者,在根治性手术时是否需要腹主动脉旁淋巴结切除仍有争议。若盆腔淋巴结阴性,主动脉旁淋巴结累及的危险很小,则不推荐行腹主动脉旁淋巴结切除;如果在最初的腹腔镜分期中发现盆腔淋巴结受累,则应行腹主动脉旁淋巴结切除。淋巴结受累数目≤2个根治性手术是合理的选择,如果受累淋巴结数>2个,应放弃根治性子宫切除术,改为同步放化疗是最好的选择。如果盆腔淋巴结累及在最终病理学检查时才被发现(非最初的冷冻切片或假阴性的冷冻切片),二次手术时应行腹主动脉旁淋巴结切除。

(三)放射治疗

宫颈癌的放射治疗分为根治性放疗、术前放疗和术后放疗。根治性放疗以体外照射和腔内照射相结合。术前放疗主要为腔内放疗,放疗剂量一般为全量腔内放疗的 1/3～1/2,也有少数学者给予全量腔内放疗和(或)体外放疗剂量的 1/2,手术与放疗的间隔时间则依术前放疗的方式和剂量而定,一般为 2～8 周。术后放疗多以体外照射为主,阴道残端有肿瘤者可给予腔内放疗,一般在术后 1 个月内进行,外照射剂量一般为 40～50Gy,阴道腔内放疗表面剂量通常为 30～50Gy。剂量参考点为 A 点和 B 点。A 点在宫颈口水平上方 2cm,子宫中轴旁开 2cm,相当于输尿管与子宫动静脉交叉处,一般根治性放疗 A 点剂量来自腔内 2/3、体外 1/3。B 点为 A 点旁开 3cm,相当于闭孔淋巴结的位置,剂量来自腔内 1/3、体外 2/3。

1.腔内放疗

对肿瘤原发区域形成以宫颈为中心的放射区,一般在外照射 20～25Gy 后开始,A 点单次剂量 5～7Gy,每周 1 次,总剂量取决于肿瘤大小、临床分期和外照射剂量。若肿瘤体积较大,应增加宫颈局部剂量;若宫旁浸润或阴道狭窄者,可增加全盆照射剂量、减少腔内剂量。

传统的腔内放疗指腔内镭疗及其沿袭下来的方法和原则,但在操作过程中医护人员的放射受量较高,20 世纪 60 年代后出现了远距离控制后装治疗。腔内后装放疗分为低剂量率、高剂量率及中剂量率后装治疗。A 点剂量率为 0.4～2Gy/h,称为低剂量率;超过 12Gy/h,为高剂量率;介于两者之间的,称为中剂量率。

高剂量率后装治疗是目前受到重视的治疗方法。其主要原因有:①治疗能力大,一台机器基本可满足一个治疗数量大的肿瘤中心;②治疗时间短,无需特殊护理;③治疗时间短,减少治疗过程中容器变位的可能,从而减少膀胱、直肠并发症;④疗效已达到或超过传统腔内放疗或低剂量率后装治疗。

腔内放疗施源器一般使用三通道施源器,亦有使用单管治疗。学者研究了 A 点相同剂量单通道及三通道施源器治疗时 B 点、膀胱、直肠剂量理论上的不同,旨在找到最适宜临床治疗宫颈癌的后装方法。他们设定 A 点剂量为 750cGy,应用宫颈癌后装治疗计划对单通道和三通道治疗宫颈癌 B 点、膀胱、直肠的剂量进行计算。结果发现,单通道和三通道施源器治疗计划中 B 点为 A 点的剂量分别为 26.25%(196.850±3.328)、27.15%(203.612±5.074)(P=0.01);R1 分别为 A 点的 32.30%(242.245±18.874)、29.96%(224.670±13.763)(P=0.023);

R2 分别为 A 点的 27.11%(203.328±11.695)、25.87%(194.055±9.704)(P=0.023);R3 分别为 A 点的 22.09%(165.663±7.989)、21.36%(160.233±7.123)(P=0.034);R4 分别为 A 点的 18.61%(139.610±5.245)、17.23%(129.188±5.196)(P=0.001);BL 分别为 A 点的 36.45%(247.898±22.715)、28.37%(212.773±24.352)(P=0.001)。故认为宫颈癌三通道治疗较单通道治疗对 B 点贡献大,直肠、膀胱剂量较小。因此三通道治疗宫颈癌较单通道更适宜。

目前临床使用的腔内放射源有 ^{60} 钴、^{137} 铯、^{192} 铱、^{252} 锎(中子)。

腔内放疗最主要的并发症为膀胱、直肠反应,如何降低宫颈周围正常组织的照射剂量是临床上备受关注的地方。Sukhaboon 等对 11 例接受 ^{192} Ir 近距离照射的患者放射前进行膀胱生理盐水灌注,评估灌注前后盆腔小肠的照射剂,结果显示小肠的平均最大照射剂量在灌注前后分别为 3123cGy 和 1998cGy,平均减少 54.17%(P=0.002),因而认为膀胱灌注可以有效减少腔内放疗的小肠照射剂量。

乙状结肠在放射治疗中是一个无法避免的器官,其受照剂量几乎为 A 点的 70%,降低其剂量的唯一办法是降低 A 点剂量。

2.体外照射

照射范围包括宫旁组织、盆壁组织及盆腔淋巴结。设计照射野的原则是:增加肿瘤组织剂量、减少体积量、提高疗效、降低并发症。照射野上界一般在腰 4～5 椎以下,下界相当于耻骨联合上缘下 4～5cm,外缘不超过股骨头。此照射范围包括宫旁组织、大部分髂总及髂内、髂外、闭孔、腹股沟深、骶前各组淋巴结群。

外照射剂量一般为 1.8～2.2Gy/次,5 次/周,达到 20～30Gy 后,分四野照射(前后大野挡中线 4cm)20～25Gy。

目前常用的体外照射源为 ^{60} 钴,或加速器产生高能 X 线。

膀胱充盈程度的变化可以导致靶器官外照射覆盖面不充分。传统的定位方法为 X 线或 CT 扫描。Ahmad 等对 24 例患者在放疗过程中每周 2 次进行 CT 扫描,同时用三维超声(US)对膀胱体积进行联机测量,结果发现 US 和 CT 对膀胱体积的测量有很强的相关性(R=0.97,倾斜度 1.1±0.1)。在 6 周中,膀胱平均体积由(378+209)mL(1SD)降至(109±88)mL(1SD),降低了 71%(平均降低 46mL/周),呈现出大的时间趋势。LR 轴的旋转角度与膀胱体积变化呈明显相关性。因而认为可移动的超声扫描提供了一个快速的可靠的测量膀胱体积的方法,可以帮助制定个体化治疗方案。

3.体外照射与腔内放疗的配合方式

按治疗顺序分为先体外后腔内、先腔内后体外,或同期进行,或先部分体外再腔内与体外同期进行;按所给予 A 点剂量分为腔内为主(2/3)体外为辅、体外为主腔内为辅或体外腔内作用相似。

Zhao 等使用中子射线进行了腔内放疗＋外照射治疗 ⅡA-ⅢB 期宫颈癌 128 例,具体方案为:^{252} 锎(^{252} Cf,中子射线)腔内放疗,(8～10)Gy-eq/次,1 次/周,A 点剂量(36～40)Gy-eq/4～5 次。腔内放疗第 2 天开始全盆腔外照射,6MV X 线,2Gy/次,4 次/周;全盆外照射 20～24Gy 后,中线 4cm 挡铅,总剂量 44～50Gy。治疗结果为:短期完全缓解率 95.3%,部分缓解率 4.7%。3 年和 5 年局部控制率分别为 93.5% 和 87.9%,生存率分别为 87.5% 和 70%。放疗并发症有：放射性膀胱炎(4.7%)、放射性直肠炎(7.8%)、阴道挛缩和粘连(6.3%)及迟发型放射性直肠炎(5.5%)。单变量和多变量分析提示，肿瘤分化程度和淋巴转移是主要的临床预后因素。学者同样认为中子后装配合外照射同步化疗治疗中晚期宫颈癌优于单纯放疗，并未增加放射性损伤。因而认为 ^{252}铜腔内放疗合并外照射治疗宫颈癌，患者有很好的依从性，肿瘤局部控制率高，放疗并发症少。

4.适形放疗与调强放疗

局部晚期宫颈癌通常首先给予外照射，而后给予近距离照射(BT)。但如果肿瘤灵敏性或局部解剖不满意，到达充足的 BT 剂量就变得非常困难。适形及调强放疗越来越多的应用于宫颈癌的治疗。Assenholt 等探索了一种使用电极引导的趋实体的调强放疗(IMTR)结合近距离放疗，用以改善剂量体积参数。患者均分别使用 4 种不同的增强方法作计划进行评价：腔内 BT、腔内/间隙内 BT、腔内 BT＋IMRT 和 IMRT。剂量计划以最大肿瘤剂量(D90)和覆盖范围(V85Gy)最佳化及 D2cc 乙状结肠和直肠＜75Gy、膀胱＜90Gy(EQD2)。联合使用间隙内 BT 或 IMRT 可以显著提高腔内剂量。单独使用 IMRT 不值得推荐。

某学者对不作腔内后装治疗的中晚期宫颈癌采用后程三维适形放疗结合化疗，并进行疗效评价。67 例宫颈癌随机分为三维适形放疗加化疗组 31 例(适形组)与常规放疗加化疗组 36 例(常规组)，适形组患者均不作腔内后装治疗，先采用 6MV-X 线全盆腔放疗 DT 40Gy 后采用三维适形放疗针对盆腔淋巴区及宫颈原发灶继续照射 19Gy，最后再缩野针对宫颈原发灶推量，使宫颈原发灶总量达 70～75Gy。常规组则采用全盆腔放疗 40Gy 后改为盆腔四野照射 20Gy，腔内后装治疗 A 点剂量 30Gy/5 次，使宫颈原发灶 A 点达 70Gy。两组均作同期化疗，方案为顺铂 30mg 第 1～3 天，5-FU 500mg/m^2，第 1～5 天，静脉滴注，第 1 周、第 5 周各一次。结果：适形组和常规组 1、2 年生存率分别为 93.5%、90.3% 和 83.3%、72.2%(P＝0.198 和 P＝0.062)，无显著统计学意义。3 年生存率分别为 87.1% 和 61.1%(P＝0.017)，两组有显著的统计学意义。两组毒性反应比较，适形组 Ⅰ～Ⅱ级放射性直肠炎及盆腔纤维化发生率低于常规组(P＝0.000 和 P＝0.015)，其他的毒性反应相似。后程三维适形放疗合并化疗治疗中晚期宫颈癌是一种有效、肯定的治疗方法，能提高患者近期生存率，晚期并发症较常规放疗低。

有临床医师观察三维适形放射治疗与常规体外放射治疗复发性宫颈癌的疗效及近远期并发症，45 例复发性宫颈癌分为常规放疗组(对照组)与三维适形放疗组(观察组)。治疗后疗效、1 年生存率、近远期并发症比较，两组差异均有统计学意义(P＜0.01)。认为三维适形放疗治疗复发性宫颈癌能提高近期疗效及 1 年生存率，降低近远期并发症的发生。

有些学者利用三维适形放射治疗计划系统，对 60 例宫颈癌根治术后需行放疗的患者，建立剂量体积直方图和计量参数，比较两种不同放疗技术的放疗并发症及计算存活率。结果发现，应用适形技术，正常组织平均并发症概率从 0.11 减至 0.03。肾的受照量、直肠反应发生率、膀胱反应、远期并发症两组比较差异有显著性。认为三维适形治疗技术能显著减少小肠受照体积，对直肠、膀胱受照量的降低也具有优势，可提高肿瘤区域的剂量，提高肿瘤控制率而不会增加正常组织的毒性反应。

一些学者观察宫颈癌根治术后三维适形放疗临床应用的价值，以探讨宫颈癌根治术后理想的放疗技术。155 例 Ⅰ～ⅢA 期宫颈癌根治术后患者，随机分两组，其中三维适形放疗组 81

例,常规放疗组 74 例。按 FIGO 分期,Ⅰ 期 45 例、Ⅱ A 期 77 例、Ⅱ B 期 31 例、Ⅲ A 期 2 例,均经病理证实,其中鳞癌 148 例、腺癌 7 例。靶区范围包括阴道上部、宫颈残端、宫旁组织、髂总、髂内外、闭孔、骶前区及盆腔淋巴引流区。照射方式:三维适形放疗设计 4 个野轮照或两个野轮照(即前后野与左右野轮照);常规放疗为前后两野对穿照射。剂量 48~50Gy,Ⅱ B 期术后残端"Boost"剂量 8~10gy。三维适形放疗组与常规放疗组的 0.5 年、1 年、1.5 年、2 年的肿瘤局部控制率相比,差异无统计学意义,而三维适形放疗组的并发症少于常规放疗组,两组的早晚期胃肠道反应及泌尿系统反应差异有统计学意义(P<0.05)。在宫颈癌根治术后放射治疗模式中,采用三维适形放疗优于常规放疗两野前后对穿照射。宫颈癌根治术后三维适形放疗是优于常规放疗的放疗技术,三维适形放疗 4 个野轮照不但具有剂量集中、均匀、不良反应小及并发症少的优点,而且还明显体现了侧野及残端"Boost"优势。

　　某些临床医生探讨盆腔外照射结合三维适形放射治疗不能手术的宫颈癌的疗效及不良反应。90 例不能手术的宫颈癌患者随机分成观察组和对照组,各 45 例,两组均先用 6MV-X 线常规盆腔外照射,盆腔中心总剂量 40~52Gy。然后观察组行三维适形放射治疗,2~2.5Gy/次,5 次/周,DT 20~30Gy。对照组行高剂量率 ^{192}Ir 腔内照射,6Gy/次,1 次/周,DT 18~30Gy。两组近期总有效率(CR+PR)分别为 91.1% 和 88.9%(P>0.05),1,2,3 年的生存率分别为 90%、72.5%、65.5% 和 90.8%、73.3%、64.6%(P>0.05),两组比较差异无统计学意义。消化道反应 Ⅱ 级分别为 4.4% 和 20%(P<0.05),阴道粘连狭窄分别为 6.7% 和 33.3%(P<0.05)。两组比较差异有统计学意义。观察组放射性直肠炎的发生率为 6.7%,较对照组的 17.8% 低(P>0.05)。盆腔外照射结合三维适形放射治疗不能手术宫颈癌近期疗效与常规放疗相似,但减少近期放射反应和远期并发症。

　　曾有临床医师首先对调强适形放射治疗(IMRT)在妇科恶性肿瘤患者术后治疗中的效果及价值进行了探讨。32 例子宫颈癌、子宫内膜癌术后患者(KPS≥70)在放疗前均行 1~3 个周期的化疗,而后给予全程 IMRT。其中 17 例为术后、化疗后预防性照射,15 例为术后、放疗和(或)化疗后腹膜后淋巴结转移和(或)盆腔壁复发的放疗。32 例患者均完成全程放射治疗,预防性照射的计划靶区(PTV)中位剂量为 56.8Gy;腹膜后淋巴结转移、盆壁复发的 PTV 中位剂量为 60.6Gy,90% 的等剂量曲线可以覆盖 99% 以上的肉眼肿瘤靶区(GTV)体积。小肠、膀胱、直肠、肾和脊髓的中位剂量分别为 21.3Gy、37.8Gy、35.3Gy、8.5Gy 和 22.1Gy。14 例患者出现 Ⅰ~Ⅱ 级消化道反应,其中 Ⅱ 级反应者 3 例,Ⅰ 级反应者 11 例;5 例出现 Ⅰ~Ⅱ 度骨髓抑制;12 例出现 Ⅰ 级皮肤反应。1 年生存率为 100%。预防性照射的 2、3 年生存率均为 100%;腹膜后淋巴结转移和(或)盆腔壁复发患者的 2、3 年生存分别为 5/7 和 3/6。因而认为 IMRT 对妇科恶性肿瘤术后患者的预防性照射和复发患者的放疗均可获得理想的剂量分布,邻近危险器官得到保护,临床近期疗效满意。而后其又探讨了 IMRT 用于宫颈癌放疗后主动脉旁淋巴结转移患者的治疗效果、减少并发症的价值等。28 例宫颈癌放疗后主动脉旁淋巴结转移患者(KPS≥70)放疗前均行 1~3 个周期化疗,然后给予全程 IMRT,1.8~2.3Gy/次,每天 1 次,5 次/周,总处方剂量 58~68Gy,中位剂量 63.5Gy,同时设计 28 例患者的普通主动脉旁 2 个野照射计划,拟给予相同的处方剂量,比较危险器官(OAR)受照射剂量。随机选择 32 例接受普通放疗的病例,比较 IMRT 和普通放疗的急慢性毒性反应及近期疗效。结果显示,28 例患者均完成全程 IMRT,照射靶区内计划靶区体积(PTV)的平均剂量为 67.5Gy,90％的等剂量曲线(中位剂量 63.5Gy)可以覆盖 99％以上的肉眼肿瘤靶区体积(GTV)。IMRT 与普通主动脉旁两野比较,肾、脊髓、小肠的受照射剂量明显减小($P<0.05$),急、慢性毒性反应明显减少。两组完全缓解率和有效率比较均有统计学意义($P<0.05$)。1、2 年生存率 IMRT 组较普通放疗组明显提高($P<0.05$),但 3 年生存率比较无统计学意义($P>0.05$)。IMRT 技术用于治疗宫颈癌放疗后主动脉旁淋巴结转移,可获得理想的剂量分布,靶区可以获得根治性剂量,邻近危险器官得到很好的保护,临床近期疗效满意,毒性反应可以耐受。

为了提高放疗疗效,另有越来越多的研究关注放疗增敏剂,其中使用最多的是铂类,但也有一些其他种类的药物,如 AK-2123、甘氨双唑钠等。AK-2123 是一种硝基三唑类乏氧细胞增敏药,国际原子能组织(IAEA)对其在宫颈癌ⅢA 和ⅢB 患者放疗中的作用进行了前瞻性研究。他们于 1995 年 5 月到 1998 年 12 月间的 333 例患者随机分为 2 组,单纯放疗组(RT)和研究组(RT＋AK-2123),AK-2123 隔日放疗前静脉注射 $0.6g/m^2$。经过平均 57 个月(30～73 个月)的随访,研究组的局部肿瘤控制率和自然存活率显著优于单纯放疗组(61％ VS 46％,$P=0.005$;57％ VS 41％,$P=0.007$)。AK-2123 没有增加胃肠道和血液毒性,但有完全可逆的中度外周神经毒性(1 级 11％,2 级 3％)。因而认为 AK-2123 对晚期宫颈鳞癌根治性放疗患者来说,可以明显提高放疗反应性和局部肿瘤控制率,而没有明显的毒性反应。

乏氧细胞对放疗不敏感,高压氧治疗也许可以提高放疗对肿瘤的杀伤力,同时给予放疗和高压氧治疗可能可以降低死亡率和复发率。为此,Bennett 等对涉及 2286 例实体肿瘤患者的 19 个随机对照试验进行了系统性研究,并对预定的临床结果进行综合分析。结果显示高压氧治疗可以改善头颈部肿瘤的局部控制率和病死率,及宫颈癌的局部复发率。但是高压氧亦有显著的不良反应,如氧毒性癫痫、组织严重辐射损伤等。

除放疗增敏药外,尚有一些其他研究用以提高放疗疗效。如庞青松等前瞻性非随机对照比较腔内加温合并放疗与单纯放疗的远期疗效及并发症。对中晚期宫颈癌 310 例进行分析,腔内加温合并放疗 181 例(热放疗组);体外照射合并传统腔内放疗 129 例(放疗组)。体外放疗采用 ^{60}Co γ线或 6～8MV-X 线常规分割放疗。加温组给盆腔前后对穿野中平面 40Gy 后,缩野从体两侧水平加量至 60～65Gy;腔内加温采用 915MHz 微波热疗机,附有阴道施源器,肿瘤表面温度 46～47℃,2 次/周,40 分钟/次,共加温 10～12 次。放疗组给予盆腔前后对穿照射,中平面 40Gy。1989 年前腔内放疗用后装上镭(宫腔 50mg,阴道 30mg,24 小时/次,1 次/周,共 3 次,总量 7200mg/h)与外照射交替进行,1989 年后腔内照射采用 ^{192}Ir 源,5～6Gy/次,2 次/周,给予 A 点总量 30～36Gy。结果:Ⅱ期病例热放疗组、放疗组 5 年生存率分别为 67.4％、52.1％($P=0.006$),10 年生存率分别为 46.5％、42.6％($P=0.058$);Ⅲ期病例 5 年生存率分别为 60.0％、32.3％($P=0.007$),10 年生存率分别为 43.7％、20.6％($P=0.000$)。Cox 回归分析显示肿瘤分期($P=0.023$)、是否接受热疗($P=0.019$)是影响生存的因素。晚期轻中度放射性直肠炎和膀胱炎热放疗组、放疗组分别为 32 例(17.7％)、42 例(33.1％)($P=0.002$),直肠阴道瘘分别为 1 例(0.6％)、5 例(3.9％)($P=0.036$)。因而认为,腔内加温合并外照射治疗中晚期宫颈癌远期疗效明显优于单纯放疗,晚期不良反应也明显低,且无严重不良反应发生,值得进一步随机临床研究。

（四）化疗

近年来由于抗癌药物迅速发展,过去认为无效的化疗现已成为宫颈癌辅助治疗的常用方法,越来越多的研究关注同时或顺序使用放化疗的疗效及患者的依从性,化疗方案目前无统一标准,相关研究报道较多。学者研究了同步放化疗治疗子宫颈癌的疗效及不良反应。158 例 I B_2-Ⅳ期子宫颈癌患者接受同步放化疗。盆腔体外放射治疗 DT 45Gy/25f,腔内后装放疗 7～9 次,宫颈黏膜下 0.5cm,大块肿瘤消除量为 10～30Gy,A 点(42±7)Gy。同步化疗用药为氟尿嘧啶(5-FU)2400mg/m²,96 小时持续泵入,第 1 天和第 29 天;顺铂(DDP)60mg/m²,分 1～4 天静脉滴注,第 1～4 天和第 29～32 天。结果:全组总 5 年生存率为 66.3%。宫颈局部未控率为 4.4%(7/158),盆腔复发率为 3.2%(5/158),远处转移率为 17.1%(27/158)。毒性反应中,Ⅲ、Ⅳ级白细胞下降为 12.7%(20/158);血小板下降为 1.3%(3/158);中、重度贫血为 3.2%(5/158);胃肠道反应腹泻为 17.8%(28/158);心脏毒性为 10.1%(16/158);放射性直肠炎为 13.3%(21/158);放射性膀胱炎为 0.6%(1/158)。因而认为,采用含 5-FU 和 DDP 的药物同步放化疗治疗子宫颈癌,总治疗时间没有延长,5 年生存率亦未见提高。治疗中,相关毒性反应增加,但可以接受。

国外专家比较了术前辅助化疗的作用,所有患者均接受了根治性手术及术后放疗(RT组),一组在术前接受 3 个疗程顺铂为基础的化疗(NCT 组),两组 2 年无复发生存率分别为 47.3% 和 76.7%,盆腔复发率为 28% 和 11.1%。

国内学者将 50 例中晚期宫颈癌患者分成放化疗组 25 例及单纯放疗组 25 例,放化疗组采用顺铂 30mg,每周 1 次,共 4～5 次,同时进行根治性放射治疗,放疗方法用 6MV-X 线全盆外照 DT 46～50Gy,¹⁹²铱腔内照射 7～8 次,每周 1 次,每次 6～8Gy,A 点剂量 70Gy 左右,B 点剂量 55Gy 左右。单纯放疗组剂量方法同放化疗组。放射治疗结束时两组有效率分别为 84% 及 72%,差别不显著(P＞0.05),放疗后 3 个月时两组有效率分别为 92% 及 64%差异显著(P＜0.05)。

而为了比较单纯放疗和放化疗同时进行的疗效,Mitra 等将ⅡB～ⅣA 期宫颈癌患者随机分为 2 组,一组接受单纯放疗,一组同时接受顺铂 30mg/m²,1 次/周,共 5 次的治疗。两组的总反应率分别为 73% 和 83%(P＞0.1),放化疗组的毒性反应显著升高(Ⅲ度粒细胞减少 12% VS 0%)。在随访的 54 个月内,放化疗组的总体生存率(56% VS 47%,P＞0.1)和无病生存率有所增加(51% VS 37%,P＞0.05)。学者探讨了氟尿嘧啶联合顺铂同步放化疗治疗宫颈癌的临床疗效,结果发现,同步放化疗组有效治疗率为 78.95%,单纯放疗组为 50%,两组比较有显著差异(P＜0.05);同步放化疗组不良反应高于单纯放疗组,但两组之间差异无统计学意义。因而认为氟尿嘧啶联合顺铂的同步放化疗治疗宫颈癌疗效肯定。

一些临床医师对比观察紫杉醇联合卡铂同步放射治疗与单纯放射治疗的疗效及毒性反应。将 2001—2004 年某医院 82 例晚期宫颈癌患者,随机分为同步放化疗组 52 例和单纯放疗组 30 例。两组在同样放疗基础上,同步放化疗组给予 TP 方案(卡铂＋紫杉醇)化疗,3～4 周期。同步放化疗组近期有效率 90.4%,单纯放疗组有效率 63.3%,两组比较差异有统计学意义。同步放疗组平均生存期 32.33 个月,单纯放疗组平均生存期 31.21 个月,两组差异有统计学意义(P＜0.05),两组近期不良反应发生率差异无统计学意义(P＞0.05),不良反应经积极处理后能够耐受。

国内一些临床专家探讨了动脉栓塞化疗对晚期宫颈癌的放射治疗效果,选择 124 例宫颈癌患者,并随机分为放疗配合动脉栓塞化疗(综合组)62 例和单纯放射治疗(单放组)62 例。综合组先进行常规的放射治疗,在第 5 天开始配合动脉栓塞化疗,采取经子宫动脉灌注,每次双侧子宫动脉共灌注化疗药顺铂 40mg,表柔比星 40mg,丝裂霉素 12mg,注入约 30 粒 1mm×1mm 明胶海绵颗粒栓塞双侧子宫动脉,共 2 次。放疗外照采用 6MV-X 射线照射。全盆腔照射 DT 30Gy。内照采用 ^{192}Ir 后装机照射 7 次,A 点 DT 42Gy,A 点总量 72Gy。盆腔四野照射 DT 16Gy。单放组:只进行常规的放射治疗。结果显示,综合组局部完全缓解率为 80.7%,单放组局部完全缓解率为 54.8%,两组比较差异有统计学意义(P<0.01)。放疗辅以动脉栓塞化疗治疗效果较好,为晚期宫颈癌的有效治疗方法。

Carmo 等回顾性分析了 1999—2004 年在巴西国立癌症研究所进行治疗的宫颈癌病例,绘制 Kaplan-Meier 生存曲线和时序检验,评价总体生存率。结果发现,即使在多变量分析后,放疗结合化疗仍可以改善生存率。

对于年老患者和(或)合并其他疾病,如糖尿病、高血压的局部晚期宫颈癌患者来说,能否耐受以铂类为基础的放化疗值得关注。Cetina 等将每周使用顺铂作为放疗增敏药,对 59 例患者进行观察。这些患者平均年龄 62 岁(36~83 岁),FIGO 分期为:ⅠB$_2$ 8.4%,ⅡA$_1$ 3.5%,ⅡB5 2.5%,ⅢA 3.3% 和ⅢB1 8.6%,100% 接受了外照射,91% 接受了腔内放疗,79% 接受了 5~6 周期的顺铂治疗。49 例(83.05%)患者有完全反应,10 例出现肿瘤持续或进展。最主要的毒性反应为 1 和 2 级血液及胃肠道反应。在中位随访期 20 个月内(2~48 个月),16 例患者(32.65%)肿瘤完全消失,30 个月的完全缓解率为 63%。因而认为即使年老和(或)有高血压、糖尿病等合并症,每周使用顺铂患者仍能很好耐受,但轻度降低的生存率不支持这一常规使用方法。

医院专家对比分析了单纯放疗及应用以顺铂为主的同步放化疗治疗宫颈癌初治患者的疗效和并发症。初治宫颈癌患者共 197 例,临床分期为ⅠB~ⅣA 期,按治疗方法不同分为单纯放疗组(共 100 例,给予 ^{60}Co 盆腔外照射及 ^{192}Ir 腔内后装照射)和同步放化疗组(共 97 例,给予以顺铂为主的化疗,同步给予放疗,放疗方案与单纯放疗组相同),对两组患者的疗效及并发症发生情况进行对比分析。结果单纯放疗组与同步放化疗组有效率分别为 92% 和 89%,两组比较,差异无统计学意义(P=0.500);其 5 年生存率分别为 82% 和 79%,两组比较,差异无统计学意义(P=0.177)。单纯放疗组和同步放化疗组中Ⅲ期以上、病理分级 G$_3$、鳞癌患者的 5 年生存率分别为 56% 和 84%,两组比较,差异有统计学意义(P<0.01);同步放化疗组和单纯组的近期并发症均以骨髓抑制为主,其中Ⅲ度以上骨髓抑制的发生率分别为 14% 和 3%,两组比较,差异有统计学意义(P<0.01);其远期并发症的发生率分别为 11% 和 8%,两组比较,差异无统计学意义(P=0.496)。因而认为以顺铂为主的同步放化疗治疗Ⅲ期以上、病理分级 G$_3$、鳞癌患者可明显提高其 5 年生存率。

英国医学研究委员会临床试验单位 Meta 分析小组认为,自 1999 年国立癌症研究所(NCI)临床预警发表后,放化疗广泛应用于宫颈癌患者。两份随后的系统回顾发现,对于治疗优势的阐述令人难以理解,一些重要的临床问题没有得以解决。他们使用 Meta 分析方法,利用所有随机试验小组的最新个体患者数据对放化疗联合治疗的临床治疗效果进行分析。在比较放化疗和单纯放疗的 13 个实验小组中,放化疗组的 5 年生存率提高 6%[危害比(HR)＝0.81,P＜0.001]。放化疗后继续化疗的 2 个小组可见更大的生存优势。铂类为基础的(HR＝0.83,P＝0.017)和非铂类为基础的(HR＝0.77,P＝0.009)放化疗均可见显著的生存优势,没有证据表明放疗或化疗剂量或疗程对优势程度有影响。放化疗可以降低局部和远处复发及肿瘤进展,改善无病生存率。肿瘤分期对生存优势的大小有影响,但与其他患者亚群没有交义。放化疗组的人急性血液或 G_1 级毒性增加,晚期毒性因数据稀疏无法分析。

除多数学者认为化疗可以增加疗效外,也有一些人提出了相反的观点。Hong 等认为单纯放疗已经可以得到很好的疗效,放化疗的益处值得怀疑。另一方面,如果为淋巴结阳性、鳞状细胞相关抗原(SCC-ag)＞10 或 Ⅲ/ⅣA 期肿瘤,因为有相当高的远处转移风险,每周 1 次的单纯顺铂化疗对于减少系统复发是无效的。因而应该根据患者局部和远处复发的风险来决定是否采用放化疗或单纯放疗。

(五)综合治疗

1.单纯子宫切除术后发现子宫颈癌的处理

(1)不进一步处理:如仅是原位癌或ⅠA₁ 期无脉管间隙受累者,无须辅加其他治疗。

(2)进一步处理:ⅠA₁ 期有脉管间隙受累者,或≥ⅠA₂ 期的患者,有必要进一步处理。

①放疗或同步放化疗:术后 3 周给予全盆腔 40Gy 外照射,追加 10～20Gy 的宫旁照射,同时给予阴道腔内照射 20～30Gy。对有大的残余瘤的患者,切缘阳性,脉管间隙受累和腺癌患者,可行同步放化疗。

②手术:年轻(45 岁以前)不怀疑为ⅠB₂ 期、ⅡB 期的患者,应首选再次手术。手术范围包括根治性宫旁切除,阴道上段(上 1/3～1/2)切除,盆腔淋巴结切除,选择性腹主动脉旁淋巴结切除。

2.半量放疗后行根治性手术

(1)适应证

①ⅠB 期宫颈癌局部癌灶直径大于 4cm,或桶状形肿瘤者。

②ⅡA 期宫颈癌病灶明显浸润阴道穹隆部或肿瘤直径＞4cm。

③选择性应用于ⅡB 期患者。

(2)放射剂量、手术时间、手术方式:一般给予半量放疗。盆腔外照射总量 36～40Gy,或后装腔放射 20～30Gy。放疗后 2～4 周行根治性手术。

3.根治性(足量)放疗后辅助子宫切除

适用于ⅡB₂ 期或ⅡA₂ 期(局部病灶＞4cm)或ⅠB 期、ⅡA 期、ⅡB 期放疗后未控者(放疗结束 8 周后肿瘤仍存在)。

4.术后盆腔放疗或加腹主动脉旁照射

(1)盆腔放疗

①适应证:a.盆腔淋巴结阳性。b.手术切除的边缘或近手术边缘阳性或宫旁浸润。c.宫颈肿瘤体积大(直径大于 4cm),宫颈间质浸润超过 1/2,淋巴管、血管间隙浸润。d.附件受累。

②放疗方式及剂量:应因人而异,放疗多以外照射为主。照射范围应包括最易复发的部

位。一般于术后 1 个月给予盆腔外照射,总剂量 45Gy 左右。仅阴道断端有残端癌或近切缘有癌浸润者,术后 1 个月行后装治疗 5~6 次,A 点总量达 50Gy 左右。

(2)腹主动脉旁(扩大野、延伸野)照射:扩大野放疗又称盆腔延伸野放疗,指征包括腹主动脉旁区 PET 扫描或切除的淋巴结阳性;高位盆腔淋巴结受累,如髂总淋巴结;大的盆腔淋巴结转移;双侧盆腔淋巴结阳性;腺癌伴任何数目盆腔淋巴结阳性,以及鳞癌有 4 个盆腔淋巴结阳性。腹主动脉旁照射剂量在 40Gy 左右(30~45Gy),5 周完成。

5.同步放化疗

(1)适应证:主要用于根治性(全量)放疗的患者,也可用于根治术前半量放疗或根治术后辅助放化疗患者。

(2)同步放化疗方案:①DDP 40mg,静脉滴注,每周 1 次,同时放疗。②DDP 40mg,静脉滴注,每周 1 次;5-Fu 500mg,静脉滴注,每周 1 次。同时放疗。

6.术前化疗(新辅助化疗)和根治术后辅助化疗

(1)适应证

①术前化疗:适用于 I B$_2$ 期、II A$_2$ 期和 II B 期。

②术后化疗:参照术后盆腔放疗之适应证。

(2)化疗方案:①PF 方案:DDP 100mg,静脉滴注,第 1 天;5-Fu 1.5g,静脉滴注,第 1~3 天。3 周重复。②PB 方案:DDP 100mg,静脉滴注,第 1 天;BLM 25mg,肌内注射,第 1~3 天。3 周重复。③BI 方案:BLM 15mg,肌内注射,第 1 天;IFO 1g/m^2,静脉滴注,第 1~5 天。3 周重复。④PT 方案:DDP 50mg/m^2,静脉滴注,第 1 天;TAX 135mg/m^2 或 TAT 70mg/m^2,静脉滴注,第 1 天。3 周重复。

(六)热疗在宫颈癌中的应用

热疗是最近 10 年兴起的一种肿瘤治疗方法,有学者认为,高温和放疗的作用相仿,能直接杀伤癌细胞,其原理是利用各种人工加热的物理能量在人体组织中所产生的热效应使肿瘤细胞升温到一定程度,并维持一定时间,达到杀灭癌细胞避免正常细胞遭受损伤的目的。热疗在临床上分为:局部热疗(包括浅表热疗、腔内加热和插植热疗技术),区域热疗(主要指深部肿瘤加热及各种灌注技术)和全身热疗(WBH)。单独使用热疗治疗肿瘤的完全缓解率是 13%,当热疗联合其他传统方式治疗肿瘤时疗效明显增加,体内研究表明,热疗可增加放疗疗效 1.5~5 倍,因此热疗被称为目前最有潜力的放射增敏剂之一。其放疗增敏原理为:①高温有助于杀伤对放射线抗拒的乏氧细胞;②加温可以阻碍放射损伤的修复。在亚洲报道的 5 项热疗联合放疗治疗宫颈癌的随机对照试验中 3 项显示出更好的完全缓解率、局部控制率及无病生存率,1 项显示了更好的局部控制率趋势,1 项未显示出优势,认为热疗联合标准放疗,对局部中晚期宫颈癌可以获得更好的疗效。Franckena 等采用顺铂周疗联合局部区域热疗治疗 47 例放射区域复发性宫颈癌,结果 55% 的患者对治疗有反应,74% 的患者达到姑息目的,19% 获得手术机会,36% 出现 3~4 级血液系统毒性,最大肾毒性为 2 级,因此认为,热疗联合化疗治疗可获得高的反应率并且毒性可接受。热疗联合生物治疗宫颈癌也取得了初步进展,2007 年 Takeda 等报道采用树突状细胞(DC)联合热疗治疗 41 例癌症患者,其中 1 例宫颈癌患者伴颈部及腹主动脉旁淋巴结转移,通过瘤内注射 DC 细胞联合颈部热疗,患者获得完全缓解,颈部及腹主动脉旁肿大淋巴结均消失。放疗加热疗的具体做法是:患者在接受腔内放射治疗后数十分钟内给予加热治疗,选择功率 40W,加热温度 43℃,加温时间 40 分钟,热辐射器尽量接触瘤床。近期临床疗效明显,尤其对复发、未控、晚期病例,瘤灶缩小,局部情况改善,患者症状减轻。关于放、化、热疗的远期疗效及是否提高治愈率,有待进一步研究总结。

(七)基因治疗与宫颈癌

随着对恶性肿瘤的研究在分子水平上取得的突破性进展,恶性肿瘤的基因治疗已成为当前研究的热点。用基因工程技术研究开发的药物也取得了不少成绩,如目前应用较广泛的干扰素(IFN)、白细胞介素-2(IL-2)及细胞集落刺激因子(C-CSF)等。基因治疗的方法主要包括抑癌基因治疗、癌基因治疗、免疫基因治疗及自杀基因治疗等。抑癌基因治疗的方法有反义寡核苷酸、核酶以及 RNA 干扰(RNAi)。反义寡核苷酸包括反义 DNA 和反义 RNA,通过 Watson-Crick 碱基互补的原则,寡核苷酸与目的基因的 mRNA 特异位点结合和杂交,封闭靶基因,抑制基因的翻译表达。Marquez-Gutierrez 等发现,联合使用针对 HPV16E6/E7mRNA 的反义寡核苷酸,能够有效抑制宫颈癌细胞在体内和体外的生长,并且这种联合治疗有可能对 HPV16 的多种变异体有效。Hamada 等构建的携带 HPV16E6/E7 的反义 RNA 的重组腺病毒,对细胞内 E6/E7 蛋白的抑制持续时间可达 3 天,并且能够完全抑制癌细胞在裸鼠体内的成瘤性。核酶是具有催化活性的 RNA,主要参与 RNA 的加工与成熟,催化结构域在目标 RNA 的特定位点切割,从而抑制特定基因的表达,有研究表明特异性 HPV16 的核酶能够抑制细胞生长和促进细胞凋亡,并且能够抑制裸鼠体内成瘤。免疫基因治疗就是通过转染某些细胞因子基因或其刺激分子基因进入肿瘤细胞或体细胞,使其在体内表达来刺激机体免疫系统对癌细胞的攻击能力。目前研究较多的是 IFN 及白介素、肿瘤坏死因子和 CSF。基因治疗为宫颈癌的生物学治疗提供了一种崭新的治疗手段,其疗效已在体内外实验中得到了一定的证实,但宫颈癌的基因治疗尚处于探索阶段,真正成为新的临床治疗手段还需要更多的研究和摸索。

(八)复发性宫颈癌的治疗

在规范的手术治疗后 1 年、放射治疗后 3 个月出现新的肿瘤病灶称之为复发,短于上述时间的称之为肿瘤未控,宫颈癌的主要死亡原因是肿瘤未控。影响复发治疗的因素主要有:治疗方案的选择、初始治疗方式、复发程度、复发部位、无瘤间隔、体质状况和有无并发症等。局部复发应通过活检证实,活检是复发诊断的金标准,然后通过体检和影像学进一步评估区域和远处转移的情况,PET 扫描可能是最准确的评估转移的方法,代谢显像在检测盆腔外转移部位时有 100% 的敏感性和 73% 的特异性。累及侧盆壁的复发常伴有坐骨神经痛、下肢水肿、肾积水等。一般来说,患者单纯手术后盆腔或局部复发可予以放疗或化疗,复发时放疗通常采用近距离放疗,对化疗有反应的患者可能获得缓解,一部分复发局限于盆腔的肿瘤患者,经过再次手术或放疗后仍有潜在治愈的可能性。

1.根治性放疗后的挽救性治疗

(1)先前放疗区域的宫颈癌复发:处理较为棘手。若采用挽救性手术,通常是脏器廓清术,即使年龄和一般状况允许,应用的患者也很有限,且放疗后的根治性手术容易产生许多严重的并发症,甚至永久性的结构和功能丧失,因此该手术通常受到医患双方的接受程度以及临床情况的限制,即便患者满足严格的术前标准,仍有约 1/4 的患者放弃手术。接受过放疗的组织尤其是大野外照过的组织,对再次创伤的耐受性差,愈合能力低,因此常会有严重的术后并发症。此时选择再次照射治疗与脏器廓清术相比,其急性耐受性相对较好,死亡率低,往往能保留盆腔器官的结构和功能,可能医患双方更容易接受。近来有证据表明,在一部分小体积中央性复发的肿瘤患者,尤其是在诊断早、治疗后无瘤间隔时间长的患者中,经过重新放疗可能治愈。此时多采用永久或临时性的组织间插置重新照射(IRI),剂量通常为 30～55Gy,鳞癌患者的预后显著好于腺癌患者,肿瘤越小、置入的放疗剂量越高预后也越好,严重并发症率达 25%,其中 12% 为瘘。除组织间插置放疗外,调强放疗也可应用于重新照射,常用于因复发灶大小、部位或其他因素不能进行近距离放疗的盆腔复发时。再次照射时要仔细分析初步治疗所用的技术(光束能量、流量、外照射和腔内照射的剂量),放疗间隔时间也应考虑。由于放疗后再化疗的作用有限,因此,再次照射可能是患者的唯一可行的治疗。患者的选择和仔细的近距离放疗对再次照射的成功至关重要。

(2)腹主动脉旁淋巴结复发:虽然少见,但仍然有初次手术或放疗后复发局限于腹主动脉旁淋巴结的报道。一项包括 20 例患者的根治性放疗后腹主动脉旁淋巴结复发的报道显示,初次诊断至复发的中位时间为 12 个月,全部患者在复发的 2 年内死亡,其中再次放疗剂量＞45Gy 或有＞24 个月无瘤间隔的患者中位存活时间延长。Singh 等随后报道,如果复发仅由影像学随访发现且为孤立的主动脉旁复发,并接受了＞45Gy 的放疗联合化疗,患者可以得到 100% 的挽救。Hong 等也提出了一系列令人鼓舞的结果,他们报道了 46 例孤立的主动脉旁复发患者,其中 35 例(76%)接受了挽救性的放化疗,3 年和 5 年生存率分别为 34% 和 27%。

(3)挽救性手术

①盆腔脏器廓清术:随着围术期处理技术及盆腔泌尿、肠道重建技术的发展,目前盆腔脏器廓清术有了很大的进步,患者生活质量明显提高,存活率也从 20% 上升至约 60%,5 年生存率平均为 40%～50%。尽管如此,盆腔脏器廓清术仍是一个高死亡率的手术,死亡率达 5%～7%,近期和晚期并发症高达 50%～60%。放化疗仍是复发治疗的首选,手术仅适用于盆腔放疗后盆腔中央性复发的部分ⅣA期患者。接受脏器廓清术的患者手术切缘状况十分重要,如切缘为阴性,5 年生存率为 55%,反之,生存率仅为 10%,因此应仔细选择合适的患者确保没有疾病远处转移并能做到切缘阴性。无瘤间期＜1 年、复发灶＞3cm 及有淋巴扩散、宫旁、盆壁累及等均影响预后。淋巴结阳性的患者存活率≤20%,应被视为脏器廓清术的禁忌。Husain 等在进行廓清术之前评估了 PET 扫描对识别转移的作用,发现 PET 扫描对盆腔以外的转移有 100% 的敏感性和 73% 的特异性,认为可能是术前最准确的影像学判断方法。有报道,腹腔镜检查对确认适合做廓清术的病例选择也有帮助。Berek 等报道了对 75 例 45 岁以上的患者行廓清术的情况,手术时间平均 7.76 小时,平均失血 2.5L,平均住院时间 23 天。术后并发症包括 15% 肠瘘,8% 尿瘘,11% 早期肠梗阻,22% 晚期肠梗阻。Goldberg 等报道了 103 例患者 16 年并发症的情况,输尿管吻合口瘘 14%,输尿管狭窄 5%,结肠袋瘘 3%,结肠袋结石 2%,伤口并发症 17%,胃肠道瘘 11%。其他包括 46% 的低位直肠重新吻合患者盆腔复

发,54%肠道功能欠佳,以及为盆底重建而增加的感染率和瘘发生率,总死亡率低于1%。复发性宫颈癌患者总的5年生存率为48%。

②根治性子宫切除术:放疗后中央性复发病灶<2cm的患者可考虑行根治性子宫切除术。Maneo等对符合要求的34名持续性或复发性肿瘤患者进行了根治性子宫切除术,总体5年生存率为49%,复发率为59%,平均复发时间为37个月,重度并发症率44%,其中5名发展为瘘,肿瘤小、无宫旁及阴道累及的患者结局更好。另外一项包括50名患者的报道显示,有淋巴结阳性的患者13个月内全部死亡,42%有严重并发症,28%有胃肠道瘘,22%有输尿管损伤,20%有严重的长期膀胱功能紊乱,5年和10年的存活率为72%和60%,肿瘤直径<2cm者生存率更高,整体复发率为48%。认为对于持续性或中央型肿瘤复发<2cm及无宫旁或阴道浸润的患者,选择根治性子宫切除术是相对合理的选择。

③术中放疗:挽救性手术后显微镜下切缘阳性或病灶靠近切缘的患者预后较差,此时应用术中放疗(IORT)可以在大块肿瘤被切除后尽可能消灭残余病灶。术中放疗可直接照射靶区,避免了对周围正常组织的损伤,但因受以往放疗剂量、邻近正常组织的影响,单次放疗不可能达到满意的消瘤剂量。有限的可得到的数据显示,术中放疗尽管可行,但并不能明显改善预后,因此,术中放疗仅作为行盆腔脏器廓清术时发现有局部复发的不利预后因素(如切缘阳性、脉管浸润等)的一种补充,术中组织间永久性插植放疗也可能有益。

2.根治性手术后的挽救性治疗

(1)根治性放疗或放化疗:Ito等报道了90例根治手术后宫颈癌中央性复发的患者,应用高剂量率的腔内近距离放射加或不加体外照射的方法治疗,总体10年生存率为52%,他们发现肿瘤大小明显影响生存率,难以扪及的小肿瘤、中等(<3cm)、大的(>3cm)的肿瘤其10年生存率分别为72%、48%和0,放疗后获得完全反应的患者10年存活率为63%,而放疗后仍有残余病灶为10%。同步放化疗被证实在局部复发的中晚期宫颈癌中是有用的,一项回顾性研究报道,未接受过放疗的22名子宫切除术后宫颈癌盆腔复发的患者,接受了同步氟尿嘧啶加顺铂的放化疗,其10年的总体生存率为35%,急性毒性反应可控,但一些幸存者中晚期毒性明显,使得作者推荐考虑其他的化疗方案或单独放疗。

(2)化疗:顺铂目前被认为是单个最有效的细胞毒性药物,可用于转移或复发性的宫颈癌治疗,一般剂量为50~100mg/m²,每3周静脉给予。在Memorial Sloan-Kettering肿瘤中心尝试应用200mg/m²的顺铂(同时硫代硫酸钠保护肾),结果显示,应用更高剂量的顺铂反应率无明显增高,反而毒性难以接受。在个案报道中联合化疗的反应率相差极大,累积数据显示,在经过很好选择的患者中反应率约为40%。随机临床试验将联合化疗方案与单一顺铂进行对比,显示客观反应率和无进展生存有所改善,而整体生存无改善。采用第1~3天拓扑替康(0.75mg/m²)加上第1天顺铂(50mg/m²),每21天重复的随机临床试验显示,联合化疗比单一顺铂方案有整体生存优势,在客观反应率上有明显的改善(27% VS 13%),无进展生存和整体生存时间均有所延长,对于既往无铂类接触史的患者无进展生存和整体生存的数据更支持联合化疗。对于复发性宫颈癌2010年NCCN指南推荐的一线联合化疗方案为:卡铂/紫杉醇、顺铂/紫杉醇、顺铂/托泊替康、顺铂/吉西他滨;可供选择的一线单药有:顺铂、卡铂、紫杉醇、托泊替康、吉西他滨。二线治疗药物有多西紫杉醇、异环磷酰胺、长春瑞滨、伊立替康、比柔比星、丝裂霉素、氟尿嘧啶、贝伐单抗、脂质体多柔比星、培美曲塞。但化疗均无治愈性,仅对延长生存可能有帮助。

(九)宫颈癌治疗的几种特殊情况

1.早期宫颈癌淋巴结阳性

大约 15% 的 Ⅰ~ⅡA 期可手术的宫颈癌患者淋巴结阳性,这种情况下是继续行根治性子宫切除术还是放弃手术选择根治性放疗,仍无一致意见。Leath 等报道了 23 名早期宫颈癌患者,由于盆腔扩散(11 名)、淋巴结阳性(12 名)而放弃了根治性子宫切除术改为放疗,结果显示 5 年总体生存率为 83%。就现有的数据来看,很难得出完成子宫切除术能够改善结局的结论,因为手术可延迟放疗开始的时间、增加手术并发症的发生率。随机数据显示有远处转移和淋巴结阳性的患者,术后放疗同时辅以化疗效果更好,且放疗前手术切除明显阳性的淋巴结对生存也有益。因此,有人提出切除或大块切除明显肿大的淋巴结,将子宫保留在原处,既为腔内放疗提供合适的通道,又可能减少手术及术后放疗的并发症,应该是一种比较合理的治疗。

2.单纯子宫切除术后意外发现宫颈浸润癌

临床上也会遇到因原位癌、微小浸润癌或良性疾病行子宫切除术后病理发现为浸润癌的情况。2010 年的 NCCN 指南对于出现此情况时给予的建议是:如果仅有微小浸润而无脉管浸润的 ⅠA_1 期癌,无须其他治疗。如果患者为有脉管浸润的 ⅠA_1 期癌或≥ⅠA_2 期的中晚期癌,单纯的筋膜外子宫切除术是不够的,需要复习病理切片、做影像学检查及必要的膀胱、直肠镜检查。若切缘阴性、影像学阴性,可补充含腔内、外照射的同步放化疗或完成广泛性宫旁切除+阴道上段切除+盆腔淋巴结切除+主动脉旁淋巴结取样,但再次根治性手术技术上有一定困难,此次术后的处理同初次宫颈癌广泛术后;若切缘阳性、影像学检查淋巴结阴性,给予含腔内、外照射的同步放化疗;若切缘阳性、影像学检查淋巴结阳性,可先切除肿大的淋巴结后,再给予含腔内、外照射的同步放化疗。另一推荐的方法是浸润癌的患者应用辅助性盆腔放疗,总体 5 年和 10 年生存率为 85.5% 和 74.1%,长期并发症少见。单纯子宫切除术后行放疗的结局与根治性子宫切除术后放疗的结果基本相同。有研究将再次手术的患者与行术后放疗的患者进行比较,从平均 5 年生存率来看更支持放疗。放疗应在手术恢复后立即开始,延迟治疗则预后差。尽管无直接证据,但更支持单纯子宫切除术后的浸润性癌行同步化放疗,特别是患者有肉眼残留、阳性切缘、阳性淋巴结、脉管阳性和腺癌时。

3.妊娠期宫颈癌的处理

宫颈癌患者中有 1% 诊断时合并妊娠,多表现为异常细胞学或异常阴道出血。妊娠时异常细胞学发生率为 5%,宫颈刮片或 TCT 检查是安全的,不推荐行颈管内诊刮以免胎膜早破和出血,为排除浸润癌,妊娠时行阴道镜评估和指导活检是需要的。

(1)妊娠期宫颈 CIN 及原位腺癌、微小浸润癌的处理:妊娠期妇女宫颈从低级别不典型增生进展到更高级别不典型增生的发生率为 7%,可根据非孕期原则来处理妊娠期的异常细胞学,不典型增生的随诊方法是每 8 周行阴道镜下活检直至分娩。Averette 等报道在 180 例妊娠期锥切中,头 3 个月胎儿丢失率为 24%,3~6 个月低于 10%。Robinson 等报道 8~34 周的

20 名妊娠期患者应用 Leep 术的经验,他们发现 57% 有边缘累及,47% Leep 术后有残余病灶,有 3 名早产,2 名患者需要输血,1 名 Leep 术后 4 周宫内胎儿死亡(尸体解剖时发现为绒毛膜羊膜炎),因此推荐妊娠期进行冷刀锥切,理想的时间在孕 3～6 个月时。

妊娠期诊断腺体异常通常困难,因为妊娠时腺体过度增生和蜕膜、腺细胞可表现为良性 A-S 反应,可使医生产生迷惑。对于妊娠期宫颈原位腺癌的处理,有报道 5 例妊娠中期行锥切治疗患者均足月分娩,只有 1 名分娩后因 ⅠB 期需要行根治性子宫切除术。大部分妊娠期微小浸润癌的患者可以安全随诊,即使边缘有不典型增生累及(非浸润性疾病)。对于镜下浸润的患者阴道分娩是安全的,可至产后再手术处理。

(2)妊娠期浸润癌的处理

①手术:70% 的 Ⅰ 期妊娠期宫颈癌患者有很好的生存率,如何治疗取决于分期、肿瘤大小、妊娠时间、患者对维持妊娠的愿望等,治疗通常按大于孕 20 周与否进行区分。小于孕 20 周的患者应不考虑妊娠立即处理宫颈癌,但也有延迟至胎儿分娩后处理的报道。大部分延迟处理的患者均为 Ⅰ 期,延长治疗时间 3～32 周,只对严格选择过的、经过很好咨询的、早期小体积病灶的患者适用。Sood 等对 30 例妊娠期宫颈癌患者与非妊娠期患者进行根治性或简单子宫切除术的配对分析,11 例在平均延迟 16 周后进行了手术治疗,无一人复发,妊娠期行根治性子宫切除与出血增多相关,但输血率不增加,术后并发症无差异。Monk 等评估了 13 例胎儿在原位的根治性子宫切除术和 8 例剖宫产术后行根治性子宫切除术的安全性和有效性,无一例围术期死亡,平均随访 40 个月整体存活率为 95%。认为对于 Ⅰ 期患者,20 周前胎儿在原位行根治性子宫切除术和盆腔淋巴结清扫术或在孕晚期胎肺成熟后先剖宫产取胎后再行根治手术是安全的。

对于执意保持妊娠和生育力的 Ⅰ 期<2cm 的宫颈癌患者,可考虑经阴道或腹部行根治性宫颈切除术＋宫颈口环扎,同时行腹腔镜或盆腔淋巴结切除。Ungar 报道了 5 例孕 13～18 周的 ⅠB 期患者,经此治疗后分娩了 2 名健康足月新生儿,其余妊娠丢失发生在术后 1～16 天。所有患者随访 10～54 个月保持无瘤生存。

②放疗:放疗和铂类为基础的化疗增敏对于浸润性宫颈癌是标准的治疗方法,在 Ⅰ 期的治疗效果等同于根治性子宫切除术。大部分报道在妊娠期行宫颈癌放化疗的患者为局部浸润癌。Benhain 报道 2 例应用放化疗的患者,1 例患者在妊娠 12 周时诊断为 ⅣA 期鳞癌,胎儿在原位接受放疗和顺铂周疗,放疗至 40Gy 时发生自然流产,与其他文献中的报道相同,治疗后 20 周死于癌转移。另 1 例患者妊娠 12 周时诊断为 ⅡB 期鳞癌,放疗开始后 3 周发生自然流产,随诊 29 周无瘤生存。有关妊娠期放化疗的资料有限,但可行安全,如果在产褥期放疗,应在子宫复旧 3 周后开始。

③新辅助化疗:8 例妊娠期宫颈癌患者被报道接受了新辅助化疗,化疗方案为顺铂、博来霉素和长春新碱。在诊断时妊娠为 12～21 周,ⅠB₁～ⅡA 期的 7 例患者有临床反应,其中 1 例完全反应,手术治疗平均延迟 16.5 周,3 例手术切除后接受了辅助治疗,随诊 5～80 个月,4 例无瘤存活,4 例死亡。孕期新辅助化疗的资料有限,应谨慎采用。

(3)妊娠期宫颈浸润癌的分娩途径:除 ⅠA₁ 期患者可行阴道分娩外,妊娠期宫颈癌应行剖宫产分娩。有学者研究了妊娠期或分娩后 6 个月内诊断为宫颈癌患者的结局,7 例中只有 1 例为剖宫产术后发生转移,而经阴道分娩的 17 例中有 10 例(59%)发生转移,多变量分析显示阴道分娩是复发最强烈的因素,因此认为妊娠期宫颈癌应行剖宫产分娩,并建议行古典式剖宫产以避免侵犯至子宫下段或宫颈。另外,剖宫产后应行根治性子宫切除术或行手术探查了解疾病程度,可同时行卵巢移位术有助于盆腔放疗时保留卵巢功能。

第四章　妇科疾病中医治疗

第一节　月经病

一、月经先期

月经先期的表现为月经提前 7 天以上甚至 20 天左右一行,连续两个周期以上,也被称为"经期超前"或"经早"。在西医学中,黄体功能不足型的排卵性月经失调,一般表现为月经周期缩短,归属中医月经先期论治,而盆腔炎也可导致月经先期。

(一)病因病机

月经先期的病因可分为外因、内因和不内外因,而且因不同年龄段而有不同的特点。月经刚至之时,肾气未充而阴血得下,故肾气不足,若又因生活学习而肝郁化火,则易阳热炽盛而迫血妄行。而处于育龄的妇人,易因经产劳损、房事过度或生活工作压力等损伤肝肾之阴而致阴虚火旺。而处于绝经期的妇人,肾气渐衰,肝肾阴虚再加之情志不遂等因素,阴虚阳亢而致月经先期。其病机不外乎虚、热、肝郁。

1.虚

素体脾胃虚弱、饮食不节或劳倦思虑过度而损伤脾气,脾气虚弱而失于统摄,冲任不固而不能制约经血,遂致月经先期。先天禀赋不足或房劳多产等而致肾气虚,冲任不固,则经血妄行,遂致月经先期。

2.热

脏腑阴阳失衡,实热、虚热、痰火、郁火等均可致热邪内生,热扰冲任,迫血妄行而致月经先期。

3.肝郁

情志不遂,疏泄太过而致月经先期。

(二)临床表现

月经周期提前 7 天以上或 20 天左右一行,连续两个周期及以上。其余随证型不同而表现不同。

(三)诊断

1.症状

月经周期提前 7 天以上或 20 天左右一行,连续两个周期及以上。经期基本正常,可伴有月经过多。

2.检查

(1)血常规和出、凝血时间检查。

(2)基础体温测定:因黄体功能不足而月经先期者,基础体温(BBT)呈双相型,但黄体期少于 12 天或排卵后体温上升缓慢,上升幅度<0.3℃。

(3)B超检查:以排除器质性病变引起的子宫出血,如子宫肌瘤、卵巢肿瘤、子宫内膜息肉、黏膜下肌瘤等。

(4)诊断性刮宫:月经来潮 12 小时内行诊断性刮宫,子宫内膜呈分泌反应不良。

(5)激素测定:检测外周血中促性腺激素(FSH 和 LH)、卵巢类固醇激素及催乳素水平。

(四)中医治疗

1.气虚

(1)脾气虚证

主要证候:月经提前或经血量多,色淡红,质稀;倦怠乏力,气短懒言,食欲缺乏,小腹空坠,便溏;舌淡或边有齿痕、苔薄白,脉虚缓。

治法:健脾益气,升阳调经。

方药:补中益气汤(《脾胃论》)加减。

组成:人参、黄芪、甘草、当归、陈皮、升麻、柴胡、白术。

若伴随心悸、失眠可用归脾汤加减(《济生方》);若食少腹胀,酌情加麦芽、砂仁;经血量多,可酌情加仙鹤草、血余炭收涩止血;量多色淡,酌情加艾叶炭、炒荆芥温经涩血。

(2)肾气虚证

主要证候:月经提前,量或多或少,色淡暗,质稀,平素带下清稀量多;腰膝酸软,头晕耳鸣,面色晦暗或尿后余沥不尽或夜尿频多;舌质淡、苔薄白,脉沉细尺弱。

治法:补肾益气,固冲调经。

方药:固阴煎(《景岳全书》)加减。

组成:人参、熟地黄、山药、山茱萸、远志、炙甘草、五味子、菟丝子。

若带下量多,酌情加鹿角霜、沙苑子、金樱子补肾固涩止带;经血量少,酌情加鸡血藤、何首乌、黄精等;腰腹冷痛,小便频数,酌情加益智仁、杜仲、乌药温肾止痛;心悸失眠,酌情加茯苓、酸枣仁、柏子仁宁心安神。

2.热证

(1)阳盛血热证

主要证候:月经提前,量多、色鲜红或紫红、质黏稠;身热面赤,口渴喜冷饮,心胸烦闷,小便短黄,大便干结;舌质红、苔黄,脉滑数。

治法:清热凉血,养阴调经。

代表方:清经散(《傅青主女科》)加减。

组成:牡丹皮、地骨皮、白芍、熟地黄、青蒿、黄柏、茯苓。

若经期量多色红,酌情加地榆、仙鹤草、茜草凉血止血;若热灼血瘀,经血色紫暗有块,酌情加炒蒲黄、茜草根祛瘀止血。

（2）肝郁血热证

主要证候：月经周期缩短，量时多时少，经色深红或紫红，质稠，经行不畅或有血块；或少腹胀痛或胸闷胁满或乳房胀痛，抑郁或烦躁易怒，口苦咽干；舌红，苔薄黄，脉弦数。

治法：疏肝解郁，清热调经。

代表方：丹栀逍遥散（《内科摘要》）。

组成：牡丹皮、炒栀子、当归、白芍、柴胡、茯苓、炙甘草。

若肝火犯胃，口干舌燥，酌情加天花粉、知母养阴生津；乳房、胸胁胀痛严重，酌情加橘核、路路通、郁金疏肝通络止痛。

（3）阴虚血热

主要证候：经行提前，量少，色红赤，质黏稠；形体消瘦，颧红潮热盗汗，咽干唇燥，五心烦热；舌质红，少苔，脉细数。

治法：养阴清热，养血调经。

代表方：两地汤（《傅青主女科》）合二至丸（《证治准绳》）。

组成：①两地汤：生地黄、玄参、地骨皮、麦冬、阿胶、白芍；②二至丸：女贞子（蒸）、墨旱莲。

若五心烦热，酌情加生龟甲、银柴胡滋阴清热。

（五）其他治疗

1.针灸治疗

治法：清热益气调经。

主经脉：任脉、足太阴经穴。

主穴：关元、三阴交、血海。

若为实热，配行间；若为虚热，配太溪；若为气虚，配足三里、脾俞。

操作：毫针常规刺。实热与虚热只针不灸，气虚可加灸。

2.耳穴治疗

可取内生殖器、内分泌、肝、脾、肾等耳穴进行毫针刺、埋针法、压丸等治疗。

（六）临证关键点

月经提前7天以上，甚至20天左右一行，连续两个周期以上。

（七）现代研究

（1）女性在经产哺乳过程和绝经前后会导致阴血缺乏、冲任失调等，从而导致月经提前，而两地汤中的地骨皮能有效地降低血管中的胆固醇，同时能兴奋子宫，且此汤剂的提取物能治疗月经提前中的发热症状。两地汤对阴虚型月经提前有很好的治疗效果。

（2）月经先期的发病机制主要为冲任不固，血热型月经先期在证型上既可见阳盛血热、阴虚血热、肝郁血热等单一病机，又有多脏同病或气血同病等相兼病机，且妇科血证在疾病发展过程中，常会有瘀血的兼夹，因此要根据不同的证型用不同的方药治疗。阳盛血热型治疗时以保阴煎为方加减清热泻火凉血之牡丹皮、青蒿等药，阴虚血热型治疗多在保阴煎的基础上酌加沙参、玄参、麦冬等养阴增液之药，肝郁血热型治疗时常以保阴煎合并丹栀逍遥散加减，若兼有气虚可加党参、黄芪以健脾益气,若有肾虚酌加墨旱莲、女贞子、枸杞、桑椹等滋补肝肾之药。

(八)注意事项

月经易受情志、饮食、生活等影响,所以不论平素还是在治疗的同时应当注重情志的疏导和生活饮食的调养。

二、月经量多

月经周期基本正常、而经量明显增多,一般连续 3 个月以上者,称为"月经量多"或称"月经过多""经水过多""经水太多"等不同名称,常与月经先期合并出现,同时亦伴经色、经质的改变。如不及时治疗,常可继发贫血、头晕。本病临床较为常见,由于出血量多,影响身体健康,故要求诊治者众。因此,必须重视本病的防治。

(一)病因病理

本病的主要机理,亦在于血热、血瘀、气虚三者。但我们从长期的临床观察中发现血瘀性出血占有很大的比重。就血瘀的形成而言,其原因,性质有二,一是经期、产后将息不慎,余瘀不净,瘀血滞留,积于冲任子宫,瘀血不去,新血不得循经而妄行;二是肾虚肝郁,情志不畅,气滞则冲任不得畅达,而且冲任功能依赖于肾,肾阳之气不足,既不能溶解子宫内的瘀浊,又不能助冲任以司通达,因而造成子宫内血瘀,以致血不归经,离经之血,溢于脉外,排出体外;如排泄不畅,又将加重血瘀,正如《血证论·瘀血》篇所说:"吐衄便崩,其血无不离经,凡系离经之血,与营养周身之血,已睽绝而不合……此血在身,不能加之好血,而反阻新血之化机……"从临床角度来看,月经过多的病证,其血瘀大多属于后者,即由肾肝脏腑功能失调,使气血阴阳的月节律变化失常,导致子宫冲任内的血瘀,但其程度、范围、性质远较崩漏为轻,但其出血者,理亦相同。

瘀热互兼,亦是月经过多中颇为常见的原因。血热除素体阳盛、嗜食辛辣所致外,大多与心、肝有关,心、肝为五脏中的阳脏,极易动火,加上情志不畅或大怒暴怒,情绪急躁,工作紧张,均足以使心肝气郁而化火,而心肝气郁,所以易于化火以及致瘀者,又常与肾的不足有关。肾阳偏虚,心肝气郁,可以导致瘀痰,肾阴偏虚,心肝气郁,又可以致气郁化火,故心肝气郁病变在肾虚的前提下,极易导致化火致瘀两种不同病变的存在,故临床上常可出现瘀热的病变。

其次气虚脾弱,若素体虚弱或饮食劳倦,损伤脾气,化源不足或大病久病,气血俱伤,更为重要的是月经过多,日久之后,阴血耗损,未有不及气虚的,此乃气血间相互滋生、相互依存、相互影响的关系所致,前人所指出的"血为气之母",亦含有此意。血去气弱,气血不足,则血海冲任不能制约,子宫亦有所失藏,故致月经过多,然而此则发病者少,大多为血瘀或瘀热的兼夹因素。

(二)诊断与鉴别诊断

1.临床表现

月经周期基本正常,经量明显增多,一般在经行第 2～3 天或者第 4 天量多,但仍能在一定时间内停止,也可伴见周期提前或落后或经期有所延长,仍有一定规律。

2.检查

作全身检查和血液检查,以排除凝血机能障碍及肾上腺甲状腺等内分泌疾患。作妇科检查、B超探查和诊刮病理检查等,判断有无子宫肌瘤及流产等。测量BBT等可观察雌、孕激素水平。

(三)辨证论治

本病以血瘀、瘀热为多见,但易兼夹气虚等。治疗上以化瘀清热为主,由于出血过多,必然耗血伤气,故需要参入益气、扶正、止血之品。

1.血瘀证

主证:经行量多,阵发性出血,色紫黑,有较大血块,小腹疼痛或胀滞不舒,血块排出后疼痛减轻,出血减少,胸闷烦躁或有腰俞酸楚,舌质紫暗或有瘀点,脉象细弦。

治法:活血化瘀,固经止血。

方药:加味失笑散(临床验方)。

黑当归、赤白芍、五灵脂、山楂、川续断、制香附、景天三七、花蕊石各10g,炒蒲黄(包煎)、炒荆芥各6g,益母草15~30g。

服法:水煎分服,每日一剂,经前、经期服。

加减:腹胀明显者,加木香6g,台乌药5g;小腹有冷感者,加艾叶9g,肉桂3g(后下);若烦热口渴者,加丹皮10g,马鞭草、钩藤各15g。

2.瘀热证

主证:月经过多,周期超前,色深红或红而暗有血块或有大血块,面红唇干,烦热口渴,夜寐不安,大便秘结,小便短黄,舌质红、苔黄腻,边有紫斑。

治法:清热凉血,化瘀止血。

方药:丹栀逍遥散(《内科摘要》)合加味失笑散(临床验方)。

钩藤15g,黑山栀、炒丹皮、黑当归、赤白芍各10g,炒柴胡、炒子芩各6g,五灵脂10g,蒲黄(包煎)5g,川续断、益母草各15g。

服法:水煎分服,日服1剂,经前、经期服。

加减:出血过多者,加入大小蓟、茜草炭、地榆炭、血余炭各10g;心烦寐差,惊悸不宁者,加入炙远志6g,莲子心5g,紫贝齿(先煎)10g;脾胃失和,腹胀脘痞者,加入陈皮、广木香各6g,焦山楂10g等。

3.气虚或兼血瘀证

主证:月经量过多,色淡红或色紫红,质清稀或夹有血块,小腹胀滞,面色萎黄,气短懒言,肢疲乏力,舌质淡红,舌苔白腻,边有紫瘀点,脉象细弱。

治法:补气健脾,化瘀止血。

方药:补气固经丸(《妇科玉尺》)合加味失笑散《实用妇科方剂学》。

党参15~30g,黄芪10~20g,白术、茯苓各10g,砂仁(后下)5g,炙甘草6g,陈皮6g,川续断15g,失笑散(包煎)10g,荆芥6g,马齿苋15g,合欢皮9g。

服法:水煎分服,每日1剂,经前、经期服。

加减:大便偏溏,腹痛矢气,加入赤白芍各 10g,炒防风 5g,煨木香 9g,炮姜 5g;形寒肢冷,腰酸明显者,加入杜仲、补骨脂、鹿角胶(另炖烊化)各 10g;小腹胀坠,神疲乏力者,加入炒荆芥、炒柴胡各 6g 等。

(四)临床体会

月经量多,除少数系肾虚气弱之出血外,一般均以血瘀或瘀热为主。因此,在辨治方面,着重在化瘀调经,控制出血。某中医院老主任曾经在一次学术讲座上说:余生平诊治月经过多病证,早期专事止涩固冲,务求尽快控制出血,药后得效,则沾沾自喜,每以用药得当,但随着年龄的增长,时间的消逝,发现相当部分患者,用固涩止血方药,长期服用后,子宫肌瘤、内膜异位症、盆腔瘀血证、盆腔炎症增多,而且随着时间的后移,服用固涩止血药后疗效渐差,经期延长,抚今追昔,固涩止血并非良法,有瘀者,必当化之逐之,免贻后害。语重心长,的确指出了本病证的主要所在。现代医学因月经过多而采用刮宫止血者,常亦有之。但由于血瘀的程度和范围不同,以及出血的缓急有异,治疗也就不同。一般程度较轻的,用加味失笑散即可,药用黑当归、赤白芍、五灵脂、蒲黄、川续断、茜草炭、景天三七、血见愁、荆芥、益母草各 10g 等。其次血瘀程度较甚,手按小腹有疼痛感觉,经血阵下,夹有大血块,用《傅青主女科》的逐瘀止血汤。药用生地酒炒、大黄、赤芍、炒当归、炙鳖甲、炙龟甲、炒枳壳、丹皮、桃仁。水煎服,一剂病轻,二剂病止,三剂血亦全止。根据此方治疗作用的描述,显系月经过多的典型血瘀证,因为,我们临床长期观察,发现真正的无排卵性崩漏,一般均无腹痛症状,而有排卵型的月经过多,之属于血瘀证,均有程度不同的腹痛症状。《女科》虽指出闪跌血崩,此乃血瘀性的月经过多病证也。血瘀较为严重者,可以运用加味脱膜散,药用肉桂、三棱、莪术、五灵脂、三七粉(分服)、益母草等。凡是功能性出血病患者,不论有无排卵性,其属于血瘀证型,确实应按血瘀的程度、范围,分别轻、中、重予以施治,然而活血化瘀的确也有引起出血增多者,特别是阴虚血管脆弱者,更应有所慎重。如《傅青主女科》的逐瘀止血汤之所以有生地、龟甲、鳖甲,就是针对阴虚而用;如有气虚者,尚应加入党参、黄芪、甘草、沙参、白术;如有肾虚者,应加入川断、杜仲、补骨脂、鹿角胶等品;肝肾阴虚,虚热偏甚者,应加入女贞子、墨旱莲、山药、熟地、白芍等品;出血特多者,必须加入大小蓟、血余炭、茜草炭、飞廉、血竭、花蕊石、三七粉、琥珀粉、荆芥等偏于止血之品;如若偏于阳气不足者,则应加入艾叶炭、赤石脂、禹余粮、炮姜、补骨脂等温涩止血之品。在活血化瘀的同时,加强控制出血,以防好血外流,带来不应有的损失。

三、月经后期

月经后期的表现为月经周期推后 7 天以上,甚至 3~5 个月一行,连续两个周期以上,又被称为"月经稀发""月经延后""月经错后""迟经"等。本病首见于东汉末"医圣"张仲景在《金匮要略·妇人杂病脉证并治》温经汤方条下,谓"至期不来"。现代女性因不良饮食习惯等如常过食生冷,从而寒凝血瘀,阻滞胞宫而导致月经后期。也有很多女性因过度节食等因素导致化源不足,营血亏虚而导致月经错后。对月经后期的治疗,我们应辨清虚实寒热再对症下药,也需与妊娠等鉴别诊断,切不可自行诊治,随意用药。

（一）病因病机

月经后期的病因与月经先期相似，亦有虚实之别。元代《丹溪心法·妇人》中提到血虚、血热、痰多均可导致月经后期的发生，而明代《医方考·妇人门》也提到月经后期多为寒，为郁，为气，为痰。于虚的方面，一是在于先天禀赋不足，二是后天脾胃虚弱；于实的方面，不外乎寒凝、气滞、痰壅、血瘀。

1.肾虚

先天禀赋不足或多产、房劳损伤精血，肾气有损，肾虚精亏血少，冲任亏虚，血海不能按时满溢，遂致月经后期。

2.血虚

化源不足或久病失血，营血亏虚，冲任不固，血海不能按时溢满而月经后期。

3.血寒

经产后外感寒邪或过食生冷，寒湿内侵或素体阳虚，虚寒内生而致月经后期。

4.痰湿

素体肥胖，脂溢胞宫胞脉或脾失健运，水湿停聚凝而为痰，下注冲任，壅滞胞脉，气血运行缓慢，血海不能按时满溢，而致月经后期。

5.肝郁

情志过极，肝气郁结，失于疏泄则月经后期。

（二）临床表现

月经周期推后 7 天以上，甚至 3～5 月一行，连续两个周期以上或伴随兼症。

（三）诊断

1.症状

月经周期推后 7 天以上，甚至 3～5 月一行，连续两个周期以上。可伴有经量或经期的异常。

2.检查

（1）妇科检查：一般无异常或有卵巢体积增大。

（2）辅助检查

基础体温：若为排卵性月经后期，基础体温可以表现出双相变化，但低温时间，也就是增生期较长，排卵后体温缓慢上升。这期间，增生期延长也与雌激素失调、排卵前分泌高峰后延和 LH 高峰后延都有很大关系。若为不排卵性月经后期，基础体温呈单相或相对平直或杂乱无章。

激素水平：若为排卵性月经后期，则为排卵后延，主要是因为刺激卵泡发育的激素相对不足，卵泡期延长，排卵延后，因此月经周期后延，此种月经后期的周期一般较为规律。若为非排卵性月经后期，主要是因为月经周期中不能形成黄体生成激素/卵泡刺激激素高峰，导致卵泡无法排卵而月经周期后延，此种月经后期的周期一般较为紊乱。

B 超：排除器质性病变；观察是否为多囊卵巢综合征；观察是否妊娠。

（四）中医治疗

1.肾虚证

主要证候：月经周期延后，量少，色暗淡，质清稀；腰膝酸软，小腹隐痛，喜按喜暖，大便溏，小便清长，头晕耳鸣，面色晦暗或面部暗斑；舌淡，苔薄白，脉沉细。

治法：温肾助阳，养血调经。

方药：大补元煎（《景岳全书》）加减。

组成：人参、山药、熟地黄、杜仲、当归、山茱萸、枸杞、炙甘草。

若带下量多，加鹿角霜、金樱子等；若夜尿频多，加益智仁、乌药等；若月经量少，加当归、鸡血藤等。

2.血虚证

主要证候：月经周期延后，量少，色淡红，质清稀或小腹绵绵作痛，头晕眼花，心悸少寐，面色苍白或萎黄，爪甲不荣；舌质淡红，脉细弱。

治法：补血益气调经。

方药：人参养荣汤（《太平惠民和剂局方》）加减。

组成：人参、白术、茯苓、炙甘草、当归、白芍、熟地黄、肉桂、黄芪、五味子、远志、陈皮、生姜、大枣。

3.血寒证

（1）虚寒证

主要证候：经期后延，量少，色淡质稀；小腹隐痛，喜热喜按，腰酸无力，小便清长，大便稀溏，面色㿠白；舌淡，苔白，脉沉细迟无力。

治法：温经扶阳，养血调经。

代表方：大营煎（《景岳全书》）或艾附暖宫丸（《沈氏尊生书》）加减。

组成：①大营煎：当归、熟地黄、枸杞、炙甘草、杜仲、牛膝、肉桂；②艾附暖宫丸：艾叶、香附、吴茱萸、肉桂、当归、川芎、白芍、地黄、黄芪、续断。

（2）实寒证

主要证候：经期后延，量少，经色紫暗有块；小腹冷痛，拒按，得热痛减，面色苍白，畏寒肢冷；舌暗，苔白，脉沉紧或沉迟。

治疗：温经散寒，活血调经。

代表方：温经汤（《妇人大全良方》）加减。

组成：人参、当归、川芎、白芍、肉桂、莪术、牡丹皮、甘草、牛膝。

4.气滞证

主要证候：经期后延，量少或正常，经色暗有血块；小腹胀痛，精神抑郁，胸闷不舒，经前胸胁乳房胀痛，时常太息；苔薄白或微黄，脉弦或脉弦数。

治法：理气行滞，和血调经。

方药：乌药汤（《兰室秘藏》）加减。

组成：乌药、香附、木香、当归、甘草。

（五）其他治疗

1.针灸治疗

治法：温经散寒，补血调经。

主经脉：任脉，足阳明、足太阴经穴为主。

主穴：气海、归来、三阴交。

若血寒，则配关元、命门；若血虚，则配血海、足三里；若肾虚，则配肾俞、太溪；若气滞，则配太冲、肝俞。

操作：毫针常规刺。血寒、血虚、肾虚可加灸。

2.耳穴治疗

于内生殖器、皮质下、内分泌、脾、肝、肾穴位处行埋针法或压丸法。

（六）临证关键点

月经周期延后7天以上，甚至3～5月一行，连续出现两个月经周期以上。

（七）现代研究

（1）卵巢储备功能下降会使女性过早地出现不孕、月经稀发、流产甚至闭经，严重时会对患者的生存质量产生影响。而丹归胶囊具有益气补血、祛斑调经的作用，适用于气血两亏所致的月经后期。文中提到丹归胶囊能有效改善患者性激素水平，从而提高巢功能，达到调经目的。

（2）月经能否按时而潮，主要取决于肾之主脏是否充盛，然而经血能否如期而至，又与肝藏血生血、主疏泄、司冲任胞脉相关。陈教授在治疗时注重肾、脾、肝之间的关系，且根据不同月经周期（月经期、经后期、经间期、经前期）来进行治疗。如若处于经前期，则应补气活血通经，引血下行，自拟桃红四物促经汤加减。

（八）注意事项

1.寒温适宜

经前及经期注意保暖和经期卫生，应尽量避免受寒、淋雨、接触凉水等。

2.节制饮食

经期不宜过食寒凉冰冷之物。

3.调节情志

经期要尽量保持情绪稳定，心境平和。

四、经后期出血

在正常月经期后，仍有少量持续性阴道出血或者经净1～2天后，又见少量出血，点滴即净，使月经期延长达10余天者，称为"经后期出血"，一般归属于经期延长中，但认为本病与经期延长相似而有所不同。经后期出血现代医学称为"子宫内膜修复延长"亦称"卵泡期出血"。

（一）病因病理

本病在现代医学认为，由于月经期子宫内膜剥脱后，下周期卵巢新的卵泡发育迟缓或欠佳，所分泌的雌激素不足，以致子宫内膜不能再生修复已剥脱的创面而止血，使经后期出血。

前人限于条件,只能从月水不断、月水不绝加以论治,如《诸病源候论》云:"妇人者,月水不断,由损伤经血、冲脉、任脉虚损也。"《沈氏女科辑要笺正》云:"经事延长淋漓不断,下元无固摄之权……"本病如进一步发展,可向崩漏转化,正如张山雷所说:"须知淋漓之延久,即是崩漏之先机。"而崩漏的主要机理在于"阴虚阳搏",可见本病的主要病机亦在于阴虚。其所以出血者,在于子宫藏之不固、冲任约制欠佳。阴虚子宫冲任失于藏固,是本病的主要所在。阴虚者,肝肾不足也,一方面与素体不足,肝肾不强,天癸亦有所不充。而另一方面或由慢性失血、房劳多产或由生活失常,睡眠欠佳或由于心情欠佳忧郁、忿怒、紧张、恐惧、烦恼等因素的影响,以致阴血不足,阴虚程度较轻,尚能行其消长转化,但必然减慢其生理演变,同时又不能涵养子宫冲任,以致子宫排经后的创伤及冲任脉的制约功能均受到影响,因而出现点滴出血。此外尚可有兼气虚脾弱者,因行经期不慎调摄或饮食失调或劳倦过度或思虑过多,以致气虚脾弱,使子宫冲任不能司藏固之权,因而出现经后期出血,亦有兼夹湿热者。因行经期感受湿浊之邪或湿热外邪,趁行经期空虚而袭之或宿有湿热之邪,蕴于子宫,扰乱冲任,亦可致经后期出血也。

(二)诊断与鉴别诊断

1.临床表现

在正常月经期后,仍有少量持续性或间断性出血,出血量甚少,似乎月经期有延长达 10 余天之象。

2.检查

BBT 及子宫内膜检查均正常,B 超随诊检查卵泡发育不佳,与同期相比,卵泡较小,激素测定,卵泡期雌激素水平偏低。

3.临床上应需注意有无器质性疾病的存在。本病还应与黄体萎缩不全相鉴别,可根据月经第 5 天子宫内膜有无分泌来确定。

(三)辨证论治

本病是以经后期出血为特点,经后期以阴长为主,阴长不及,不能养宫育冲,以致子宫藏之不实,冲任约制欠佳,故治疗上重在养阴止血,并根据不同兼证,分别采用补气、清利等方法以调治之。

1.阴虚证

主证:经后期出血,持续不断,淋漓 10 余日不止或间断性出血,色鲜红、质黏稠,头昏腰酸,胸闷烦躁,五心烦热,口咽干燥,舌红少苔,脉象细数。

治法:滋阴清热,收敛止血。

方药:二至地黄丸(临床验方)加减。

女贞子、墨旱莲各 15g,怀山药、山萸肉、熟地各 10g,左牡蛎(先煎)20g,炒丹皮、茯苓各 9g,阿胶(另炖烊入)、白芍各 12g,炒地榆、血余炭各 10g。

服法:水煎分服,每日 1 剂,经后期服。

加减:若潮热甚者,加沙参 15g,青蒿 10g,白薇 9g 以滋阴退热;出血时多时少者,加入炙龟甲(先煎)15g,茜草炭 10g;情怀抑郁,时欲叹气者,加入荆芥 6g,醋炒柴胡 5g;腰酸明显,下肢偏凉者,加入炒川断、杜仲各 10g。

2.脾弱气虚证

主证:经后期出血,淋漓10余日,量不多,色淡红,质清稀,头昏腰酸,面色㿠白,精神疲惫,四肢无力,目眩眼花,食欲缺乏,腹胀矢气,大便易溏,舌质淡红,舌苔薄,脉细弱无力。

治法:健脾益气,固冲止血。

方药:归脾汤(《济生方》)加味。

党参、黄芪各 20g,白术 15g,茯苓神、白芍、阿胶(另炖化冲)、怀山药各 10g,炒枣仁、广木香、炙甘草各 6g,合欢皮 9g,陈皮 5g。

服法:水煎分服,每日 1 剂,经后期即服。

加减:若兼小腹空坠发凉,四肢欠温,大便溏薄者,加入艾叶炭 10g,炮姜 6g,肉桂 6g,川断 10g;若小腹隐痛,夹有血块者,加入三七粉 3g(冲服),五灵脂 10g,炒蒲黄(包煎)6g;若兼烦热口渴,夜寐盗汗者,加入钩藤 15g,炒丹皮 10g,莲子心 3g。

3.湿热蕴结证

主证:经后期出血,淋漓不净或赤白杂下,量少色红或暗红,质黏稠,有臭味,伴有头昏腰酸、神疲少力,低热烦躁,少腹胀痛、平时黄白带下多,小便短赤,大便粘滞,舌红苔黄根厚腻,脉细滑带数。

治法:清热利湿,滋肾固宫。

方药:固经丸(《丹溪心法》)合四妙丸(《成方便读》)加减。

炙龟甲(先煎)9g,炒黄柏 10g,黄芩 6g,制香附、椿根白皮、生苡仁、制苍术、怀牛膝、泽泻、茯苓、大小蓟各 10g。

服法:水煎分服,每日 1 剂,经后即服。

加减:若发热,小腹疼痛明显,经血暗红,臭秽者,加败酱草 15～30g,蒲公英 15～30g,白花蛇舌草 15g,广木香 9g,延胡 12g;若兼胸脘痞闷,恶心纳呆者,加广藿香、佩兰、竹茹各 10g,陈皮 6g 以和之;若少腹刺痛颇著,经后出血,色黑有血块者,加入五灵脂、赤白芍各 10g,炙乳没各 6g,延胡 12g。

(四)临床体会

经后期出血与经期延长有时很难区分,但通过测量 BBT 以及有关雌孕激素测定,详细的病史和临床出血情况的分析,是不难辨别的。就一般而言,经期延长,虽然出血亦不过多,但毕竟有一定的出血量,而经后期出血,明显少于经期延长,有的经净 1～2 天后再间断性出血,出血量少或很少,一般均与阴虚、肝肾有所不足、天癸不充有关,阴虚火旺是造成经后期出血的主要原因,脾虚气弱,湿热蕴结较为少见,甚或是阴虚中的兼夹证型,尚有极少数可兼夹血瘀证。辨证主要依据妇科特征,以量、色、质、气味为主。一般来说,经色红或深红,质黏稠或有时质稀者,多属阴虚,再结合头昏腰酸或其他肝肾不足等证或者无全身症状,但舌质偏红,脉象细弦者,亦可作为阴虚的辨证;如经色淡,质稀如水,即辨别为脾虚气弱的证型。经色暗红,质黏稠,夹有带下状物,有臭味者,可辨为湿热证型;如经色紫黑,有血块,可辨别为血瘀,治疗上亦以阴虚为主证型。一般服用乌鸡白凤丸,合用六味地黄丸,亦有控制经后期出血的良好作用。如脾胃欠佳,腹胀便溏者,乌鸡白凤丸合香砂六君丸合用亦有较好的作用。兼湿热证者,大多为子宫盆腔炎症性疾患。清热利湿以抗感染,慢性者,仍然要结合调补肝肾,才能达到较好的控制炎症的效果。

五、经间期出血

经间期出血一般是指在排卵期出现周期性少量阴道出血者,在古代医籍中将排卵期称为"氤氲之时"。经间期是在经后期之后由阴转阳、由虚至盛之时,若此期间精血充沛,阴长至重,精化为气,阴转为阳,则氤氲之状萌发,"的候(排卵)"到来,此为女子受孕之最佳时机。但若经间期肾阴虚,癸水不足或湿热内蕴或瘀阻胞宫,当阳气内动之时,阴阳转化不协调,冲任损伤,血海固藏失职,血溢于外,则造成经间期出血或会影响排卵,继而影响生育。若出血少且仅1~2天或偶尔1次,可不做病论;但若反复出血或持续时间长,则需及时就诊。本病的治疗重在经后期,以滋肾养血、平衡阴阳为主。

(一)病因病机

经间期出血常见的病因有素体虚弱不足、外感湿邪、久病阴虚、情志不畅、房劳多产等。素体不足,房劳多产或久病都可导致肾阴虚,日久可耗伤阳气;情志不畅与素体虚弱可导致血瘀,瘀阻胞宫,血不归经,则造成出血;外感湿邪,阻于胞络冲任之间,蕴而生热,损伤冲任而致出血。

1.肾阴虚

素体不足或房劳多产或思虑过度或久病,以致肾阴偏虚,虚火耗阴,精亏血损,于氤氲之时,阳气内动,虚火与阳气相搏,损伤阴络,冲任不固,因而经间期出血。若阴虚日久,损耗阳气,阳气不足,统摄无权,血海不固,以致出血反复发作。

2.湿热

外感湿邪,入里阻于胞络、冲任之间,蕴而生热;或情志不畅,肝气郁结,克伐脾胃,不能化水谷之精微以生精血,反聚而生湿,下趋任带二脉,蕴而生热。阳气内动之时,引动内蕴之湿热,热扰冲任、子宫,以致出血。

3.血瘀

素体虚弱,又因经产留瘀,瘀阻胞络;或情志不遂,气滞冲任,久而成瘀。值氤氲之时,阳气内动,血瘀与之相搏,瘀伤血络,血不循经,以致出血。

(二)临床表现

排卵期周期性出现子宫少量出血。

(三)诊断

1.症状

两次月经中间出现规律性的少量阴道出血,常出现在周期的第12~16天,出血一般不超过5天。周期及经期正常。

2.检查

(1)多见于青春期及育龄妇女。尤多见于产后或流产后。

(2)妇科检查:宫颈黏液透明呈拉丝状,夹有血丝。宫颈无赘生物或重度炎症,无接触性出血。

(3)基础体温测定:低高温相交替时出现少量阴道出血。

(4)激素水平检查:月经中期测定血清雌、孕激素水平偏低。

(四)中医治疗

1.肾阴虚证

主要证候:经间期出血,少量或稍多,色鲜红,质稍稠;伴头晕腰酸,夜寐不宁,五心烦热,大便干结,小便色黄;舌质红,苔少,脉细数。

治法:滋肾养阴,固冲止血。

方药:加减一贯煎(《景岳全书》)。

组成:生地黄、白芍、麦冬、熟地黄、甘草、知母、地骨皮。

(1)阴阳两虚证

症状:经间期出血,量稍多,色淡红无血块;头晕腰酸,神疲乏力,大便溏,尿频;舌淡红苔白,脉细。

治法:益肾助阳,固摄止血。

方药:大补元煎(《景岳全书》)加减。

组成:人参、山药、熟地黄、杜仲、当归、山茱萸、枸杞、炙甘草。

(2)阴虚火旺证

症状:经间期出血,量稍少,色鲜红质稠;头晕腰酸,烦热口干,夜寐差或失眠,入夜盗汗,便坚尿黄;舌红苔少,脉细数。

治法:滋阴降火,清热止血。

方药:知柏地黄丸(《医宗金鉴》)加减。

组成:知母、黄柏、熟地黄、山萸肉、山药、泽泻、茯苓、牡丹皮。

2.湿热证

主要证候:经间期出血,量稍多,色深红,质黏腻,无血块,平时带下可见血丝或赤白带下;伴小腹时痛,骨节酸楚,神疲乏力,胸胁满闷,口苦咽干,纳呆腹胀,小便短赤;舌质红,苔黄,脉濡或滑数。

治法:清利湿热,固冲止血。

方药:清肝止淋汤(《傅青主女科》)加减。

组成:白芍、生地黄、当归、阿胶、牡丹皮、黄柏、牛膝、香附、红枣、小黑豆。

若湿盛,可加薏苡仁、苍术等健脾燥湿。

3.血瘀证

主要证候:经间期出血,量少或稍多,色暗红或紫黑或有血块;少腹两侧或一侧胀痛或刺痛拒按,情志抑郁,胸闷烦躁;舌质紫或有紫斑,脉细弦。

治法:化瘀止血。

方药:逐瘀止血汤(《傅青主女科》)加减。

组成:大黄、生地黄、当归尾、赤芍、牡丹皮、枳壳、龟甲、桃仁。

若带下黄稠夹有湿热,可加红藤、败酱草、薏苡仁等清利湿热。

(五)其他治疗

(1)耳针疗法:取子宫、盆腔、屏间、肝、脾、肾、附件、脑等穴,2~3穴/次。

(2)肾阴虚的经间期出血,可从月经干净后服用乌鸡白凤丸。

(六)临证关键点

排卵期周期性出现子宫少量出血。

(七)现代研究

(1)仙人揉腹法结合腹针能有效地治疗经间期出血。仙人揉腹法是清康雍年间著名养生家方开所创,具体操作:①预备势:在保暖的前提下,脱衣松裤,正身仰卧,枕在矮枕上,全身放松,凝神静虑,调匀呼吸,舌抵上腭,意守丹田。②第一式:按摩心窝。两手缓缓上提,在胸前两手中三指(示指、中指、无名指)对接,并按在心窝部位(即胸骨下缘下柔软的部位,俗称心口窝),依右→上→左→下顺时针方向,原地按摩21次。③第二式:回环按摩腹中线及腹两侧。两手中三指对接,由心窝一边顺时针按摩,一边下移至脐下耻骨联合处(即小腹下部毛际处),然后两手向左右分开,一边按摩(左逆时针右顺时针)一边向上走,回到心窝处,两手交接而止。循环21次。④第三式:推按腹中线。两手中三指对接,由心窝腹中线部位直推至耻骨联合处,共21次。⑤第四式:右手绕脐按摩。右手手掌依右→上→左→下顺时针方向,围绕肚脐摩腹21次。⑥第五式:左手绕脐按摩。左手手掌依左→上→右→下逆时针方向,围绕肚脐摩腹21次。⑦第六式:推按左侧胸腹。左手做叉腰状,置左胁下腰肾处,大指向前,四指托后,轻轻捏住;右手中三指按在左乳下方部位,以此为起点,直推至左侧腹股沟(俗称大腿根)处,连续推按21次。⑧第七式:推按右侧胸腹。方向相反,方法同第六式。⑨第八式:盘坐摇转。盘坐势,两手拇指在里,四指收拢,握捏成拳(道家称为"握固"),分别轻按于两膝上,全身放松,足趾微向下屈。上身微往下俯,进行缓缓摇动。先依左→前→右→后顺时针方向,摇转21次;然后依右→前→左→后逆时针方向,摇转21次。注意事项:运用本法治疗时,要求动作柔缓,手法正确。极度疲劳、过饥过饱、恼怒、惊恐、精神紧张时,不宜点按。经间期出血患者在经过腹针治疗后再行仙人揉腹法,效果甚佳。

(2)逍遥散化裁对治疗肝郁脾虚型经间期出血有显著疗效。

(3)养阴清热止血汤治疗经间期出血肾虚肝郁证效果良好。此方重在肝、脾肾、三脏同补,气血同调,止血不忘化瘀,标本兼治,与激素类药物相比远期疗效好,不良反应小,且能多水平、多靶点作用于卵巢,调节卵巢功能,保护卵巢。

(八)注意事项

(1)出血期间应适当休息,避免过度劳累。

(2)保持外阴局部清洁,严禁性生活,防止感染。

(3)饮食宜清淡有营养,忌食生冷、油腻、辛辣、燥热的食物。

(4)注意调节情绪,保持心情舒畅,加强体质锻炼。

第二节 生殖系统炎症

一、外阴炎及前庭大腺炎

（一）概述

非特异性外阴炎是指不由某种特定细菌而引起的外阴炎症。其病因常为经血、阴道分泌物、糖尿病患者的糖尿、粪瘘患者的粪便的刺激以及尿瘘患者尿液的长期浸渍所致；另外，穿紧身化纤内裤或经期使用卫生巾、平时使用卫生护垫等导致局部通透性差，外阴潮湿，也可引起本病。前庭大腺位于两侧大阴唇下方，腺管开口于小阴唇内侧近处女膜处。此部位有利于细菌的隐存，常因性交、分娩、月经及外阴受到污染时，病原体侵入腺体而引起感染。当炎症引起腺口闭塞，炎性分泌物不能排出，则形成前庭大腺脓肿。以单侧多见，好发于育龄期妇女。

本病属于中医"阴肿""阴疮"的范畴。首见于《金匮要略·妇人杂病脉证并治》："少阴脉滑而数者，阴中即生疮，阴中蚀疮烂者，狼牙汤洗之"。中医认为本病多由经行产后，忽视卫生或外感湿热毒邪，蕴积于下；也可因寒邪凝滞气血，瘀积于内而引起。以热毒者为多见。治则以清热解毒为主，佐以消肿散结；寒凝者则益气养血，托毒外出。

（二）辨证论治

1. 外阴炎

（1）肝经湿热

主证：阴部瘙痒，甚则溃烂，烦躁易怒，口苦咽干，头晕目眩，大便燥结，小便短黄，舌红，苔黄腻，脉弦滑数。

治法：清肝，泻热，除湿，止痒。

例方：龙胆泻肝汤（《医宗金鉴》）加味。

用药：龙胆草，柴胡，栀子，黄芩，车前子（包），泽泻，生地黄，当归，生甘草，川木通。

加减：阴痒明显者，加苦参、白鲜皮燥湿止痒。

（2）阴虚血燥

主证：阴部皮肤粗糙、肥厚，瘙痒不已，头晕耳鸣，口干咽燥，肌肤不润，大便秘结，舌淡少苔，脉细数或细弱。

治法：滋润养血祛风。

例方：当归饮（《证治准绳》）。

用药：当归，川芎，白芍，生地黄，防风，荆芥，黄芪，甘草，白蒺藜，制首乌。

加减：阴痒明显者，加蝉蜕祛风止痒。

2. 前庭大腺炎

（1）热毒蕴结

主证：阴户一侧或双侧忽然肿胀疼痛，行走艰难，继而肿处高起，形如蚕茧，不易消退，3～5天便欲成脓，继则局部溃破流脓，溃后脓多臭秽而稠，一般经5～7天便可收口而愈，但易反复发作，往往伴有恶寒发热，口干纳少，大便秘结，小便涩滞，舌质红，舌苔黄腻，脉滑而数。

治法:清热解毒,消肿散结。

例方:

①五味消毒饮(《医宗金鉴》)加味

用药:金银花,野菊花,蒲公英,紫花地丁,天葵子,乳香,没药,赤芍,牡丹皮。

②仙方活命饮(《校注妇人良方》)

用药:白芷,贝母,防风,赤芍,当归,甘草,皂角刺(炒),穿山甲(炙),天花粉,乳香,没药,金银花,陈皮。

加减:若疮久不愈,兼神疲乏力,正气不足者,加生黄芪、党参益气扶正,托毒外出。若反复出脓、窦道形成者,加黄芪、桔梗以扶正托毒。二便秘涩者加大黄、槟榔,使热毒之邪从便中排出。

(2)寒凝

主证:肿块坚硬,皮色不变,不甚肿痛,经久不消或日久溃烂,瘙痒出血,脓水淋漓,疮久不敛,神疲体倦,纳谷不香,心悸烦躁,舌质淡嫩,舌淡黄腻,脉细弱无力。

治法:益气养血,托毒外出。

例方:

①托里消毒散(《外科正宗》)

用药:人参,川芎,白芍,黄芪,当归,白术,茯苓,金银花,白芷,甘草,皂角针,桔梗。

②小金丹(《外科全生集》)

用药:路路通,草乌,五灵脂,地龙,马钱子,乳香(去油),没药(去油),当归身,麝香,墨炭。

(3)肝经湿热

主证:外阴红肿胀痛,常伴有发热,两胁胀痛,口苦咽干,小便短赤,大便不爽,舌红,苔黄而腻或黄厚,脉弦数或濡数。

治法:清肝利湿,消肿止痛。

例方:龙胆泻肝汤(《医宗金鉴》)加味。

用药:龙胆草,栀子,黄芩,车前子,木通,泽泻,生地黄,当归,甘草,柴胡,蒲公英,紫花地丁。

加减:若肝郁脾虚者,用逍遥散。若溃腐胀肿或已溃破者,可按阴疮治疗。

(4)气虚下陷

主证:阴户肿胀而坠,面色少华,神疲肢倦或小腹空坠,纳少便溏,带下绵绵,舌淡,苔白,脉细软无力。

治法:益气养血,升举中阳。

例方:补中益气汤(《脾胃论》)。

用药:人参,黄芪,炙甘草,当归,陈皮,升麻,柴胡,白术。

(三)单验方

(1)清热祛湿汤:龙胆草、薏苡仁各 15g,当归、生地黄、栀子、茯苓、黄芩、板蓝根、车前子、牡丹皮、泽泻各 10g,水煎服,每日 1 剂,清热祛湿,消肿止痛。适用于肝经湿热下注型。

(2)升提散:枳壳、茺蔚子各 15g。水煎,加糖适量,每日 1 剂,30 天为 1 个疗程,补益气血,升提中气。用于气虚下陷型。

(3)蒲公英 20g,泽泻、赤芍、金银花、连翘各 15g,牡丹皮 12g,青天葵、龙胆草、黄柏、栀子各 10g,生甘草 6g,水煎服。

(4)金银花 15g,连翘 15g,蒲公英 20g,龙胆草 12g,牡丹皮 12g,泽泻 15g,黄柏 10g,水煎服。

(5)赤芍、天花粉、茯苓、紫花地丁各 15g,薏苡仁 12g,当归 9g,没药 8g,水煎服。

(6)泽兰叶 60g,马鞭草、苦瓜根各 30g。水煎,滤汁,置盆中熏洗坐浴,每日 2 次,用 7 天为 1 个疗程。

(四)中成药

1.清热解毒丸

组成:大黄、紫花地丁、蒲公英、连翘、甘草、防风、荆芥、黄芩、木通、生地黄。

主治:清热解毒,消风散肿。适用于热毒壅滞型外阴炎及前庭大腺炎。

用法:口服,成人 6g/次,每日 2 次。

规格:水丸剂,每 50 粒重 3g。

2.连翘败毒丸

组成:金银花、连翘、蒲公英、紫花地丁、大黄、栀子、黄芩、黄连、黄柏、苦参、白鲜皮、木通、防风、白芷、蝉蜕、荆芥穗、羌活、麻黄、薄荷、柴胡、天花粉、玄参、贝母、桔梗、赤芍、当归、甘草。

主治:清热解毒,散风消肿。可用于热壅成脓型外阴炎及前庭大腺炎。

用法:口服,1 次 6g,每日 2 次。

规格:每 100 粒重 6g,每袋 6g,每盒 10 袋。

(五)西医治疗

(1)注意外阴清洁,养成良好的个人卫生习惯。

(2)外阴部用 1:5000 高锰酸钾液坐浴,每日 2 次,坐浴后局部涂以抗生素软膏。

(3)有发热及白细胞增高者可口服或肌内注射抗生素。

(4)脓肿形成后需行切开引流及造口术。

二、阴道炎

(一)滴虫性阴道炎

本病是由阴道滴虫寄生于女性阴道、尿道、子宫及膀胱等处。可通过性交直接传染,也可通过浴巾、浴盆、游泳池、公用泳衣、马桶坐垫及污染的医疗器械等间接传染,并可通过上述途径传染给男性,致男性泌尿生殖道感染。近年来性病的增多,滴虫性阴道炎也明显增多。滴虫性阴道炎的患者同时患有其他性传播疾病,其中以淋病最多见。

1.病因病机

滴虫不仅感染阴道,也可感染尿道、膀胱、输尿管及肾盂,还可感染男性的下段生殖道,引起尿道炎、附睾炎。滴虫可寄生于前列腺的分泌物中,通过性交传给女方。

阴道毛滴虫寄生在阴道内,能消耗和吞噬阴道细胞的糖原,阻碍乳酸生成,从而降低阴道内的酸度,破坏阴道内的防御功能。隐藏于腺体及阴道皱襞的滴虫于月经前后、妊娠期最易繁殖,引起炎症发作。

阴道的病理改变为充血、水肿、乳头炎及上皮细胞糜烂坏死,黏膜下呈炎症浸润,小血管扩张及高度坏死。

2.临床表现

主要皮损表现在阴道黏膜,呈鲜红色,有假膜状斑点,阴道分泌物增多,呈灰黄或黄绿色,泡沫样稀薄的液体。如同时有其他细菌混合感染则有脓性或乳酪样,有臭味。

此外,还可引起尿道炎、膀胱炎、尿频、尿痛、排尿困难、间隙性血尿、性交疼痛。有的患者也可出现下腹部疼痛及月经不调,滴虫性阴道炎若反复发生,常能导致不孕。此是由于滴虫能吞噬精子,又能阻碍乳酸的生成。同时大量阴道分泌物的存在,影响精子的存活能力。

临床以青年或中年妇女发病者较高。潜伏期为4～7天。患者自觉有灼热、疼痛、外阴及阴道瘙痒。常因搔抓外阴可继发湿疹样改变。

3.实效良方

(1)内服方

①方1:萆薢渗湿汤

配方:萆薢、赤茯苓各12g,黄柏、薏苡仁、牡丹皮、泽泻、木通、苍术、白术、地肤子各9g。加减:湿重者,加苦参9g,柴胡6g;阴痒剧者,加白鲜皮、鹤虱各9g。

用法:每日1剂,水煎,分2次服。

适应证:健脾清热,利湿止痒。主治脾虚湿热型滴虫性阴道炎。

②方2:龙胆泻肝汤

配方:龙胆草、柴胡各6g,栀子、牡丹皮、车前子(包)、泽泻、黄芩、木通各9g,茵陈15g。加减:湿热重者,加黄柏9g,白花蛇舌草15g;带多者,加椿根皮12g,芡实12g;伴尿频、尿急者,加金银花10g,瞿麦12g,车前子(包)15g。

用法:每日1剂,水煎,分2次服。

适应证:泻肝清热,杀虫止痒。主治肝经郁热型滴虫性阴道炎。

③方3:知母黄柏汤

配方:知母、黄柏各10g,牡丹皮、山茱萸各12g,泽泻、山药、茯苓各15g,生地黄20g。

用法:每日1剂,水煎,分2次服。

适应证:滋阴降火。主治肝肾阴虚型滴虫性阴道炎。

(2)外用方

①方1:药浴疗法1

配方:蛇床子、苦参、百部各10g,贯众、吴茱萸各6g。

用法:水煎,去渣,先熏,待温度适宜时再冲洗外阴和阴道。每日1次,7天为1个疗程。月经期间停用。

适应证:主治滴虫性阴道炎。

②方2:药浴疗法2

配方:百部、蛇床子各20g,金银花、枯矾、苦楝根皮、花椒各15g。

用法:水煎,去渣,先熏,待温度适宜时再冲洗外阴和阴道。每日1次,7天为1个疗程。月经期间停用。

适应证:主治滴虫性阴道炎。

③方3:药浴疗法3

配方:蛇床子、苦参各30g,五倍子、仙鹤草、黄柏、土茯苓各15g,乌梅1枚,冰片(化入)3g。

用法:水煎,去渣,先熏,待温度适宜时再冲洗外阴和阴道。每日1次,10天为1个疗程。月经期间停用。

适应证:主治滴虫性阴道炎。

④方4:药浴疗法4

配方:鹤虱30g,苦参、威灵仙、当归、蛇床子、狼毒各15g,薄荷3g。

用法:水煎,去渣,先熏,待温度适宜时再冲洗外阴和阴道。每日1次,10天为1个疗程。注意:外阴溃疡者忌用。月经期间停用。

适应证:主治滴虫性阴道炎。

(3)食饮方

①方1:秦皮乌梅茶

配方:秦皮12g,乌梅30g,白糖适量。

用法:将秦皮、乌梅加适量水煎煮,去渣取汁,临服用时加白糖。每日1剂,早晚空腹服用,连服5天。

适应证:清热、利湿、杀虫。用于滴虫性阴道炎;症见带下黄臭,阴痒。

②方2:鸡冠花藕汁茶

配方:鲜鸡冠花500g,鲜藕汁500g,白糖粉500g。

用法:将鸡冠花洗净,加水适量,煎煮,每20分钟取煎液1次,加水再煎,共煎3次。合并煎液,再继续以小火煎煮浓缩,将要干锅时加入鲜藕汁,再加热至黏稠时,停火,待温,拌入干燥的白糖粉把煎液吸净,混匀,晒干,压碎,装瓶备用。每日10g,以沸水冲化。顿服(1次服完),每日3次。

③方3:鸡冠花蛋汤

配方:鸡蛋2只,鸡冠花30g。

用法:鸡冠花洗净;鸡蛋煮熟,去壳。把全部用料放至锅内,加清水适量,大火煮沸后,小火煲约1小时,调味。佐餐食用。

适应证:去湿止带。适用于湿浊盛的滴虫性阴道炎;症见体倦乏力,带下增多,色白气腥,质稀如水或小便不利,外阴瘙痒。

④方4:百部乌梅汤

配方:百部15g,乌梅30g,白糖适量。

用法:将百部、乌梅加适量清水煎煮,煎好后去渣取汁,加入白糖煮沸。趁热服,分2~3次服完,每日1剂,连用3~5天。

适应证:清热、利湿、杀虫。适用于湿热型滴虫型阴道炎;症见带下黄稠、有异味,阴痒明显。

(二)真菌性阴道炎

本病是常见的由真菌引起的阴道炎,是妇女常见的一种传染性疾病。发病常仅次于滴虫性阴道炎。中医称本病为"阴痒""阴癣""带下病"。临床80%～90%是由白色念珠菌感染引起的一种常见的阴道黏膜真菌性疾病。好发于育龄妇女,其中有3/4育龄妇女一生中至少患过一次阴道真菌病。糖尿病,营养不良、口服避孕药、维生素缺乏或不足,免疫缺陷,环境因素,不注意个人卫生,接受大量雌激素治疗者以及长期大量广谱抗生素治疗易患此病。可由丈夫患的真菌性龟头炎所染。性接触特别是性关系紊乱导致两性外生殖器真菌病的增多。另外真菌污染的衣物、浴具、便盆等亦可间接传染。

1.病因病机

念珠菌是一种腐物寄生菌,生存在正常人的皮肤、黏膜、消化道及阴道中而不致病。当身体虚弱,生殖道抵抗力下降或阴道内糖原增多、酸度增高时,最适合于念珠菌繁殖而引起炎症,所以多见于孕妇、糖尿病及接受雌激素治疗的患者。妊娠期肾脏的糖阈降低,尿糖含量增高,使真菌加速繁殖。长期应用广谱抗生素及肾上腺皮质激素,也可使机体的菌种菌群发生紊乱,失去相互制约的关系,导致真菌生长。

此外,严重的传染性疾病,消耗性疾病或维生素B的缺乏,口服避孕药及穿不透气的内衣裤如尼龙内裤等,也是念珠菌生长繁殖的有利条件。

2.临床表现

常在外阴表现为潮红肿胀、糜烂或表浅性溃疡,似湿疹样改变(湿疹样皮炎)或、脓疮样疱疹改变,有稀薄白带,阴道壁附有厚的干酪样物和成片灰白色伪膜。除去伪膜可见红色发炎的黄底。

自觉症状为阴道有轻微发痒,灼痛,症状严重时坐卧不安,痛苦异常。皮损常波及念阴、阴唇及整个阴股部时炎症显著者,瘙痒难忍,并有尿频、尿急及性交疼痛。

3.实效良方

(1)内服方

①方1:萆薢渗湿汤

配方:萆薢、薏苡仁、黄柏、赤茯苓、牡丹皮、泽泻、通草、滑石各10g。偏于热盛者加栀子、龙胆草、柴胡;偏于湿盛者加猪苓、苍术、藿香。

用法:每日1剂水煎,分2次服;外阴瘙痒严重者加水再煎第3次,取汁500mL坐浴,每日2次,每次20分钟,7天为1个疗程。

适应证:清利湿热。用于治疗真菌性阴道炎。

②方2:健脾除湿汤

配方:党参15g,茯苓、牛膝各12g,黄芪、苦参各30g,黄柏、知母各9g,干姜10g。阴痒加白鲜皮、蚤休、土茯苓;脓白带多加败酱草、牡蛎、大黄;小腹坠胀隐痛加柴胡、川楝子。

用法:每日1剂,分别加水浓煎3次,共约600mL,分3次饭后口服,15天为1个疗程。

适应证:健脾除湿,用于顽固性真菌性阴道炎。

③方3:苦参百部大蒜汤

配方:苦参、百部各15g,大蒜50g。

用法:将以上3味药加水同煎,去渣取汁,加入白糖调服。每天2次,连服7天为1个疗程。

适应证:清热解毒,除湿杀虫。用于湿热毒聚型念珠菌性阴道炎。症状见白带增多,质稠,豆腐渣样或凝乳状,有时较稀薄,阴道瘙痒,红肿灼热疼痛。

④方4:苦参贯众饮

配方:苦参、贯众各15g。

用法:将苦参、贯众加水煎煮,去渣取汁,服用时加入白糖。每天2次,连服7天为1个疗程。

适应证:解毒利湿,杀虫止痒。用于念珠菌性阴道炎,证属湿热毒聚。症见白带增多,质稠,豆腐渣样或凝乳状,有时较稀薄,阴道瘙痒,红肿灼热疼痛。

(2)外用方

①方1:药浴疗法1

配方:黄柏、蛇床子各30g,百部、地肤子各20g,明矾10g,土槿皮、白鲜皮各515g,冰片1.5g。

用法:水煎,去渣,外洗阴部或坐浴。每日1次,10天为1疗程。月经期间停用。

适应证:用于真菌性阴道炎。

②方2:药浴疗法2

配方:龙胆草20g,苦参、蛇床子各30g,木槿皮、百部、黄柏、地肤子、花椒各5g。

用法:水煎,去渣,先熏,待温度适宜时再冲洗外阴及阴道。每日1次,10天为1个疗程。月经期间停用。

适应证:用于真菌性阴道炎。

③方3:贴敷疗法1

配方:醋炙鸡冠花、酒炒红花、荷叶、白术、车前子各3g。

用法:共研细粉,用酒或米汤调花粉敷脐,纱布覆盖,胶布固定,每日换药1次。

适应证:用于真菌性阴道炎。

④方4:贴敷疗法2

配方:黄柏9g,青黛3g,雄黄、白芷、蛤蚧粉各6g,枯矾5g,冰片1g。

用法:研极细末,用香油调敷于外阴及阴道。每日1～2次,10天为1个疗程。月经期间停用。

适应证:用于真菌性阴道炎。

⑤方5:贴敷疗法3

配方:青黛、黄连、芒硝各30g。

用法:研细末,加入少量甘油调匀,敷于外阴及阴道。每日1～2次,10天为1个疗程。月经期间停用。

适应证:用于真菌性阴道炎。

（3）食饮方

①方 1:苦参贯众饮

配方:苦参、贯众各 15g,白糖适量。

用法:苦参、贯众加水煎煮,去渣取汁,服用时加入白糖。每日 2 次,连服 5～10 天为 1 个疗程。

适应证:解毒利湿,杀虫止痒。用于念珠菌性阴道炎。

②方 2:苦参百部大蒜汤

配方:苦参、百部各 15g,大蒜 10 瓣,白糖适量。

用法:上 3 味药加水同煎,去渣取汁,加入白糖调服。每日 2 次,连服 3～7 天为 1 个疗程。

适应证:除湿解毒杀虫。用于念珠菌性阴道炎。

③方 3:车前子粥

配方:车前子 15g,粳米 50g。

用法:将车前子布包入砂锅,加水 200g,煎取 100g,去车前子,加入淘洗干净的粳米,再加水 400g,煮为稀粥,每日 2～3 次温服。

适应证:解毒止痒。用于念珠菌性阴道炎。

（三）细菌性阴道炎

由于阴道正常情况也带有细菌,但有多量乳酸杆菌,pH 低时不发病。一旦情况改变,阴道内乳酸杆菌减少,其他细菌大量繁殖,可致细菌性阴道炎。

1.病因病机

常由混合的细菌感染,常见有加德纳尔菌、革兰阴性杆菌、厌氧菌、兼性菌、B 族乙型链球菌、支原体,有时有淋球菌混合感染,如不治疗,感染可以上行扩散。细菌性阴道炎临床症状轻微,白带多、稀薄、匀质性,有鱼腥味,分泌物镜检有线索细胞存在。

2.临床表现

妇检发现外阴、阴道黏膜潮红或红肿,阴道分泌物增多,有腥臭味。取分泌物送检,镜下找到一般病原菌或大量脓细胞,外阴找不到阴虱及阴虱卵。

3.实效良方

（1）内服方

①方 1:双苓泽菌清热散

配方:车前子、薏苡仁、茯苓各 20g,泽泻、茵陈、赤芍、牡丹皮、生地黄、黄柏、牛膝各 15g,枳壳、郁金、栀子、乌梅各 10g。带下量多者加白芷、大腹皮各 10g。

用法:每日 1 剂,水煎,分 2 次服。

适应证:除湿清热。用于症见带下色黄,异臭难闻,带下量多,带质黏稠,大便秘结,小便黄少,外阴瘙痒,阴部疼痛灼热,心烦绪躁,口苦而腻,舌质发红,舌苔黄腻,脉滑数的湿热下注型细菌性阴道炎有治疗效果。

②方2:三花天葵清利汤

配方:蒲公英、紫花地丁、野菊花各20g,败酱草10g,土茯苓、苍术、天葵子、白花蛇舌草各15g。体弱气短者加当归10g,黄芪20g。

用法:每日1剂,水煎,分2次服。

适应证:清热利湿解毒。可对症治疗带下赤白相兼,带质稠如脓样,量多淋漓,并有臭味,阴部瘙痒肿痛,浑身烘热,口干舌燥,大便干结,便下臭秽,小便短少,尿色赤黄,舌质红紫,舌苔黄于,脉弦数的湿热毒症型的细菌性阴道炎。

③方3:龙胆泻肝汤

配方:龙胆草12g,栀子、茯苓、车前子、泽泻、生地黄、当归各10g,柴胡8g,木通6g,甘草5g。

用法:每日1剂,水煎,分2次服。

适应证:清热利湿。用于湿热下注型细菌性阴道炎。症见阴痒,带多色白,质稀薄或泡沫状,伴恶臭气味,烧灼感,口腻,溲黄,苔黄腻,脉滑。

(2)外用方

①方1:药浴疗法1

配方:百部30～50g,艾叶15～30g,苍耳子15～30g,仙鹤草15～30g,花椒15～30g,败酱草、苍术、黄柏各20g,苦参、蚤休、功劳木、蛇床子、地肤子各30g。

用法:煎煮30分钟,浓缩500～800mL药液,取400～600mL坐浴20分钟,100～160mL药液用阴道冲洗器做阴道冲洗,7～10天为1个疗程。

适应证:清热解毒,杀虫止痒,祛湿止带。用于细菌性阴道炎。

②方2:药浴疗法2

配方:白花蛇舌草、苦参、蛇床子各30g,花椒、黄柏、地肤子、白鲜皮、土槿皮各15g,五倍子9g,百部12g,冰片2g。

用法:取上药1剂,加水适量水煎滤出药液,溶入冰片2g,趁热熏洗,水温后坐浴20分钟,每日2次。10天为1个疗程。

适应证:清热燥湿,杀虫止痒。用于细菌性阴道炎。

③方3:药浴疗法3

配方:野菊花60g,忍冬藤100g,龙胆草40g,川黄连20g。

用法:将4味药加水2000mL,文火煎至1500mL,去渣,待微温后,先洗后坐浴30分钟。根据病情,每天1～2次,重者可做阴道冲洗,药效直达病所。若痒甚者(查白带、真菌、滴虫阳性)上方加百部、苦参、白鲜皮、蛇床子等杀虫止痛药。中医辨证,患者脉弦数,舌苔黄腻,白带色黄或呈黄水样,本病为湿热下注,可清肝胆湿热,可给龙胆泻肝汤1～2剂口服,效果更佳。

适应证:清热燥湿,杀虫止痒。用于细菌性阴道炎。

④方4:药浴疗法4

配方:紫花地丁、野菊花、金银花、蒲公英、黄柏各20g,苦参25g,青天葵、青黛粉各15g,艾叶10g。阴痒加土槿皮、白鲜皮;溃烂加五倍子、枯矾。

用法:上方1剂,水煎,留取药汁,先以温盐开水清洗外阴,再以注射器吸取药汁注入阴道,以消毒棉球蘸药汁涂擦外阴,每日 2～3 次,7 天为 1 个疗程。

适应证:清热解毒。用于细菌性阴道炎。

(3)食饮方

①方 1:马齿苋茶

配方:鲜马齿苋 50g,蜂蜜 25g。

用法:将鲜马齿苋洗净,冷开水再浸洗 1 次,切小段,搅拌机搅烂,榨取鲜汁,加入蜂蜜调匀,隔水炖熟即成。分 2 次饮用。

适应证:清热解毒,利湿止带。用于细菌性阴道炎,证属湿热或热毒内盛者。孕妇禁用。

②方 2:冬瓜白果茶

配方:冬瓜子 30g,白果 10 个。

用法:洗净,与 1 杯半水一起入锅煮,煮好食用。频频代茶饮,不宜久服。用于细菌性阴道炎。

适应证:清热利湿止带。用于细菌性阴道炎。

③方 3:硫黄鸡蛋

配方:硫黄末 1g,鸡蛋 1 个。

用法:将鸡蛋打 1 小孔,硫黄末放入蛋内,湿纸封口,外用泥包,煨熟,去蛋壳及杂物。食蛋,好酒送下,早晚各 1 次。

适应证:温肾通阳止带。用于细菌性阴道炎。

④方 4:双蛸茶

配方:桑螵蛸 8g,海螵蛸、沙苑子、鹿角霜、金樱子各 15g,白术 10g。

用法:上药水煎。代茶饮,每日 1 剂。

适应证:温肾健脾,固精止带。用于细菌性阴道炎,证属肾虚;症见带下增多,清稀透明,伴腰酸膝软,头晕耳鸣,大便溏薄等。

三、子宫颈炎

(一)概述

子宫颈炎是生育年龄妇女的常见病。临床分急性和慢性两种,以慢性子宫颈炎为多见。急性子宫颈炎多因分娩、流产或手术损伤宫颈,病原体乘机侵入引起感染后而发生,临床表现为白带增多,常呈脓性,伴下腹部及腰骶部坠痛,可有膀胱刺激症状、发热等。妇科检查可见宫颈充血和水肿,有脓性分泌物自宫颈口流出,颈管内膜外翻,触痛,严重时组织坏死、破溃。慢性子宫颈炎多由急性子宫颈炎转变而来。其局部病理改变包括子宫颈糜烂、宫颈肥大、宫颈息肉、宫颈腺囊肿、宫颈黏膜炎。临床表现为白带增多,呈乳白色黏液或淡黄色脓性,可有血性白带或性交后出血。

因本病以带下增多为特征,故相当于中医学"带下病"之范畴。"带下病"一名首见于隋代《诸病源候论》。清代《傅青主女科》则论述了其病因病机,认为"带下俱是湿症",湿邪是其主要病因。《女科经纶》进一步论曰:"带下如鸡子清者,脾肾虚极也。"指出其湿邪源于脾肾两虚,脾虚失运,水湿内停。其病主要因湿邪蕴结,影响任带,以致带脉失约,任脉不固而致病。

(二)辨证论治

1.急性子宫颈炎

(1)湿热

主证:带下量多,多黄或黄绿,质黏腻或脓稠,有异味,伴有口苦、胸闷、纳差、心烦易怒,外阴瘙痒,舌苔黄腻或黄厚,脉弦滑或滑数。

治法:清利湿热。

例方:龙胆泻肝汤(《医宗金鉴》)加减。

用药:龙胆草,炒栀子,黄芩,车前子,川木通,泽泻,生地黄,当归,牡丹皮,赤芍,生甘草,柴胡。

加减:外阴瘙痒明显,加白鲜皮、蛇床子、苦参燥湿止痒。

(2)毒热

主证:带下量多或赤白相兼或五色杂下,质多黏腻或呈脓性,臭秽难闻,小腹作痛,烦热口干,午后尤甚,大便干结,小便黄少,舌红,苔黄而干,脉数。

治法:清热解毒。

例方:五味消毒饮(《医宗金鉴》)加减。

用药:蒲公英,金银花,野菊花,紫花地丁,天葵子,白花蛇舌草,牡丹皮,赤芍,白茅根,竹叶。

加减:大便秘结者,加大黄泻热通腹。

2.慢性子宫颈炎

(1)脾虚湿盛

主证:带下量多,色淡,质稀,连绵不断,气味不大,面色萎黄,疲倦乏力,纳差便溏,舌淡嫩或胖,苔白或腻,脉细缓或细滑。

治法:健脾益气,升阳除湿。

例方:完带汤(《傅青主女科》)加减。

用药:人参,白术,白芍,山药,苍术,陈皮,柴胡,荆芥,车前子(包),甘草。

加减:气虚重者,加黄芪;寒凝重而有腹痛者加香附、艾叶;纳差食少者加砂仁(后下)、厚朴。

(2)肾阳虚衰

主证:带下清冷,量多,质稀不断,腰酸如折,小腹冷痛,小便频数,大便溏薄,舌淡,苔薄白,脉沉迟。

治法:温肾培元,固涩止带。

例方:内补丸(《女科切要》)加减。

用药:鹿茸,菟丝子,沙苑子,蒺藜,黄芪,肉桂,桑螵蛸,肉苁蓉,制附子,紫菀。

加减:大便溏薄者,去肉苁蓉,加补骨脂、肉豆蔻;小便清长或夜尿频多者,加覆盆子、益智仁。

（3）阴虚夹湿

主证：带下量多，色黄或夹血，质稠厚有气味，阴部瘙痒，腰酸腿软，耳鸣目眩，五心烦热或烘热汗出，咽燥口干，失眠多梦，舌红或淡红，苔薄少津或黄而腻，脉细数。

治法：滋阴益肾，清利湿热。

例方：知柏地黄丸（《小儿药证直诀》）加减。

用药：熟地黄，山茱萸，山药，泽泻，茯苓，牡丹皮，知母，黄柏。

加减：头晕目眩者，加女贞子、墨旱莲、杭菊花、钩藤；咽燥口干较重者，加沙参、麦冬；五心烦热者，加地骨皮、银柴胡；失眠多梦者，加酸枣仁、柏子仁。

（4）湿热下注

主证：带下量多，色黄或呈脓状，质黏稠，气味臭秽，阴部瘙痒，小腹坠痛，胸闷纳差，口苦口腻，小便黄赤，舌红，苔黄腻，脉滑数。

治法：清热凉血，利湿止带。

例方：止带方（《世补斋》）加减。

用药：猪苓，茯苓，车前子（包），泽泻，茵陈，赤芍，牡丹皮，黄柏，栀子，牛膝。

加减：腹部坠痛者，加川楝子、延胡索；带下臭秽较重者，加土茯苓、苦参。

（三）单验方

（1）马齿苋车前草汤：马齿苋、车前草各 30g。加水 300mL 浸泡 10 分钟，煎汤代茶饮，可连服。功能清热利湿。适用于湿热壅盛型急性子宫颈炎。

（2）地肤子、苍耳子、蛇床子、苦参各等份，水煎过滤后坐浴。每日 1 次，10 天为 1 个疗程。经期停用。

（3）枯矾、儿茶、五倍子、白及、硇砂、冰片，合研细末，每 5 日局部上药 1 次，5 次为 1 个疗程。经期停用。

（4）白果 1～2 个，放于鸡蛋内，糊口蒸熟后食用。每日 2 次，10 天为 1 个疗程。

（四）中成药

1. 茸坤丸

组成：鹿茸，白术（土炒），香附（制），白芍（酒炒），黄芩（酒制），熟地黄，紫苏，生地黄，阿胶（炒），沉香，化橘红，益母草（酒制），琥珀，川牛膝，木香，党参，乌药（制），川芎（制），当归（制），茯苓，砂仁，甘草（蜜炙）。

主治：调经养血，理气止带。用于脾肾亏虚之子宫颈炎。

用法：口服，1 次 1～2 丸，每日 1 次或 2 次。

规格：每丸重 6g。

2. 温经白带丸

组成：鹿角霜（醋炒），白术（土炒），茯苓，牡蛎（煅），陈皮（制），苍术（麸炒），柴胡，赤芍，莲须，黄柏（盐炒），车前子（炒），龙骨（煅）。

主治：温经散寒，祛湿，固涩止带。

用法：口服，1 次 6～9g，每日 2 次。

规格：每 10 丸重约 1g。

3.抗宫炎片

组成：广东紫珠，益母草，乌药干浸膏。

主治：清湿热，止带下。用于湿热带下之子宫颈炎。

用法：口服。1 次 6 片，每日 3 次。

规格：100 片/瓶。

四、盆腔炎性疾病

（一）概述

盆腔炎性疾病(PID)指女性上生殖道的一组感染性疾病，主要包括子宫内膜炎、输卵管炎、输卵管卵巢脓肿、盆腔腹膜炎。炎症可局限于一个部位，也可同时累及几个部位，以输卵管炎、输卵管卵巢炎最常见。本病高发年龄为 15～25 岁，以性生活活跃、下生殖道感染、宫腔手术操作后、邻近器官炎症等为高危因素。若本病未得到及时正确的诊断或治疗，可能会发生盆腔炎性疾病后遗症。

本病因炎症轻重及范围大小而有不同的临床症状，分别归属于中医妇科妇人腹痛、带下病、癥瘕、热入血室等病范畴进行论治。

（二）病因病机

中医认为，该病多与热毒炽盛，湿热瘀结有关，多由于流产后、产后、宫腔操作后或经期卫生不当，邪毒乘虚侵袭，稽留于冲任及胞宫脉络，与气血相搏结，邪正交争，热毒炽盛，而发热疼痛，邪毒炽盛则腐肉酿脓；或经期、产后余血未净，湿热内侵，余血与湿热相搏，冲任脉络阻滞，瘀结不畅，滞于少腹，则腹痛带下日久，缠绵难愈。

（三）辨病

1.症状

炎症轻重及范围大小不同，临床症状不一。

（1）下腹痛：为临床常见症状，腹痛为持续性，活动后或性交后加重。

（2）发热：病情轻者可出现持续低热，若病情严重可出现高热、寒战、头痛、食欲缺乏。

（3）阴道分泌物增多：非经期时，呈脓性或血性，并有臭味。

（4）月经不调：经量增多、经期延长。

（5）恶心呕吐及腹泻：若有并发腹膜炎时出现消化系统症状。

（6）膀胱、直肠刺激压迫症状：尿频、尿痛、腹泻、里急后重感及排尿、排便困难等，因脓肿形成，局部压迫所致。

2.体征

（1）一般检查：急性病容，体温升高，心率加快，下腹部有压痛、反跳痛及肌紧张，叩诊鼓音明显，肠鸣音减弱或消失。

（2）妇科检查：阴道可见脓性臭味分泌物；宫颈充血、水肿或可见脓性分泌物从宫颈流出;穹隆触痛明显,宫颈举痛,宫体压痛,活动受限,子宫两侧压痛明显,可触及增粗的输卵管、包块;宫旁结缔组织炎时,可抠及宫旁一侧或两侧片状增厚或两侧宫骶韧带高度水肿、增粗,压痛明显;若有盆腔脓肿形成且位置较低时,可扪及后穹隆或侧穹隆有肿块且有波动感。

3.辅助检查

(1)血常规:白细胞总数及中性粒细胞增高。

(2)红细胞沉降率:加快。

(3)宫腔分泌物或血培养:查找致病菌。

(4)B 超:可探及盆腔内炎性渗出或炎性包块。

(5)后穹隆穿刺:可抽出炎性渗出或脓液。

(6)C 反应蛋白可增高。

(7)血清 CA125:可增高。

(8)腹腔镜:协助诊断输卵管炎。

(四)类病辨别

1.急性阑尾炎

一般无妇科感染病史,腹痛多由脐周开始,然后转移局限于右下腹,体格检查麦氏点压痛、反跳痛明显,血常规及 B 超等辅助检查可助鉴别。

2.输卵管妊娠流产或破裂

有停经史,少量不规则阴道流血,体温一般不高,腹痛为突感下腹一侧撕裂样剧痛,内出血多时可致休克,后穹隆穿刺可抽出不凝固的血液,血尿 HCG 及 B 超等辅助检查可助鉴别。

3.卵巢囊肿蒂扭转或破裂

既往可有卵巢囊肿病史,突发一侧下腹剧痛,伴恶心呕吐,在子宫旁扪及张力较大之肿块,同侧子宫外触痛明显或原有肿块消失或缩小,B 超检查可助鉴别。

(五)中医论治

1.治疗原则

中医认为本病病因以热毒为主,兼有湿、瘀,故临证以清热解毒为主,祛湿化瘀为辅。

2.分证论治

(1)热毒炽盛证:高热恶寒,甚或寒战,头痛,下腹疼痛拒按,口苦口干,精神不振,恶心纳少,大便秘结,小便黄赤,带下量多,色黄如脓,秽臭,舌苔黄糙或黄腻,脉洪数或滑数。

治法:清热解毒,化瘀止痛。

处方:五味消毒饮(金银花、野菊花、蒲公英、紫花地丁、紫背天葵)合大黄牡丹皮汤(大黄、牡丹皮、桃仁、冬瓜仁、芒硝)。

加减:腹胀者加川楝子、赤芍、乳香、没药、香附;带下量多者,加黄柏、连翘、败酱草;盆腔脓肿形成者,加红藤、皂角刺、白芷;热毒传入营分,出现神昏谵语,高热汗出,下腹痛不减,舌红绛,苔黄燥,脉弦细数,选清营汤加减。

(2)湿热瘀结证:带下量多,色黄,质稠,味臭秽,经量增多,经期延长,淋漓不止,伴下腹疼痛拒按或胀满,热势起伏,寒热往来,大便溏或燥结,小便短赤,舌红夹瘀点,苔黄厚,脉弦滑。

治法:清热利湿,化瘀止痛。

处方:仙方活命饮(金银花、甘草、防风、白芷、穿山甲、皂角刺、天花粉、贝母、陈皮、乳香、没药)加薏苡仁、冬瓜仁。

加减:大便秘涩者,加大黄、芒硝以通腑泄热;腹胀者加柴胡、枳实;带下多者,加黄柏、椿根皮。

3.中医特色治疗

(1)专方专药

①消炎Ⅰ号:苍术10g,炒黄柏10g,连翘15g,薏仁15g,车前子12g,茯苓15g,苦参10g,茵陈10g,红藤15g,丹皮10g,川萆薢9g,蒲公英10g,地丁10g,败酱草10g,甘草6g,本方可随症加减运用。

②加味四妙汤:苍术、黄柏、牛膝、薏苡仁、土茯苓、蒲公英、红藤、柴胡、香附、乳香、没药、丝瓜络、肉桂。

③盆腔炎基本方:青皮10g,川楝子10g,荔枝核25g,延胡索15g,丹参15g,赤芍药15g,白花蛇舌草30g,薏苡仁30g,车前草15g,土茯苓20g,绵茵陈15g,毛冬青20g,蒲公英20g,忍冬藤30g,甘草6g,随症加减。

④治疗急性盆腔炎变证方:a.清营汤、银翘散、犀角地黄汤合五味消毒饮加减:钩藤15g,丹皮10g,小牛角30g,黄连5g,金银花15g,连翘15g,竹叶心6g,蒲公英15g,败酱草15g,延胡索10g,熟地10g,大青叶10g,必须兼服牛黄清心丸或者安宫牛黄丸等。本方主治急性盆腔炎邪热入血,上犯心脑,引发危证者,症见高热寒战,少腹剧烈疼痛,昏迷谵语,烦躁不安,甚则斑疹隐隐,舌质红绛中见黄腻苔。b.五味消毒饮合大黄牡丹皮汤加败脓之品,如金银花15~30g,连翘15g,蒲公英30g,紫背天葵15g,大黄6~10g,牡丹皮10g,炙乳香6g,炙没药6g,冬瓜仁10g,桃仁10g,败酱草30g,皂角刺6g,山甲片6g,薏苡仁30g,本方主治急性盆腔炎热毒炽盛,腐肉成脓,形成脓性癥瘕者,症见高热寒战,少腹剧痛,痛如针刺状或呈跳痛状,脉象洪数。

⑤中成药

a.妇乐颗粒:适用于热毒炽盛证。口服,一次12g,一日2次。

b.花红片:适用于湿毒蕴结证。口服,一次4~5片,一日3次,7天为1个疗程,必要时可连服2~3个疗程,每疗程之间休息3天。

c.妇科千金片、金刚藤胶囊、杏香兔耳风软胶囊、康妇炎胶囊:用于湿热瘀结证。妇科千金片:口服,一次6片,一日3次。金刚藤胶囊:口服,一次4粒,一日3次,2周为1个疗程或遵医嘱。杏香兔耳风软胶囊:口服,一次4~6粒,一日3次。康妇炎胶囊:口服,一次3粒,一日3次。

(2)名中医经验

①易氏认为本病是由于湿热邪毒侵入体内,蓄积于下焦,使气血壅滞,冲、任、带脉受损而致病。因湿而瘀甚,因瘀而湿滞,因瘀湿而化热,相互交结,耗伤正气,病情缠绵。因此,临证时根据患者体质之盛衰、病邪之进退、湿热瘀之轻重辨而治之。急性期以祛邪为主,清热利湿解毒、化瘀缓急止痛;慢性期则扶正祛邪,祛瘀通络止痛、清热除湿止带。在运用清热利湿药物方

面尤推崇《类证治裁》之二妙散,取苍术健脾燥湿不伤正、黄柏清热除湿不伤阴;善用白花蛇舌草、忍冬藤、土茯苓清热燥湿解毒。在慢性期治疗中重视"瘀血"这个病理核心,常用当归、赤芍、川芎、丹皮、三七、莪术、丹参、骨碎补等活血祛瘀药物配入方剂,临床上也可见到极少部分盆腔炎患者,病从寒化,寒湿瘀痰为患,表现为腹痛喜暖,畏寒肢冷,带下稀白,舌淡夹瘀,脉弦紧。对于此类患者,主张以散寒除湿、活血化瘀、温经止痛治之,内服以当归四逆汤或少腹逐瘀汤加减治疗。

根据多年的临床探索,针对盆腔炎病易反复、迁延缠绵的特点,主张中药内服、外敷、保留灌肠、静脉滴注、熏洗坐浴在内的多途径给药综合治疗方法。针对盆腔炎患者带下量多的特点,予"妇爽散"煎水熏洗外阴,以清热除湿止带。由于盆腔炎的形成与个人生活起居相互关联,因此提出对于本病预防与治疗并重,避免七情过激、房事过度,避免计划外受孕流产损伤冲任气血,使湿热邪毒有可乘之机。注意饮食营养,少食辛辣煎烤刺激性食物,注意锻炼身体,增强抗病能力。

②该病以湿热、湿毒蕴结下焦,阻碍气机,气血凝滞,脉络闭塞,湿与瘀血,凝滞胞脉,瘀积而成。湿凝、瘀血为本病的病变核心。故以清热化湿,活血通络,消癥为治。由于湿与瘀血相凝,故病程迁延难愈,治疗时活血行气,清热除湿一样重要。常选用四妙失笑散为主方酌加贯众 15g,金荞麦 15g,败酱草 15g,白花蛇舌草 15g,夏枯草 15g,卷柏 10g 等既有活血行气,又有清热除湿双相作用的药物。

③急性盆腔炎多由于湿热之邪,乘虚侵入下焦,内蕴胞宫,损伤冲任二脉,以致胞脉不利,湿热与血凝结于下焦而发生病变,当按湿热带下论治。用四妙散配金铃子散,加龙胆草、山栀子、马鞭草、忍冬藤、车前草、土茯苓、凌霄花治之。本方以四妙散加龙胆草、山栀子、马鞭草、土茯苓、车前草清热利湿,疏散邪毒;加忍冬藤、凌霄花解毒通脉,凉血化瘀;金铃子散止痛。全方有清热利湿,解毒通络,化瘀止痛之功。凡证属实热、湿热与血瘀结者,用之甚宜。

(3)针灸

针刺疗法:选穴关元、子宫、中极、三阴交、气海、足三里、带脉。尿频尿痛配阴陵泉;腰骶疼痛配肾俞。操作:每次选取 3～4 个穴位,常规消毒,子宫、中极、带脉,施捻转泻法,针感到盆腔;三阴交、足三里直刺,施捻转补法,取得针感后,留针 30 分钟。中间行针 2 次,1 次／日,10次为 1 个疗程。

(4)推拿

①取穴:下腹部、腰骶部、督脉、脊柱两侧的膀胱经、膻中、期门、章门、带脉、气海、关元、曲骨、横骨、水道、膈俞、肝俞、脾俞、胃俞、肾俞、气海俞、大肠俞、关元俞、小肠俞、命门、八髎、血海、足三里、阴陵泉、三阴交、太溪、太冲。

②手法:一指禅推法、按揉法、揉法、攘法、擦法、摩法、拨法、叩法。

③辨证加减:湿热下注证:用拇指按揉三阴交、阴陵泉、太溪、太冲穴各约 1 分钟;轻叩脊柱两侧及腰骶部约半分钟。

(5)外治

①藤棱煎剂直肠滴入:大血藤 30g,三棱 15g,丹参 30g,赤芍 15g,莪术 15g,半枝莲 30g,白花蛇舌草 30g,蒲公英 30g,黄柏 15g,虎杖 15g,桂枝 10g,山药 30g,续断 15g,黄芪 30g。煎制,

浓缩成 300mL,药液温度 36～41℃,肛管插入肛门 15～20cm,以 60～110 滴/分的速度先慢后快(以患者无不适感为宜),每日 2 次直肠滴入,经期停药。12 日为 1 个疗程,连续治疗 2 个疗程。

②中药热敷:以消瘕散加减为主,基本方:五加皮、独活、没药、乳香、防风、羌活、当归、桑寄生、钻地枫、川椒、赤芍、白芷、川断、千年健、红花、艾叶、血竭、透骨草等。使用方法:将药物研细末装药袋,隔水蒸 30 分钟,趁热外敷于病患病位,药袋上覆盖一层保鲜膜,患者盖被保温,热敷时间为 30～60 分钟,每日 2 次。1 剂连用 5 日,10 日为 1 个疗程。

③妇科如意散(云南省中医医院院内制剂):大黄、黄柏、姜黄、生草乌、白芷等加工成细末。具有活血通络,散结消肿之功。取 50g 用开水调成糊状,据病情加白酒或醋 10mL,敷于下腹部或患处固定,并加热水袋,使药物温度维持在 45～60℃。夜包晨取。1 日 1 次,10 日为 1 个疗程。

④宁盆灌肠液:丹参 20g,赤芍 15g,白花蛇舌草 15g,黄柏 15g,姜黄 15g,败酱草 15g。取宁盆灌肠液 100mL,加温 39℃左右,灌肠前排空大便,用中号导尿管插入肛门 15～20cm,缓慢注入药液,10 日为 1 个疗程,3 个疗程结束。用于湿热瘀结引起的慢性盆腔炎症、子宫内膜异位症、盆腔术后粘黏、不孕症、盆瘀症等。

(6)食疗

①发热期间宜食清淡易消化饮食,对高热伤津患者可给予梨汁或苹果汁、西瓜汁等饮用,但不可冰镇后饮用。白带色黄、量多、质稠的患者属湿热证,忌食煎烤油腻、辛辣之物。

②苦菜 100g,金银花 20g,蒲公英 25g,青萝卜 200g。上四味共煎煮,去药后吃萝卜喝汤,每日 1 剂。有清热解毒之功,适用于湿热瘀毒型盆腔炎。

第五章　正常妊娠

第一节　遗传咨询

一、遗传咨询的定义

遗传咨询是由从事医学遗传的专业人员或咨询医师，就咨询对象提出的家庭中遗传性疾病的相关问题予以解答，并就咨询对象提出的婚育问题提出医学建议，具体内容包括帮助患者及其家庭成员梳理家族史及病史；选择合理的遗传学检测方案；解读遗传检测结果；获取详细的临床表型；分析遗传机制、告知患者可能的预后和治疗方法；评估下一代再发风险并制订生育计划，包括产前诊断或植入前诊断等。

二、遗传咨询的对象

咨询对象为遗传性疾病的高风险人群，包括：①夫妇双方或一方家庭成员中有遗传病、出生缺陷、不明原因的癫痫、智力低下、肿瘤及其他与遗传因素密切相关的患者，曾生育过明确遗传病或出生缺陷儿的夫妇；②夫妻双方或之一本身罹患智力低下或出生缺陷；③不明原因的反复流产或有死胎、死产等病史的夫妇；④孕期接触不良环境因素及患有某些慢性病的夫妇；⑤常规检查或常见遗传病筛查发现异常者；⑥其他需要咨询者，如婚后多年不育的夫妇，或35岁以上的高龄孕妇；⑦近亲婚配。

三、遗传咨询的类别

根据咨询的主题和咨询对象的不同，遗传咨询主要分为：婚前咨询、孕前咨询、产前咨询、儿科相关遗传病咨询、肿瘤遗传咨询及其他专科咨询（如神经遗传病咨询，血液病咨询等）。

四、遗传咨询的原则

在遗传咨询过程中，必须遵循以下伦理和道德原则：

1.自主原则

尊重咨询对象的意愿和决定，确保任何决策的选择均不受任何压力的胁迫和暗示，尤其对于妊娠方式、妊娠结局的选择以及遗传学检测。尊重来咨询者的宗教信仰和社会背景而产生的不同态度及观点。

2.知情同意原则

遗传咨询过程中,应确保咨询对象对于所有涉及自身及家庭成员的健康状态及疾病风险、遗传学检测可能出现的临床意义不明的基因变异、不同诊疗计划的利弊均有充分的理解,并完全自主地进行医疗方案的选择。某些遗传学检测结果,尤其是一些主要检测目标以外的"额外发现",如晚发性遗传病、肿瘤易感性等,受检者有知情权,也有选择不知情的权利。遗传咨询应在此类检测前,明确受检者对于"额外发现"的态度和承受能力,按照其意愿告知或者不告知相关结果。

3.无倾向性原则

在遗传咨询的选择中,没有绝对正确的方案,也没有绝对错误的方案,医务人员的角色是帮助来咨询者了解不同方案的利弊,而不是替来咨询者做出选择。非指令性原则一直是医学遗传咨询遵循的原则,同时也被世界卫生组织遗传咨询专家委员会认可。2002年卫生部颁布的《产前诊断技术管理办法》中明确提出医师可以提出医学建议,患者及其家属有选择权。

4.守密和尊重隐私原则

保守秘密是遗传咨询的一种职业道德。在未经许可的情况下,将遗传检查结果告知除了亲属外的第三者,包括雇主、保险公司和学校等都是对这一原则的破坏。遗传学检测有可能发现某些家庭的隐私(如亲缘关系不符等),遗传咨询中应依照来咨询者的意愿,保护其隐私。

5.公平原则

理想的状态是所有遗传学服务(包括咨询与检测)应该被平等地提供给所有需要的人。

五、遗传咨询的内容及基本流程

遗传咨询是一项提供信息的服务,内容应当包含下述5个方面:

(1)帮助患者及家庭成员了解疾病的表型,即疾病的临床症状,比如认知障碍、生理缺陷等。

(2)以通俗易懂的语言向患者及家庭成员普及疾病的遗传机制,即由何种遗传物质异常导致疾病发生的机制。

(3)提供疾病治疗方案信息,即针对该疾病所能够采取的治疗手段及预后,使患者通过遗传诊断而受益。此外还应提供疾病相关协助机构方面的信息。

(4)提供再发风险的咨询,即患者所患的遗传性疾病在家系亲属中再发生的风险率。在明确诊断的基础上判断其遗传方式,同时也应当考虑基因型和表型可能的差异,做出遗传风险的评估,说明子代再发风险。

(5)提供家庭再生育计划咨询,即告知患者及家庭下一胎生育时应该采取的措施及生育方式上的可能选择,如自然受孕直接进行产前诊断、植入前胚胎遗传学诊断、捐精、供卵等。

六、各类遗传畸形的咨询

(一)多基因遗传畸形

(1)解释畸形发生在孕期的相关时间。

(2)告诉家长：正常双亲,下一胎再显率为一般人群的 20～40 倍。畸形越严重,下一胎再显率越高(如双侧唇腭裂再显率为 5.7％,单侧唇裂仅 2.5％)。性别对再显率有一定影响,如幽门狭窄在男胎中再显率较高,而髋关节脱位在女胎中再显率较高。如已有 2 个子女均发病,则下一胎再显率提高 2～3 倍(10％～15％)。

(二)常染色体显性遗传病

(1)检查父母、同胞或亲属中是否有相关表型:如父母、同胞或亲属均无这种常染色体显性遗传病,考虑基因突变发生于胚细胞时,则下一胎再显率极低。

(2)如父亲或母亲有常染色体显性遗传病(通常为单个显性基因突变),则子女遗传相关疾病的机会为 50％(父母双方均为患者,则再显率为 75％)。同时注意患者中各种表征的发生频率。比如:Waardenburg 综合征中,耳聋者仅 20％,则子女耳聋发生率为 50％×20％＝10％。

(三)常染色体显性遗传病

(1)检查父母、同胞或亲属中是否有相关表型:如父母均为正常表型的携带者,子女再显率为 25％。其正常子女为携带者的概率为 2/3,他们与非近亲携带者结婚的机会很少,故他们再生此畸形儿的概率很少。

(2)如果亲属中有相关表型,本人为正常表型,则近亲婚配可增加子女再显率。

(3)如果亲属中有相关表型,本人为正常表型,则非近亲婚配子女再显率较低。

计算方法为:本人为该基因携带者的概率×此基因在人群中携带者的概率×1/4。

(四)X-连锁隐性遗传病

(1)X-连锁遗传病基因在 X 染色体上。男性只有一条 X 染色体,有一个隐性基因突变即可发病。女性需有一对突变才发病,故发病机会极少。

(2)X-连锁隐性遗传病通过女性携带者传递,发病者均为男性。没有男对男的传递。

(3)通过家族谱确定母亲是否为杂合子携带者:如母亲为携带者,则所生男孩有 50％再显率;所生女孩 50％为携带者。如母亲不是携带者,则子女再显率极低。

(五)X-连锁显性遗传病

(1)女性有一个 X 染色体发生显性基因突变时可以发病,但较只有一条 X 染色体的男性症状轻。因此,其与常染色体显性遗传病的区别在于:男性表现严重。

(2)有病男性的儿子正常,女儿均患病。

(六)染色体异常

任何有缺失或易位染色体的病例,父母均应做染色体检查。如果正常,再显率低,可以忽略。

(1)常染色体三体综合征应做染色体检查区分是完全的三体型还是来自易位染色体。年轻母亲所生三体儿多为易位型;高龄母亲则多为完全的三体型。

①如为三体型,年轻母亲(<30 岁)再显率<1％;母亲年龄>40 岁,非整倍体发生率约为 1/40(最常见的是 21-三体)。

②如为易位型,应检查父母双方是否为平衡易位携带者。如果双亲染色体正常,再显率一

般<1%;如果父母是平衡易位携带者,再显率极高。需要告知家长:18-三体或 13-三体畸形严重,存活率很低。

(2)XO 综合征可疑时可做口腔涂片检查性染色体,并做染色体检查。如为部分 XO 综合征,如 XO/XX,等臂 X,X 染色体部分缺失等,再显率极低,可以忽略,且与母亲年龄没有明显关系(一般缺少来自父亲的 X 染色体)。

第二节　产前筛查

遗传筛查包括对成人、胎儿及新生儿遗传性疾病筛查三部分,对胎儿的筛查又称产前筛查。产前筛查是通过可行的方法,对一般低风险孕妇进行一系列的检查,发现子代具有患遗传性疾病高风险的可疑人群。

产前筛查试验不是确诊试验,筛查阳性结果意味着患病的风险升高,并非诊断疾病;同样,阴性结果提示低风险,并非正常。筛查结果阳性的患者需要进一步确诊试验,切不可根据筛查结果决定终止妊娠。同时,产前筛查和诊断要遵循知情同意原则。目前广泛应用的产前筛查的疾病有非整倍体染色体异常、神经管畸形和胎儿结构畸形。

一、非整倍体染色体异常

大约有 8% 的受精卵是非整倍体染色体异常的胎儿,其中 50% 在妊娠早期流产,存活下来但伴有缺陷的染色体异常占新生儿的 0.64%。以唐氏综合征为代表的非整倍体染色体异常是产前筛查的重点。

1.产前筛查时间和内容

(1)妊娠早期筛查(11～13^{+6} 周)

①血清学筛查:常用指标有 β-hCG 和妊娠相关血浆蛋白 A(PAPP-A)。

②超声检查:常用指标有胎儿颈项透明层和胎儿鼻骨。

(2)妊娠中期筛查(15～20^{+6} 周)

①三联法血清学筛查:根据甲胎蛋白(AFP)、绒毛膜促性腺激素(hCG)和游离雌三醇(E_3)三者的变化,结合孕妇年龄、孕龄等情况,计算出唐氏综合征的风险度。

②其他改良方法:如应用 AFP 和 hCG 两项指标,称为二联法;应用 β-hCG 取代 hCG;应用抑制素作为第 4 个指标等。

(3)高通量基因测序技术(12～26^{+6} 周):通过高通量测序技术分析母体外周血胎儿游离 DNA,从而对胎儿染色体非整倍体进行无创产前检测,其适用的目标疾病为常见胎儿染色体非整倍体异常(即 21-三体综合征、18-三体综合征、13-三体综合征)。

2.超声遗传学标志物筛查

核型异常的胎儿往往存在解剖学改变和畸形,所以可通过超声检查发现异常,但染色体异常相关的超声指标异常仅提示染色体非整倍体异常的风险增高,可以是正常胎儿的变异,也可以是一过性的,至妊娠晚期或出生后可缓解或消失,不一定发生后遗症。因此,超声检查发现的遗传学标志物又称为软指标,包括妊娠早期的 NT 增厚、鼻骨(NB)缺失,妊娠中期的颈部皮肤皱褶增厚、肠管回声增强、肾盂扩张、长骨(肱骨、股骨)短缩、心室内强光点、脉络膜囊肿等。另外,超声发现结构性畸形的胎儿也可提示染色体异常的风险增高,但何种风险取决于具体的畸形和发现的时机,如淋巴水囊瘤在妊娠早期发现与三倍体有关,在妊娠中期发现与 X 染色体单体有关。

超声软指标异常应注意是否存在其他结构畸形,并根据特定软指标的风险度,决定是否需要进一步产前诊断。

3.无创产前检测技术(NIPT)

NIPT 技术是根据孕妇血浆中胎儿来源的游离 DNA 信息筛查常见的非整倍体染色体异常的方法。目前绝大部分采用二代测序和信息生物学技术,筛查的准确性高,对 21-三体、18-三体和 13-三体筛查的检出率分别为 99%、97% 和 91%,假阳性率在 1% 以下。但在可能存在胎儿其他染色体或基因疾病风险的孕妇、胎儿结构畸形、孕妇本身存在染色体异常、胎盘嵌合体等特殊情况下,不宜采用 NIPT。NIPT 目前仅用于高危人群的次级筛查,但是否可用于低危人群的一级筛查,还需要卫生经济学的进一步评价。

二、神经管畸形

1.血清学筛查

约有 95% 的神经管缺陷(NTDs)患儿无家族史,但约 90% 的孕妇血清和羊水中的 AFP 水平升高。筛查应在妊娠 15~20 周进行,以中位数的倍数(MOM)为单位。以 2.0 MOM 为 AFP 正常值的上限,筛查的阳性率为 3%~5%,敏感性 90% 以上,阳性预测值 2%~6%。但孕妇血清 AFP 水平受多种因素影响,如孕龄、孕妇体重、种族、糖尿病、死胎、多胎、胎儿畸形、胎盘异常等。

2.超声筛查

99% 的 NTDs 可通过妊娠中期的超声检查获得诊断,因此孕妇血清 AFP 升高但超声检查正常者,可不必抽取羊水检测 AFP。另外,3%~5% 的 NTDs 为非开放性畸形,羊水 AFP 水平在正常范围。

三、胎儿结构畸形筛查

对于出生缺陷的低危人群,可在妊娠 20~24 周期间,通过超声对胎儿各器官进行系统的筛查。可以发现胎儿结构畸形有无脑儿、严重脑膨出、严重开放性脊柱裂、严重胸腹壁缺损并内脏外翻、单腔心、致死性软骨发育不良等。因此建议所有孕妇在此时期均进行一次系统胎儿超声检查,妊娠中期产前超声胎儿畸形的检出率约为 50%~70%,漏诊的主要原因包括:①母体因素,如孕周、羊水、胎位、母体腹壁等;②部分胎儿畸形的产前超声检出率极低,如房间隔缺损、室间隔缺损、耳畸形、指/趾异常、肛门闭锁、食管闭锁、外生殖器畸形、闭合性脊柱裂等;③部分胎儿畸形目前还不能为超声所发现,如甲状腺缺如、先天性巨结肠等。

第三节 产前诊断

产前诊断又称宫内诊断或出生前诊断,指对可疑出生缺陷的胎儿在出生前应用各种检测手段,如影像学、生物化学、细胞遗传学及分子生物学等技术,全面评估胎儿在宫内的发育状况,对先天性和遗传性疾病做出诊断,为胎儿宫内治疗(手术、药物、基因治疗等)及选择性流产提供依据。

一、产前诊断的对象

产前诊断的对象为出生缺陷的高危人群。除了产前筛查检出的高风险人群外,还需要根据病史和其他检查确定的高风险人群。建议其进行产前诊断检查的指征:

(1)羊水过多或者过少。

(2)筛查发现染色体核型异常的高危人群、胎儿发育异常或可疑结构畸形。

(3)妊娠早期时接触过可能导致胎儿先天缺陷的物质。

(4)夫妇一方患有先天性疾病或遗传性疾病,或有遗传病家族史。

(5)曾经分娩过先天性严重缺陷婴儿。

(6)年龄达到或超过35周岁。

二、产前诊断的疾病

1.染色体异常

包括染色体数目异常和结构异常两类。染色体数目异常包括整倍体和非整倍体;结构异常包括染色体部分缺失、易位、倒位、环形染色体等。

2.性连锁遗传病

以 X 连锁隐性遗传病居多,如红绿色盲、血友病等。致病基因在 X 染色体上,携带致病基因的男性必定发病,携带致病基因的女性为携带者,生育的男孩可能一半是患病,一半为健康者;生育的女孩表型均正常,但可能一半为携带者,故判断为男胎后,可考虑行人工流产终止妊娠。

3.遗传性代谢缺陷病

多为常染色体隐性遗传病。因基因突变导致某种酶的缺失,引起代谢抑制、代谢中间产物累积而出现临床表现。除极少数疾病在早期用饮食控制法(如苯丙酮尿症)、药物治疗(如肝豆状核变性)外,至今尚无有效治疗方法。

4.先天性结构畸形

有明显的结构改变,如无脑儿、开放性脊柱裂、唇腭裂、先天性心脏病、髋关节脱臼等。

三、常用产前诊断的方法

(一)胎儿结构畸形筛查

1.超声

最常用,包括二维超声、三维成像、实时三维成像、彩色血流多普勒等。可发现多种严重致死性畸形及胎儿各系统畸形;同时可了解胎儿各生长径线、胎盘的状态和位置以及脐带、羊水量、脐动脉血流频谱等数据。

2.X 线检查

因放射线对胎儿的影响限制其应用,但可作为不要求保留胎儿的骨骼系统发育的评价手段。

3.胎儿镜

可观察胎儿体表畸形,还能采集胎儿皮肤、肌肉或血液标本做检查以及胎儿宫内治疗,但属于有创操作。

4.磁共振

可用于胎儿发育异常尤其是神经系统、胸腔病变等的评估,是超声的重要补充,但对于胎儿心脏和肢体等成像能力相对较弱。

(二)获取胎儿细胞和染色体方法

1.胚胎植入前遗传诊断

利用现代分子生物学技术与显微操作技术,对受精卵分裂的细胞进行特定的遗传学性状检测,选择合适的囊胚进行移植。常用于某些单基因病、染色体数目或结构异常以及性连锁性遗传病的携带者,本次妊娠为避免分娩遗传性疾病后代的高危夫妇。

2.绒毛穿刺取样

最佳时间为妊娠 9～12 周,B 型超声监视下经宫颈或经腹穿刺活检绒毛组织,存在流产、出血、感染、胎儿肢体发育缺陷等并发症。

3.羊膜腔穿刺术

最佳采样时间为妊娠 17～22 周,B 型超声引导下穿刺羊膜腔抽吸羊水,存在流产、羊水渗漏、感染、损伤胎盘或胎儿等并发症。

4.经皮脐血穿刺技术

最佳时间为 22～28 周,B 型超声引导下穿刺胎儿脐血做核型分析,可以校正羊水细胞或绒毛细胞培养出现的假嵌合体,结果准确可靠,但存在穿刺失败、胎儿一过性心动过缓、胎死宫内等并发症。

5.胎儿组织活检

胎儿镜可直接经腹进入羊膜腔活检胎儿组织,如对可疑进行性退行性肌营养不良胎儿可取组织行产前诊断。

(三)检测基因产物

利用羊水细胞、绒毛或胎儿血细胞,通过胎儿 DNA 分子杂交、限制性内切酶、聚合酶链反应技术、原位荧光杂交等技术检测胎儿基因的核苷酸序列,诊断胎儿基因疾病。

第六章　妊娠期并发症

第一节　流　产

妊娠于 28 周前终止,胎儿体质量不足 1000g,称为流产。妊娠不足 12 周发生流产者称为早期流产,发生于 12 周至不足 28 周者称为晚期流产。按流产的发展过程分为先兆流产、不全流产、难免流产和完全流产。胚胎在子宫内死亡超过 2 个月仍未自然排出者称为过期流产。自然流产连续 3 次或 3 次以上者称为习惯性流产。

早期流产的原因多数是遗传因素(如基因异常),其次为母体因素(如孕妇患急性传染病、胎儿感染中毒死亡、黄体功能不足等),此外母儿双方免疫不适应或血型不合亦可引起流产,晚期流产则因宫颈内口松弛、子宫畸形等因素所致。

一、诊断

(一)临床表现

(1)早期妊娠时停经后少量阴道出血和(或)伴轻度中下腹痛,或无任何症状,仅于常规 B 超检查时发现孕囊与子宫壁剥离(宫腔积血)。

(2)若已到中期妊娠(晚期先兆流产),孕妇腹部增大,胎动正常,可扪及子宫收缩。

(3)体征。①一般情况:神志清晰,生命体征平稳,可略显焦虑、紧张。②腹部检查:全腹软,一般无压痛反跳痛,无移动性浊音。③妇科检查:阴道内可见暗红色或咖啡色血污,宫颈可见着色,宫颈口未开,胎膜未破,子宫大小与停经周数相符。若胎儿发育正常,孕 16 周后在下腹部正中线上可用多普勒仪闻及正常胎心。

(二)辅助检查

1.妊娠试验

胚胎或绒毛滋养细胞存活时,妊娠试验阳性,当妊娠物与子宫壁分离已久失活时妊娠试验阴性。

2.激素测定

定期测绒毛膜促性腺激素(hCC)、胎盘催乳素(HPL)、雌二醇(E_2)及孕酮(P)的含量,动态观察其变化情况,如有进行性下降,提示将发生流产。

3.细菌培养

疑有感染时做阴道或宫腔拭子的细菌培养及药物敏感试验,有助于感染的诊断和治疗。

4.B超检查

显示子宫增大,明确宫腔内有无孕囊、胚胎、胎心搏动及残留组织或积血,以协助诊断。

5.病理检查

对于阴道排出的组织,可以用水冲洗寻找绒毛以确定是否为妊娠流产。对于可疑的病例,要将组织物送病理检查以明确诊断。

(三)诊断要点

(1)生育年龄妇女,既往月经规律,若有月经过期,出现早孕反应,妇科检查子宫增大,尿妊娠试验阳性应诊断为妊娠。

(2)妊娠后阴道出血、下腹坠痛、腰骶酸痛,要考虑流产的可能。流产可以分为许多种不同类型,在诊断时需要根据不同的病史、临床表现及辅助检查来进行判断和区分。

(四)鉴别诊断

需与异位妊娠及葡萄胎、功能失调性子宫出血、盆腔炎及急性阑尾炎等进行鉴别。

1.异位妊娠

特点是有不规则阴道出血,可有腹痛,但常为单侧性;超声检查显示宫腔内无妊娠囊,在宫腔以外部位,特别是输卵管部位可见妊娠囊或液性暗区;hCG水平较低,倍增时间较长。

2.葡萄胎

特点是有不规则阴道出血,子宫异常增大而软,触摸不到胎体,无胎心和胎动;B超检查显示宫腔内充满弥漫的光点和小囊样无回声区;hCG水平高于停经月份。

3.功能失调性子宫出血

特点是有不规则阴道出血,子宫不增大,B超检查无妊娠囊,hCG检查阴性。

4.盆腔炎、急性阑尾炎

一般无停经史,尿妊娠试验阴性,hCG水平正常,B超检查宫腔内无妊娠囊,血白细胞总数$>10\times10^9/L$。

二、治疗

(一)先兆流产

在排除异位妊娠后,可予安胎治疗。

1.一般治疗

卧床休息,禁止性生活,保持会阴部清洁卫生。进食新鲜有营养的食物,禁忌食用大补的药材(人参、花旗参、鹿茸、田七、当归、川芎等)、性寒凉的食物(薏苡仁、木耳、蟹等)及辛辣食物。

2.药物治疗

(1)安胎西药:①黄体酮注射液,20mg,肌内注射,1/d,常规给药;②地屈孕酮片,10mg,3/d,首剂40mg,常规给药。

(2)安胎中药:①固肾安胎丸,6g,3/d,可常规给药;②滋肾育胎丸,5g,3/d,可常规给药。

(3)支持对症用药

①止血药:适用于较多阴道出血的患者。常用药物为卡巴克洛片,5mg,3/d,可给药至阴道出血止;酚磺乙胺针,0.5g,肌内注射,临时用药1次;止血合剂静脉滴注,5%葡萄糖注射液或0.9%氯化钠注射液500mL加维生素C注射液3g加酚磺乙胺3g,静脉滴注,临时用药1次,主要用于阴道出血稍多但少于月经,或B超见宫腔积血超过3cm的患者。

②缓解子宫收缩的药物。

a.间苯三酚:40mg,肌内注射临时用药,用以缓解轻度下腹坠胀痛;80~120mg加入5%葡萄糖注射液中静脉滴注,用以维持疗效或抑制轻中度较为频繁的下腹坠胀痛。

b.硫酸镁:适用于孕16周后出现子宫收缩的晚期先兆流产患者。用法:第一天用药,5%葡萄糖注射液或0.9%氯化钠注射液250mL加25%硫酸镁5g,静脉滴注,1小时滴完(先用,冲击量);5%葡萄糖注射液或0.9%氯化钠注射液500mL加25%硫酸镁10g,静脉滴注6小时滴完(维持量)。第二天起,5%葡萄糖注射液或0.9%氯化钠注射液250mL加25%硫酸镁5g,静脉滴注,3小时滴完;5%葡萄糖注射液或0.9%氯化钠注射液500mL加25%硫酸镁10g,静脉滴注,6小时滴完。用药注意事项:用药期间应该监测血镁浓度,正常为0.75~1mmol/L,治疗有效浓度为2~3.5mmol/L,超过5mmol/L则为中毒浓度。用药期间必须定时检查膝反射,观察呼吸不少于16次/min,尿量每小时不少于25mL或24小时不少于600mL,备葡萄糖酸钙作为解毒剂(一旦出现中毒反应,立即静脉注射10%葡萄糖酸钙10mL)。

c.安宝(盐酸利托君):适用于孕20周以后出现子宫收缩的晚期先兆流产患者。用法:5%葡萄糖注射液250mL加安宝针50mg,静脉滴注,从每分钟4滴开始调滴速,视患者临床症状的变化调整滴速,最大滴速不可超过每分钟38滴。用药注意事项:用药前心电图结果必须正常。当患者心率>140/min时,须停药或减量。用药超过5天须监测血糖。当宫缩被抑制后,继续用药12小时,停止静脉滴注之前30分钟开始口服安宝10mg,每2小时1次,之后再慢慢减量。

d.催产素受体拮抗药:阿托西班。用法:以7.5mg/mL的浓度给予初次剂量,静脉注射6.75mg,然后在3小时内持续以300μg/min,继之以100μg/min小剂量滴注。治疗时间不超过48小时,总剂量不超过330mg。

(4)针对流产原因的治疗

①生殖道感染。a.阴道炎:细菌性阴道病患者可给予阴道抹洗治疗,念珠菌阴道炎者可阴道抹洗加凯妮汀0.5g塞阴道治疗。b.宫颈培养阳性:支原体、细菌培养阳性者,选择敏感抗生素口服或静脉滴注治疗;衣原体感染者,可用红霉素0.5g口服,4/d,连服7天,或阿奇霉素1g顿服。

②梅毒、HIV感染者。a.梅毒感染者,予苄星青霉素240万U,分两侧臀部肌内注射,1次/周,连用3次。青霉素过敏者则用红霉素片口服,0.5g,4/d,连服30天。b.HIV感染:应转传染病专科医院治疗。c.甲状腺功能异常:甲状腺功能减退症、甲状腺功能亢进症患者,须请内科会诊后决定治疗方案,并根据会诊意见给予相应药物治疗。d.D-二聚体升高:给予低分子肝素0.4mL皮下注射,每日2~4次。复查正常后给予维持量治疗。

（二）难免流产

治疗原则是尽早排出妊娠物。

1.药物治疗

晚期流产时,子宫较大,可静脉滴注缩宫素,具体方法是缩宫素 10U 加入 5％葡萄糖 500mL 静脉滴注:加强子宫收缩,维持有效的宫缩。

2.手术治疗

早期流产时行吸宫术或刮宫术。晚期流产当胎儿及胎盘排出后,检查是否完整,必要时行清宫。

（三）不全流产

1.药物治疗

出血时间长,考虑感染可能时应给予抗生素预防感染。

2.手术治疗

用吸宫术或钳刮术清除宫腔内妊娠残留物,出血量多者输血。

（四）完全流产

一般不予特殊处理,必要时给予抗生素预防感染。

（五）稽留流产

一经诊断稽留流产,即完善相关检查,尽快终止妊娠。稽留时间过长可能发生凝血功能障碍,导致弥散性血管内凝血(DIC),造成严重出血。处理前应查血常规、出凝血时间、血小板计数、血纤维蛋白原、凝血酶原时间、D-二聚体等,并做好输血准备。若凝血功能正常,先口服戊酸雌二醇 5mg,3/d,连用 3～5 天,可提高子宫肌对催产药的敏感性。若出现凝血功能障碍,应尽早使用肝素、纤维蛋白原及输新鲜血、新鲜冷冻血浆等,待凝血功能好转后,再行刮宫。

清宫术适用于胚胎顶臀径小于 3cm 者及 B 超提示宫深小于 10cm 者。应先口服 3～5 天戊酸雌二醇后行 B 超下清宫术。

（六）孕卵枯萎

确诊后行吸宫术或刮宫术。

（七）习惯性流产

(1)治疗内科疾病。

(2)治疗各种感染。

(3)因子宫病变(双角子宫、子宫纵隔、肌瘤、宫颈内口松弛等病变)而反复流产者可在非妊娠期行手术纠治;术后至少避孕 12 个月。

(4)妊娠期处理:拟诊妊娠即可开始安胎治疗,每日肌内注射黄体酮 20mg,确诊正常妊娠后治疗可持续至妊娠 12 周或超过以往发生流产的月份,同时嘱卧床休息、禁止性生活。妊娠期适当补充多种维生素,注意解除精神紧张。

(5)子宫颈内口松弛晚期流产:如因宫颈损伤所致,可于妊娠前做宫颈内口修补术。若已妊娠并经超声证实宫内正常妊娠,可在孕 14～16 周行宫颈内口环扎术。

（6）免疫功能的调整。

（7）对于免疫过度型致抗磷脂抗体产生者，可使用低剂量阿司匹林或肝素拮抗磷脂抗体介导的血栓形成。

（8）医学助孕：对于由染色体病等遗传因素引起的习惯性流产，根据不同原因可进行胚胎植入前的遗传学诊断，必要时行辅助生殖技术。

第二节　早产

妊娠满 28 周至不满 37 足周之间终止者称早产（PTL），娩出的新生儿称早产儿，其出生体重不足 2500g，器官发育尚不成熟，早产儿有比较高的并发症和死亡率。早产约占分娩总数的 10%。早产儿中约有 15% 的新生儿期死亡，8% 早产儿留有智力障碍或神经系统后遗症。因此，防止早产应得到产科工作者的重视。早产的原因常与孕妇从事重体力劳动或吸烟、酗酒、有麻醉药瘾以及各种妊娠并发症（如妊娠高血压综合征）等因素有关。

一、诊断

（一）症状

患者主要的表现为子宫收缩，最初为不规则宫缩，与足月妊娠先兆临产相似，并常伴有少许阴道出血或血性分泌物，以后可发展为规则宫缩。在诊断时应与妊娠晚期出现的生理性宫缩区别。生理性宫缩为不规则、无痛感、不伴宫颈管消失。若子宫收缩规则，间隔 5～6 分钟，持续 30 秒以上，伴宫颈管短缩及进行性扩张时，则可诊断为早期临产。

（二）体征

腹部检查时可以感觉到间歇性的子宫收缩，阴道检查有时会发现少许出血，如果伴有胎膜早破，可以发现阴道内有羊水。宫颈管有不同程度的消退，宫颈口扩张。

（三）辅助检查

1.实验室检查

（1）胎儿纤维结合蛋白（fFN）。在妊娠期，fFN 一般只出现在母亲的血液和羊水中，如果在宫颈黏液中出现 fFN，预示在近期发生早产的可能性比较大。

（2）胰岛素样生长因子结合蛋白-1（IGFBP-1）。在妊娠期，IGFBP-1 一般只出现在母亲的血液和羊水中，其羊水中 ICFBP-1 的浓度要比血液中高 100～1000 倍。如果在宫颈黏液中出现 IGFBP-1，预示在近期发生早产的可能性比较大。

2.特殊检查

（1）超声检查：通过超声检查可以估测孕周，大体判断胎肺成熟度；经会阴超声检查，可以了解宫颈管的长度和宫颈口扩张的情况，如果宫颈口缩短、呈漏斗状、宫颈口扩张，则短期内分娩的可能性比较大。

(2)胎心监护:通过胎心监护可以了解宫缩的强度、频率以及胎心变化情况。

(四)诊断要点

(1)既往有流产、早产史者易发生早产。

(2)临床表现

①有规则宫缩出现,间歇 5～10 分钟,持续 30 秒以上,且逐渐加强。

②阴道血性分泌物。

③肛查宫颈管缩短,宫口扩张≥2cm。根据上述临床表现,可诊断为先兆早产。当胎膜已破,或宫口已开大 4cm 以上者早产已不可避免。

(五)鉴别诊断

需要区分正常的生理性宫缩、先兆早产以及早产临产,主要看宫缩的情况以及是否有宫颈管的进行性消退和宫颈口的扩张。孕晚期生理性子宫收缩一般不伴宫口开大,休息或用镇静药后能缓解或消失。

二、治疗

治疗原则:抑制宫缩,为促胎儿肺成熟赢得时间,胎儿脑保护治疗,有指征的应用抗生素预防感染。

1.宫缩抑制剂

一般应用 48 小时,超过 48 小时维持用药不能明显降低早产率,但明显增加药物不良反应,故无宫缩及时停药。两种或以上宫缩抑制剂联合使用可能增加不良反应的发生,应尽量避免联合使用。

(1)钙通道阻断剂:硝苯吡啶:起始剂量为 20mg 口服,然后 10～20mg,每日 3～4 次,根据宫缩情况调整,可持续 48 小时。服药中注意观察血压,防止血压过低。

(2)前列腺素抑制剂:吲哚美辛:主要用于妊娠 32 周前早产。起始剂量为 50～100mg 经阴道或直肠给药,也可口服,然后 25mg 每 6 小时 1 次,可维持 48 小时。不良反应:在母体方面主要恶心、胃酸反流、胃炎等;在胎儿方面,妊娠 32 周后使用或使用时间超过 48 小时,可引起胎儿动脉导管提前关闭,也可因减少胎儿肾血流量而使羊水量减少,因此,使用期间需要监测羊水量及胎儿动脉导管宽度。当发现胎儿动脉导管狭窄时立即停药。

禁忌证:孕妇血小板功能不良、出血性疾病、肝功能不良、胃溃疡、有对阿司匹林过敏的哮喘病史。

(3)β_2 肾上腺素能受体兴奋剂:利托君:起始剂量 50～100μg/min 静脉滴注,每 10 分钟可增加剂量 50μg/min,至宫缩停止,最大剂量不超过 350μg/min,共 48 小时。使用过程中应密切关注心率和主诉,如心率超过 120 次/分,或诉心前区疼痛应停止使用。

不良反应:在母体方面主要有恶心、头痛、鼻塞、低血钾、心动过速、胸痛、气短、高糖、肺水肿、偶有心肌缺血等;胎儿及新生儿方面主要有心动过速、低血糖、低血钾、低血压、高胆红素、偶有脑室周围出血等。用药禁忌证有心脏病、心律不齐、糖尿病控制不满意、甲状腺功能亢进者。

（4）缩宫素受体拮抗剂：主要是阿托西班，起始剂量为 6.75mg 静脉滴注 1 分钟，继之 18mg/h 维持 3 小时，接着 6mg/h 维持 45 小时。不良反应轻微，无明确禁忌，但价格较昂贵。

2.硫酸镁应用

妊娠 32 周前早产者常规应用硫酸镁，作为胎儿中枢神经系统保护剂治疗。

孕 32 周前早产者，负荷剂量 5.0g 静脉滴注，30 分钟滴完，然后以 1～2g/h 维持。建议应用硫酸镁 3～5 天。硫酸镁应用前及使用过程中应监测呼吸、膝反射、尿量，24 小时总量不超过 30g。禁忌证：孕妇患肌无力、肾衰竭等。

3.糖皮质激素

用于促胎肺成熟。妊娠 28～34^{+6} 周的先兆早产应当给予 1 个疗程的糖皮质激素。地塞米松 6mg 每 12 小时 1 次，共 4 次，肌内注射。若早产临产，来不及完成完整疗程者，也应给药。

4.抗生素

胎膜早破者，予抗生素预防感染，胎膜完整者，不推荐应用抗生素，除非分娩在即而下生殖道 B 族溶血性链球菌检测阳性。

5.产时处理与分娩方式

（1）终止早产的指征

①宫缩进行性增强，经过治疗无法控制者。

②有宫内感染者。

③衡量母胎利弊，继续妊娠对母胎的危害大于胎肺成熟对胎儿的好处。

④孕周已过 34 周，如无母胎并发症，应停用抗早产药，顺其自然，不必干预，只需密切监测胎儿情况即可。

（2）分娩方式：大部分早产儿可经阴道分娩。

①产程中加强胎心监护有利于识别胎儿窘迫，尽早处理。

②分娩镇痛以硬脊膜外阻滞麻醉镇痛相对安全。

③不提倡常规会阴侧切，也不支持没有指征的产钳应用。

④对臀位特别是足先露者应根据当地早产儿治疗护理条件权衡剖宫产利弊，因地制宜选择分娩方式。

⑤早产儿出生后适当延长 30～120 秒后断脐，可减少新生儿输血的需要，大约可减少 50% 的新生儿脑室内出血。

6.早产的预防

（1）一般预防

①孕前宣教：a.避免低龄（<17 岁）或高龄（>35 岁）妊娠；b.提倡合理的妊娠间隔（>6 个月）；c.避免多胎妊娠；d.避免体质量过低妊娠；e.戒烟、酒；f.控制好原发病如高血压、糖尿病、甲状腺功能亢进、红斑狼疮等；g.停止服用可能致畸的药物。

②孕期注意事项：a.第一次产检时应详细了解早产高危因素，以便尽可能针对性预防；

b.合理增加妊娠期体质量;c.避免吸烟、饮酒。

(2)特殊类型孕酮的应用:特殊类型孕酮有 3 种:微粒化孕酮胶囊、阴道孕酮凝胶、17α-羟己酸孕酮酯,其有效性仍缺乏大样本循证医学证据。

(3)宫颈环扎术

①宫颈功能不全:既往有宫颈功能不全妊娠丢失病史,行宫颈环扎术对预防早产有效。宫颈环扎首选经阴道宫颈环扎术,除非有经阴道宫颈环扎禁忌或经阴道宫颈环扎失败。

②对有前次早产或晚期流产史,此次为单胎妊娠,妊娠 24 周前 CL<25mm,无宫颈环扎术禁忌证,推荐使用宫颈环扎术。但对子宫发育异常、宫颈锥切术后,宫颈环扎术无预防早产作用;而对双胎妊娠,宫颈环扎术可能增加早产和胎膜早破风险,不推荐使用宫颈环扎术。

第三节　异位妊娠

一、输卵管妊娠

(一)诊断与鉴别诊断

1.临床依据

(1)症状:可有以下全部症状或无症状:停经,阴道流血,腹痛,皮肤苍白,休克,肩胛痛。

(2)体征:有些异位妊娠妇女可以没有体征,具有典型体征才就诊的已较少见。腹腔内出血少时,患侧下腹压痛、反跳痛,腹肌紧张;出血多时腹部膨隆,全腹压痛、反跳痛,移动性浊音。盆腔检查:阴道内可见少量血液,后穹隆饱满、触痛、宫颈剧痛,摇摆痛。子宫略增大,变软。内出血量多时子宫有漂浮感。子宫后方或患侧附件可扪及压痛包块,边界不清。

(3)检查

①B 超:宫腔内不见妊娠囊,内膜增厚;宫旁一侧见回声不均的混合性包块,如宫旁包块中见妊娠囊、胚芽或原始心管搏动,是输卵管妊娠的直接证据;子宫直肠凹处有积液。

②妊娠试验:β-hCG 阳性,常低于正常宫内妊娠。动态监测 β-hCG,48 小时内倍增不足 66%。

③腹腔穿刺:当有内出血时,经阴道后穹隆穿刺或经腹壁穿刺可穿出不凝血。但抽不出血液不能排除异位妊娠存在。

④子宫内膜病理检查:诊断性刮宫未见绒毛。

2.检查项目及意义

(1)B 超:已成为诊断输卵管妊娠的主要方法,经阴道 B 超检查诊断准确率更高。典型声像表现时是异位妊娠的主要诊断依据,当声像不典型时可 2 天内重复检查。

(2)血 β-hCG 检测:与 B 超有互补作用,也是诊断输卵管妊娠的主要方法。妊娠时 β-hCG 升高,异位妊娠时常低于正常宫内妊娠。正常妊娠时,血 β-hCG 于 2 天内成倍增长,而异位妊娠时 48 小时内倍增不足 66%。

（3）孕酮：在早期妊娠孕酮常＞80nmol/L，而＜15nmol/L 则极有可能为未存活的妊娠。大部分异位妊娠的孕酮 15～80nmol/L。但是诊断价值不大。

（4）血常规：主要判断有无贫血、继发感染等，评估内出血等病情严重程度。

（5）腹腔穿刺、阴道后穹窿穿刺：是简单、可靠的诊断方法。主要用于疑有腹腔内出血，而要确立有无手术指征时应用，随着超声水平的提高，临床意义不大。

（6）腹腔镜检查：腹腔镜创伤小，可直视下检查并手术，可用于输卵管妊娠未流产、未破裂时的早期诊断及治疗。但它仍有 3%～4% 的假阴性率和 5% 的假阳性率，而且有创，一般不需要通过腹腔镜来确诊。

（7）子宫内膜病理检查：为有创，对有生育要求者较难接受。而且并不能完全区分宫内妊娠流产和异位妊娠，如无必要一般不用于诊断。

3.诊断思路和原则

（1）血 β-hCG≥1500U/L 时，结合阴道 B 超综合分析。

①阴道 B 超见子宫外妊娠囊、胚芽或原始心管搏动，可诊断输卵管妊娠。

②阴道 B 超见子宫内无妊娠囊，附件处有肿块，可考虑输卵管妊娠。

③阴道 B 超见子宫内无妊娠囊，附件处无肿块，于 2 天后复查 β-hCG 及阴道 B 超，如 β-hCG 增加＜66% 或不变，而子宫内仍无妊娠囊亦考虑输卵管妊娠。

（2）血 β-hCG＜1500U/L 时，B 超见子宫内无妊娠囊，附件处无肿块及孕囊，3 天后复查 β-hCG 及阴道 B 超。

①若 β-hCG 值未增或下降、阴道 B 超仍未见子宫内妊娠囊，可按输卵管妊娠处理。因为考虑即使为宫内孕，胚胎也无法继续存活。

②若 β-hCG 值倍增，可复查阴道 B 超并等待出现子宫内或宫旁孕囊再做诊断。

（二）治疗方案及选择

根据患者病情及生育要求和患者意愿选择。

1.大量腹腔内出血、血流动力学不稳定时

应快速备血、建立静脉通路，输液、输血抗休克治疗，急诊开腹手术。术中视患者生命体征是否平稳及输卵管妊娠部位和破坏程度及患者生育要求决定手术方式。输卵管切除或保守性手术治疗。

2.少量或无腹腔内出血时

（1）期待治疗：腹痛症状轻微或无腹痛。

（2）药物治疗：MTX 治疗适应证。①患者血流动力学稳定，无活动性腹腔内出血；②盆腔包块最大直径＜3cm；③血 hCG＜2000U/L；④B 超未见胚胎原始心管搏动；⑤肝、肾功能及血常规各项基本正常；⑥无 MTX 禁忌证。

用药方式：①单次给药。MTX 50mg/m^2，静脉注射，可不加四氢叶酸。②分次给药。MTX 4mg/kg，静脉注射，每日一次，共 5 次。

给药期间监测患者血流动力学、B 超及 hCG。

（3）手术治疗：①开腹手术。输卵管切除术或保守性手术。②腹腔镜下手术。输卵管切除术或输卵管开窗取胚术。

二、宫颈妊娠

宫颈妊娠是指受精卵种植发育在宫颈管内,是异位妊娠中发病率很低但危险性较高的妊娠类型,占妊娠数的 1∶12 422～1∶2500,在异位妊娠中发生率占 1%～2%,多见于经产妇及多次人工流产史者。由于宫颈主要由结缔组织组成,胚胎着床后易导致出血,容易误诊为流产,如误诊后行刮宫,宫颈收缩不良,血管开放,易导致大出血而危及孕产妇生命。

宫颈妊娠的高危因素主要有:既往宫腔手术史、剖宫产、使用宫内节育器、子宫内膜炎、子宫肌瘤及 Asherman 综合征。

(一)病因

病因尚不清楚,可能与下列因素有关:

(1)受精卵运行过快或子宫内膜发育迟缓。受精卵到达宫腔时,子宫内膜纤毛运动过快或肌肉收缩,使受精卵快速通过宫腔,着床于宫颈黏膜。再者是子宫内膜发育迟缓,受精卵到达宫腔时,子宫内膜发育不同步,受精卵无法在宫腔内着床,而进入宫颈管,并在宫颈黏膜种植、发育。

(2)子宫内膜受损或宫腔内环境改变,特别是宫腔内膜面瘢痕形成或粘连。宫腔手术操作史,如反复人工流产、引产、剖宫产、宫腔镜手术、产后胎盘残留而刮宫、宫腔感染史及宫内节育器使用者,均可造成子宫内膜炎症、缺损、瘢痕,影响孕卵在子宫的正常着床。

(3)子宫发育不良、子宫畸形、子宫肌瘤等致宫腔变形。

(4)内分泌失调,辅助生育技术等因素也可能与此有关。

(二)病理生理

子宫颈组织为富含纤维的胶原间质组织,妊娠后的脱膜反应远不如子宫腔内膜,因而,胚胎组织与宫颈组织紧密附着,胎盘植入较深,绒毛的滋养细胞及合体细胞深入宫颈壁层及肌层,形成胎盘植入,而宫颈壁仅含 15% 肌肉组织,其他为无收缩功能的纤维结缔组织,当宫颈妊娠发生自然流产、误诊刮宫时,因子宫颈收缩力弱,不能迅速排出妊娠产物,开放的血管不闭锁,容易导致大出血。

(三)临床表现及体征

1.临床表现

(1)停经:为最早的表现,多停经 5～12 周,多见于 6～8 周。

(2)阴道流血:初为无痛性血性分泌物或少量出血(孕 5 周左右),继而可出现大量阴道出血(孕 7～10 周)。

(3)腹痛:可有轻微下腹坠痛。

2.体征

(1)宫颈

①宫颈显著膨大,呈圆锥体样并变软,外观充血呈紫蓝色,无触痛,有时可扪及子宫动脉

搏动。

②宫颈管及宫颈外口明显扩张,形状不规则,伴有新生血管,宫颈内口关闭,呈内陷小孔状。

③孕卵组织可在宫颈外口显露或隐藏于宫颈管内:宫颈阴道段向颈管胎盘着床部位的对侧方向移位,颈管内可触到一如面粉团感的半球形肿物,常有黏稠的暗红色分泌物流出。

(2)子宫:子宫体可因内膜蜕膜样改变而稍大或正常,变软或硬度正常,故与宫颈形成葫芦状。若在阴道子宫颈段发生破裂,则可出现盆腔血肿。颈管内胚胎和绒毛等组织因局部张力高常被挤压,供血不良,易引起变性、坏死,加上难于获得早期诊断,常易并发感染,此时阴道分泌物多,呈脓血样、有恶臭,严重者伴发冷、发热。由于孕妇的宫颈口较松,感染可向内扩散,引起盆腔脓肿(大多为局限性),甚至败血症。

(四)诊断

以往宫颈妊娠术前诊断率极低,多于切除子宫病检后才明确诊断。近年来,随着对宫颈妊娠的认识及各种辅助检查的普及,特别是高分辨率超声技术的应用,使早期诊断率明显提高,病死率由过去的 40%～50% 降至 6% 左右。

1.病理学诊断

1911 年 Rubin 首次描述了宫颈妊娠并提出了宫颈妊娠的病理学诊断标准:

(1)胎盘全部或部分在子宫动脉或膀胱腹膜以下,即子宫颈内口以下。

(2)绒毛膜滋养细胞与合体细胞深入宫颈壁或肌层,胎盘附着处必须有宫颈腺体存在。

(3)胎盘组织必须紧密附着在宫颈上。

(4)子宫体腔内无胚胎组织,但可有蜕膜反应。

病理学诊断为宫颈妊娠的最终确诊依据,但由于病理诊断严格的要求,出现了一个矛盾:患者必须行子宫全切术,送病检后才可做出宫颈妊娠的诊断,而保守治疗成功的病例则无法确诊。由于病理诊断不能作为术前早期诊断宫颈妊娠的方法,只适用于全子宫切除患者,新的诊断方法和诊断标准不断提出。

2.Mcelin 提出了临床诊断标准

(1)停经后阴道流血,无痉挛性的腹痛。

(2)宫颈变软及不成比例地增大,或宫颈和宫体形成葫芦状。

(3)妊娠产物完全在子宫颈管内,宫腔内不见胚囊。

(4)宫颈外口开放,内口关闭。

3.1978 年 Raskin 首次报道了使用超声诊断宫颈妊娠

(1)二维超声诊断标准

①子宫正常大小或略大,宫腔内有弥散性无定形回声(蜕膜回声),未见孕囊回声。

②宫颈明显增大,宫颈管内可见变形的孕囊,并侵入宫颈的前壁或者后壁,胚胎死亡后回声紊乱,为不均质实性或混合性光团。

③宫颈内口关闭,孕囊或紊乱回声不越过内口。

④膀胱位置明显上移。

(2)彩色多普勒超声:可显示胚胎着床后特征性的滋养层血流。有文献报道宫颈妊娠的彩色多普勒超声检查所见与胚胎存活状况有关,如胚胎存活,胚囊内可见原始心管搏动的彩色图像,胚囊着床部位的宫颈肌层内可查见丰富血流,局部呈环状或条索状,多普勒显示为低阻血流;如胚胎死亡,而绒毛未退化,则局部回声紊乱,周边仍可见丰富低阻血流;如绒毛已退化,局部仍可能查血流,但多普勒显示血流阻力无明显降低。

4.HCG

宫颈妊娠的 HCG 水平较宫内妊娠低,故尿 HCG 弱阳性,而血 β-HCG 在 1000~10 000U/L 不定,与孕龄及胚胎是否存活有关。需连续监测,宫颈血运差,宫颈妊娠 48 小时血 β-HCG 滴度升高<50%。Hung 等报道的 11 例宫颈妊娠,孕龄在 4~5 周者,血 β-HCG 为 1031~1220IU/L,7 周以上者在 13 770~135 000U/L。正常妊娠在 12 周以前,其血 β-HCG 水平常急剧上升,1.7~2.0 天即成倍增长。高 β-HCG 水平说明胚胎活性好,胚床血运丰富,容易有活跃出血。

5.宫腔镜检查

1996 年宫腔镜被首次应用于宫颈妊娠的诊治。宫腔镜可在直视下对宫颈、宫腔进行观察,定位准确。宫颈妊娠时,宫腔镜特征表现为:宫腔空虚、颈管内壁失去正常的黏膜皱襞,代之以暗褐色、凹凸不平的组织块,孕囊位于宫颈内口水平以下,呈淡黄色。

(五)治疗

以往由于宫颈妊娠的误诊,大部分宫颈妊娠由于刮宫术发生大出血,危及产妇生命。传统的治疗方法为双侧髂内动脉结扎或急诊行子宫切除术,髂内动脉结扎操作复杂,需在有条件的医院施行,且创伤大,成功率低,而行子宫切除后,患者又丧失生育功能。目前随着宫颈妊娠诊断技术的不断改进,其早期诊断已成为可能,治疗手段也逐渐向保守治疗发展。

1.药物治疗

(1)氨甲蝶呤(MTX):1983 年 Farabow 等首先报道将 MTX 用于宫颈妊娠的保守治疗,并取得一定成果。一般应早期应用,否则可能因为大出血而切除子宫。

适应证为:①血 β-HCG<10 000IU/L;②孕龄<9 周;③可见明显胎心搏动,胚芽<1cm;④胎儿顶臀长<10mm。如果胎心存在,MTX 化疗最好与 B 超引导下局部杀胚治疗联合应用;⑤无肝肾功能异常。

用药方案:可全身用药、局部用药及全身与局部联合用药。

①全身用药:肌内或静脉注射 MTX 0.5~1mg/kg,隔日给药,共四次,同时交叉隔日用四氢叶酸0.1mg/kg,减轻 MTX 的不良反应。MTX 可使用 1~3 个疗程。在治疗过程中,动态监测血 β-HCG 和 B 超,了解胚胎情况。全身给药疗程长,易操作,但不良反应较大,可出现发热、胃肠道反应、口腔黏膜溃疡、肝酶升高、骨髓抑制等不良反应。

②局部给药:为在 B 超引导下,行宫颈壁穿刺,进入孕囊,抽净囊内液,每次将 20~50mg 的 MTX 注入孕囊内。局部用药的优点是用药剂量小,浓度高,直接杀死胚胎组织,全身药物分布少,不良反应轻,疗程短。但临床操作难度大,不易掌握,往往冒着大出血的危险,注射前要做好输血及开腹手术的准备。单次 MTX 肌内注射按 $50mg/m^2$ 计算。Storall 显示成功率

为 94％。MTX 0.5～1mg/kg 隔天肌内注射，即第 1、3、5、7 天共 4 次，或可于第 2、4、6、8 天加用四氢叶酸 0.1mg/kg 以减轻其毒性。对有胎心搏动者，可以先用 20％。KCl 在阴道超声引导下注入孕囊，胎心消失后，再以 MTX 50mg/m² 肌内注射。

③联合用药：将 MTX 与其他药物如米非司酮、氯化钾等联合用药，或与刮宫术、介入栓塞联合应用。如超声介导下经阴道单次孕囊内注射甲氨蝶呤，对其中有胎心搏动者，再同时注射 2mL 氯化钾，每周两次进行 HCG 和超声监测。

（2）米非司酮：作为一种外源性抗黄体酮药物，米非司酮可与内源性黄体酮竞争结合受体，引起蜕膜和绒毛变性，从而阻断胚胎发育。可与 MTX 联合应用。目前使用米非司酮治疗宫颈妊娠尚处于探索阶段。

（3）氟尿嘧啶（5-FU）：作为化疗药物作用机制与 MTX 类似，可全身或局部用药，也可与 MTX 联合治疗宫颈妊娠。目前单用氟尿嘧啶者极少。

（4）氯化钾（KCl）：当双胎其中一胎为宫颈妊娠时，因要考虑药物对宫内妊娠的影响，一般不使用化疗药物或激素等。对此类患者的治疗，可选用超声引导下 20％ KCl 注入胎囊或胚胎体内，术后 2 周内超声随访囊胚退化情况。此法安全，疗效肯定，无化疗药物的不良反应。但也有报道称，氯化钾局部注射可发生大出血的危险。

（5）天花粉：是我国传统的中草药，较早应用于抗早孕、中孕引产和抑制癌细胞，肌内或羊膜腔内注射能使囊胚变性、坏死或使滋养层细胞变性坏死、阻断胎盘血循环而流产。天花粉为蛋白提取物，需经皮试或小剂量肌内注射阴性后，方可肌内注射天花粉 1.2mg 或宫颈局部 3 点、9 点处注射，因不良反应大，目前已很少使用。

2.内镜

随着内镜手术技术的成熟，宫腔镜和腹腔镜的适用范围不断拓展。

（1）宫腔镜：适用于妊娠 4～6 周，阴道流血不多，血 β-HCG 水平不高的患者。宫腔镜治疗宫颈妊娠，可在直视下较完整的切除胚胎组织，并对出血部位进行电凝止血。1996 年 Ash 等人首次使用宫腔镜切除妊娠组织，成功治愈 1 例宫颈妊娠。但是也有文献报道，宫腔镜操作可引起宫颈难以控制的大出血。

（2）腹腔镜与宫腔镜联合：由于单独运用宫腔操作可引起宫颈难以控制的大出血，所以近年来有文献报道，采用腹腔镜下结扎子宫动脉后，再联合宫腔镜切除异位妊娠病灶治疗宫颈妊娠取得良好效果。其适用于妊娠 4～9 周的患者。具体操作为首先在宫颈内注射血管收缩剂，结扎妊娠所在部位的子宫动脉的宫颈分支，将宫颈管扩张到 10mm，宫腔镜直视下操作，以 2.7％山梨醇或 5.4％的甘露醇作为膨宫液，使用切除器在直视下切除妊娠囊至无残存组织。术后检查宫腔。

3.刮宫术

随着宫颈妊娠的早期诊断及保守治疗技术的不断发展完善，一般不首先采用刮宫术治疗，刮宫术现仅作为 MTX 治疗或介入治疗后的辅助治疗方法，术后使用纱条或 Foley 管局部压迫止血，可缩短疗程。但该术仍有大出血的可能，因此术前需建立静脉通道，做好输血及其他抢救准备，术中操作应轻柔，并密切注意病情变化。

4.动脉栓塞止血

宫颈妊娠因常导致无法控制的危及生命的大出血而成为治疗上的难点。以往积极控制出血的保守性治疗包括开腹行双侧髂内动脉结扎,Foley 尿管球部填塞止血等。而 21 世纪以来随着血管造影技术的发展,使血管栓塞成为可能,此方法可有效控制大出血。宫颈的血供主要来源于子宫动脉的下行支,对子宫动脉进行介入栓塞可阻断宫颈的血液循环。对于需要丰富血供的宫颈妊娠胚胎来说,缺乏血供,可造成胚胎坏死、萎缩,达到治疗目的,并可防止刮宫术时出现阴道大出血。用于确诊未流产的宫颈妊娠及宫颈妊娠大出血者。操作为经股动脉穿刺插管至子宫动脉,注入栓塞剂明胶海绵颗粒,其进入子宫动脉后可迅速形成血栓,起到暂时阻断血流作用。且约 2 周后子宫动脉可再通,不影响内分泌和生育功能。对于妊娠囊较大者可先将 MTX 45～75mg 注入子宫动脉后栓塞,起到同时杀胚的作用。因 MTX 杀胚作用 24 小时内达高峰,1 周左右胚胎缺血坏死,故可以栓塞后 1 周行刮宫术。介入治疗作用迅速、疗效显著、创伤较小、不良反应小、术后恢复快、不影响内分泌变化,并可保留生育功能,但需要一定的操作技术,一般要求放射科专人操作。

5.射频消融

射频消融术是一种高效、微创的新技术。它利用高频率交流电磁波(350～500kHz)使组织产生生物热,当局部温度达 45～50℃时,细胞内蛋白质发生变性,双层脂膜溶解,细胞膜崩裂,同时细胞内外水分丧失,导致组织凝固性坏死。有学者使用射频消融术治疗 5 例宫颈妊娠,5 例中妊娠天数在 34～63 天,治疗方法为点射(灼),作用时间 2～6 秒,电流 24～32mA,功率 30～50W,平均作用时间 8.5 分钟。妊娠组织全部凝固或局部汽化后,再用刮匙电极把坏死组织搔刮出宫颈。术中止血快,术后 1 周复查 B 超,宫腔内无残留组织、未发生术后大出血、术后 HCG 阴转较快、月经恢复理想。使用射频消融术治疗宫颈妊娠不仅出血少,组织坏死还可能激发机体的免疫和炎症反应,产生对体内异常细胞的抑制和免疫杀伤作用,安全有效,但目前只应用于妊娠天数短者,其临床应用尚需进一步探索。

6.手术治疗

(1)经腹宫颈切开缝合术:对于停经天数较长,保守治疗效果差,要求保留生育功能者,可行经腹宫颈切开缝合术。打开膀胱腹膜返折,下推膀胱,暴露膨大的宫颈前壁,打开宫颈,清除妊娠组织,胎盘附着面褥式或"8"字缝合,血止后缝合宫颈。

(2)子宫全切术:以往由于宫颈妊娠的误诊,刮宫后导致难以控制的大出血,常需行子宫全切术。目前由于宫颈妊娠的早期诊断,现全子宫切除多用于保守治疗效果差、出血风险大、无生育要求者或已发生失血性休克患者。对于妊娠超过 12 周,无生育要求或年龄大者,也宜行子宫全切术。

三、子宫残角妊娠

子宫残角妊娠是指受精卵着床于子宫残角内生长发育。子宫残角又称为遗迹性双角子宫,为先天发育畸形,由于一侧副中肾管发育不全所致。残角子宫往往不与另一侧发育较好的子宫腔沟通,但有纤维束与之相连。残角子宫壁发育不良,不能承受胎儿生长发育,常于妊娠中期时发生残角自然破裂,引起严重内出血,症状与输卵管间质部妊娠相似。偶有妊娠达足月者,分娩期亦可出现宫缩,但因不可能经阴道分娩,胎儿往往在临产后死亡。

(一)子宫残角

正常女性内生殖的发育系统由两侧副中肾管的上段发育成输卵管,中段融合形成子宫,下段形成阴道的上 2/3。若一侧副中肾管由于某种原因停止发育,中段融合不良或缺失,则不能形成正常的子宫,可能形成残角子宫,对侧完整副中肾管发育成单角子宫。残角子宫按其有无宫腔及是否与单角子宫相通分为三型:Ⅰ型残角子宫与发育侧宫腔相通,月经来潮后,经血可引流到发育侧宫腔内排出,一般无症状,偶有痛经。Ⅱ型残角子宫与发育侧子宫不通,月经来潮后,经血不能排出,有周期性一侧腹痛。残角子宫积血增大,宫腔内压力增高,导致宫内膜向宫壁延伸引起腺肌病。经血逆流到盆腔,发生子宫内膜异位,痛经加重。残角子宫输卵管伞端因经血逆流,残留血引起伞端粘连,导致输卵管积血,下腹疼痛加剧,并可触及肿块。Ⅲ型残角子宫无子宫腔,为始基子宫,不会发生妊娠,并常误诊为卵巢包块。残角子宫以Ⅱ型多见。

(二)子宫残角妊娠发病机制

残角子宫妊娠主要发生在Ⅰ型残角子宫。Ⅰ型残角子宫妊娠,发生机制同输卵管妊娠。Ⅱ型残角子宫,妊娠发生机制有两种说法:①精子由单角子宫及输卵管进入腹腔,外游到对侧残角子宫输卵管,与残角侧卵巢排出的卵子在残角侧输卵管内受精,进入残角宫腔;②在单角子宫侧输卵管内受精,受精卵外游至对侧输卵管及残角宫腔着床。

(三)症状及体征

(1)具有正常妊娠的症状:停经,早孕反应。停经时间可超过三个月。

(2)阴道流血:由于对侧单角子宫内膜也会有蜕膜反应,水肿增厚,妊娠激素低落时蜕膜可剥脱产生阴道流血,甚至有蜕膜管型排出。

(3)腹痛:当残角妊娠发生破裂时,发生一侧下腹部剧痛及内出血,甚至休克,可伴少量阴道流血。一般由于大多数残角妊娠的子宫肌层较输卵管肌层厚,妊娠破裂发生时间也较晚,70%发生在孕 2～6 个月内,但破裂常出血导致低血容量性休克。

(4)根据残角子宫肌层发育的程度,残角子宫妊娠的症状出现的早晚及结局不同。发育差者,常因孕囊增大,绒毛组织侵蚀,常早期发生妊娠破裂,其表现同输卵管妊娠破裂,一侧腹部剧烈腹痛后有急性腹腔内出血、休克等表现或胎儿死亡滞留宫腔,B 超下可见积液,以后逐渐吸收;发育较好者,常在孕 4～6 个月时发生破裂,引起出血性休克,或死胎;发育良好者可妊娠至孕晚期,并于分娩时发生宫缩,对侧单角子宫出血或排除蜕膜管型,但先露高,胎位不正,宫口无开大现象,且宫颈多偏硬,且死胎概率高,据报道大概在 97.85%。

(四)诊断

由于残角子宫妊娠一般诊断较晚,多发生破裂出血,休克,多于急诊剖腹手术明确诊断并治疗,目前随着 B 超的发展,及人们意识的提高,早期诊断率有所提高。

1.以下情况应高度怀疑

①育龄妇女被诊断为早孕,但人工流产时未吸刮出绒毛胚胎,术后仍有妊娠反应;②吸刮

组织的病理为蜕膜，或宫内膜呈 A-S 反应；③中孕引产未能成功，探宫腔无明显增大；④妊娠晚期产程不进展、宫颈硬、宫口不开，触不到羊膜囊及胎先露，B 超显示胎儿位于正常子宫外，特别是过期妊娠、臀位及死胎时；⑤可疑为异位妊娠，而停经时间超过 3～4 个月；⑥有停经史，妇科检查子宫无明显增大，而在子宫一侧可扪及软性包块；⑦早期曾诊断为残角子宫。

2.子宫残角 B 超的特点

子宫腔内无妊娠囊，而在子宫一侧可见一圆形或椭圆形均匀的组织包块，与子宫分界清，包块内可见孕囊，甚至可见胎心搏动，妊娠包块与宫颈不相连，子宫位置不正，宫壁薄，宫内膜不清。在 B 超引导下由宫颈置入金属探针明确宫腔大小及与孕囊的位置更有助于诊断。

3.诊断性刮宫

确定有无妊娠产物及子宫内膜的病理变化。

4.腹腔镜

可用于早期诊断的妊娠病灶未破裂患者，可于直视下明确诊断，并予以治疗。

5.剖腹探查

当发生破裂、大出血休克时可抗休克的同时剖腹探查，明确诊断，一般孕囊位于同侧圆韧带附着点内侧的为残角子宫妊娠，而位于同侧圆韧带附着点外侧的为输卵管间质部妊娠，可在诊断的同时予以处理。

（五）治疗

根据发生的时间不同及残角子宫的状况选择的手术方式也不同。妊娠早、中期者可行残角子宫切除，及同侧输卵管结扎或切除，以防以后发生同侧输卵管妊娠的可能。但由于残角子宫典型临床症状发生较晚，在术前很难明确诊断。子宫残角之肌组织发育不良，胚胎滋长，绒毛组织侵蚀，多致妊娠中期破裂（15～16 周发生），常表现重度休克。在抢救休克的同时进行剖腹手术，切除残角子宫。若妊娠至足月为活胎，应先行剖宫产抢救胎儿，然后切除残角子宫及同侧输卵管。对无生育要求的患者，可考虑行子宫全切术。

四、宫角妊娠

宫角妊娠指受精卵种植发育在子宫的角部。因宫角部肌组织薄，又为子宫血管与卵巢动静脉及输卵管血管吻合处，血运丰富，孕卵种植在此异常位置，早孕时发生流产，常伴大出血。如随着孕周增长，宫角肌层变薄，一旦肌层破裂，会导致大量出血，休克甚至死亡，足月分娩后胎盘不易剥离，需早期诊断及治疗。宫角妊娠与输卵管间质部妊娠不同，其受精卵附着在输卵管口近宫腔侧，胚胎向宫腔内生长发育而不是向输卵管间质部发育。宫角妊娠发病率较低，占异位妊娠的 1.5%～4.2%，但病死率极高，占异位妊娠的 20% 左右。严格讲，宫角妊娠不应属于异位妊娠。

（一）病因

宫角妊娠常存在高危因素，从而影响受精卵的正常运行及着床，妨碍其如期到达正常的宫腔位置种植。

1.盆腔炎

多次人工流产术、清宫术等宫腔操作引发的子宫内膜炎、宫腔粘连、输卵管炎,宫内节育器引起的子宫内膜无菌性炎症。

2.输卵管及子宫手术术后

输卵管切开取胚、输卵管整形术等输卵管手术术后,使输卵管扭曲、狭窄,纤毛缺失;子宫畸形矫形术、子宫肌瘤剔除术等手术术后使宫腔形态发生改变,从而使受精卵着床于非正常位置。

3.雌孕激素失调

正常情况下雌、孕激素比例恰当,可协同作用使孕卵得以由正常的输卵管内膜纤毛运动和肌肉蠕动送入宫腔,如果雌、孕激素平衡被破坏,即可导致宫角妊娠发生。

4.IVF-ET

随着辅助生殖技术的发展,其发病率有所上升。由于体外受精后胚胎植入宫腔时间与子宫内膜不同步,胚胎游走,从而使着床位置异常。

5.其他

宫颈病变(如宫颈糜烂等)或宫颈先天性发育畸形(过长、憩室等)、过早或延迟排卵都可造成宫角妊娠。

(二)临床症状及体征

(1)具有正常妊娠的症状:停经、早孕反应。

(2)早期滋养层发育不良时,可发生早期流产、胚胎停育、部分出现胎盘植入、产后胎盘滞留。出现停经后阴道流血,B超示孕囊内未见胎心等。

(3)腹痛:当孕囊不断生长发育,宫角变薄,子宫不对称形状愈明显,症状如腹痛等,也更明显,一定程度时可发生剧烈撕裂样腹痛,并出现内出血,甚至晕厥休克。

(4)足月妊娠:也可发育生长至足月,但子宫增大呈不对称性,偏向一侧。

(三)诊断

由于宫角妊娠较少见,临床症状不典型,诊断困难,早期无特异性的临床症状和体征,难与输卵管间质部妊娠鉴别;已破裂者易与输卵管妊娠等异位妊娠混淆,未破裂者容易误诊为宫内妊娠流产。

依据 Jansen 等提出的诊断标准:①腹痛伴有子宫不对称性增大,继以流产或阴道分娩;②直视下发现子宫角一侧扩大,伴有圆韧带外侧移位;③胎盘滞留在子宫角。由于后两点需手术后方能证实,故临床上早期诊断宫角妊娠较困难,容易误诊。

B超影像学诊断标准:宫角出现突起包块,内有妊娠囊,与子宫内膜相连续,其周围见完整的肌壁层。在宫角处形成的包块内找到胚芽,甚至原始心管搏动。由于宫角部位的特殊性,胚胎的发育可能受到抑制,绒毛下方有出血,影响胚芽发育,在宫角处的包块中,有时很难找到典型的妊娠囊、胚芽及原始心管搏动。

四维彩超:可见胎盘着床于宫角,并见血流密集。

(四)鉴别诊断

与输卵管间质部妊娠的鉴别:输卵管间质部位子宫角,是输卵管通向子宫的交接处,有子宫肌组织包绕,全长约 2.0cm,受精卵种植在该部,即形成间质部妊娠。因孕卵在宫角输卵管开口处输卵管侧的宫腔外着床、发育,属异位妊娠范畴。腹腔镜检查或开腹时,可根据圆韧带位于突出包块的关系与输卵管间质部妊娠鉴别。若圆韧带位于突出包块的外侧为子宫角妊娠,如圆韧带位于突出包块内侧为输卵管间质部妊娠。

(五)治疗

1.期待治疗

如在早期妊娠时已明确诊断为宫角妊娠,胚胎存活,圆韧带向外侧移位,覆盖在胚囊的子宫肌层组织健康,可不考虑终止妊娠,继续随访观察。

2.急诊开腹治疗

当宫角妊娠破裂,发生急腹症,腹腔内出血,导致失血性休克时,在纠正休克的同时,根据病情行患侧宫角及输卵管切除术、宫角楔形切除术或宫角剖开取胎术。

3.腹腔镜手术

用于早期的宫角妊娠,可于直视下诊断的同时,予以处理。

4.刮宫术

若因不全流产、过期流产做刮宫术时,需注意宫角的肌层,操作要轻而慎重,避免造成穿孔,最好在 B 超或宫腔镜引导下行刮宫术。

5.人工剥离胎盘

如妊娠至足月,随子宫偏向一侧明显,但胎儿可自然分娩,分娩后如胎盘滞留在子宫的一角,可做人工剥离胎盘术。

6.血管介入性治疗

应用较少,治疗方法同宫颈妊娠相似,可用于早期诊断的宫角妊娠,即未破裂、生命体征平稳,且 B 超示孕囊直径≤5cm、血 β-HCG<5000U/L、肝肾功能、血常规正常者。可以阻断妊娠囊血流,使绒毛急性缺血坏死,然后吸收或脱落流产。可以同时灌注杀胚药物后栓塞,其可预防和控制流产或宫角破裂造成的大出血。

7.药物流产后联合宫腔镜

可于药物流产后,再行宫腔镜检查,部分患者也可宫腔镜检查后,B 超下联合刮宫术,效果满意。术后应当找到绒毛组织且超声检查宫角部无异常回声,继续追踪至血 β-HCG 降至正常。

8.子宫动脉结扎

应用较少。

五、卵巢妊娠

卵巢妊娠系指孕卵在卵巢组织内生长发育的妊娠,较为罕见,其发生率占异位妊娠的 0.5%～2%,近年有增加趋势。

（一）病因

1.卵子运行障碍

由于盆腔炎症引起卵巢周围粘连,卵泡内压力降低或卵巢颗粒细胞和卵丘紧贴,使排出的卵子运行受到障碍。

2.输卵管功能异常

因炎症或其他原因造成输卵管上皮的纤毛活动异常,管腔扭曲或发生逆蠕动,使受精卵的输送发生异常。

3.卵巢组织的特点

卵巢可以产生蜕膜组织,或卵巢表面有内膜异位病灶时,都有利于孕卵的种植。卵巢环境比输卵管更适于妊娠的发展,故曾有卵巢妊娠至足月而获得活婴的报道。

4.其他因素

如偶然发生的精子与卵子在卵巢表面或组织内相遇而受精。在宫内节育器广泛应用后,屡有带器者发生卵巢妊娠的报道。

（二）临床表现

1.腹痛

是卵巢妊娠最主要的症状,腹痛性质可为剧痛,撕裂样痛,隐痛或伴肛门坠痛,常突然发作。

2.盆腔包块

在一侧附件区常可清楚扪及如卵巢形状,边界清楚的包块。

3.闭经及闭经后阴道不规则流血

部分患者可出现,因卵巢妊娠破裂时间早,故患者闭经史不明显;卵巢妊娠破裂后,内出血在短时间内增加,患者还未出现阴道不规则流血就因腹痛甚至晕厥就诊而行手术治疗,故临床所见阴道不规则流血发生率并不高。

4.血压和脉搏变化

常在急性腹痛后发生,如腹腔内出血量多致血容量不足,将出现血压降低和脉搏加快,甚至出现休克。

（三）诊断

1.卵巢妊娠的诊断标准

(1)患侧输卵管完全正常,并与卵巢分开。

(2)胚囊位于正常的卵巢组织内。

(3)胚囊壁为卵巢组织。

(4)卵巢及胚囊通过子宫卵巢韧带与子宫相连。

(5)显微镜下检查输卵管组织无妊娠证据。

符合以上5条病理学诊断标准,通常称为原发性卵巢妊娠。在临床实际工作中,并非所有卵巢妊娠均符合上述标准,因有的胚囊在卵巢破裂后已排入盆腔,故临床上只要切下的卵巢组织病理学检查见到滋养细胞或蜕膜组织,并见妊娠黄体,也应诊断为卵巢妊娠。

2.诊断方法

同输卵管妊娠。术前诊断比较困难,误诊率高,发生破裂者多见,为此应强调:①重视病史特点;②力争早期诊断;③在妊娠早期,B超显示正常,子宫直肠窝积液有助腹腔出血诊断及定量;④应用B超协助定位;⑤必要时行腹腔镜检查。

(四)鉴别诊断

卵巢妊娠常需与卵泡破裂、黄体破裂加以鉴别。

卵泡及黄体破裂发生时间多与月经周期有密切关系,卵泡破裂多发生在排卵前,即月经中期;黄体破裂常在月经来潮前1周左右。常为突发性下腹痛,少许或无阴道流血,破裂时若出血不多,凝血封闭破口,出血可停止。一般不引起临床症状,若出现急腹症时,可根据内出血多少决定处理。

后穹隆穿刺时,如穿刺液红细胞比容<12%可排除卵巢妊娠所导致的内出血。卵泡及黄体破裂时血、尿HCG妊娠试验均为阴性。

(五)治疗

治疗原则以手术治疗为主。

1.手术治疗

因卵巢妊娠极易破裂出血,通常以急腹症收入院,而行剖腹手术。手术时根据病灶范围做病灶挖出后行卵巢修补术或楔形切除术,尽量保留正常卵巢组织与输卵管;患侧附件切除术只有在卵巢与输卵管无法分离时进行,一般不行单侧卵巢切除术,否则,保留输卵管会增加输卵管妊娠的机会。近年来,由于电视腹腔镜手术的广泛应用,在卵巢妊娠未破裂或破裂口不大,患者血流动力学较平稳,在做腹腔镜检查时或术前已确诊为卵巢妊娠者也可在腹腔镜下做卵巢楔形切除或病灶挖出,创面电凝止血。卵巢楔形切除或修补后仍有滋养细胞残留之可能,故术后应连续行HCG监测随访至正常为止。

2.药物治疗

对未破裂、病情稳定的患者,可适当应用药物治疗。甲氨蝶呤(MTX)$50mg/m^2$,肌内注射,单次或分次注射,也有采用肌内注射MTX $0.4mg/(kg \cdot d)$或$1.5mg/(kg \cdot d)$。另外也可以通过腹腔镜直接将MTX注入卵巢妊娠部位,剂量为$1mg/kg$,或B超介导下注入卵巢孕囊或黄体中。若在药物治疗期间,HCG持续升高或发生急性内出血,仍需手术治疗。

六、腹腔妊娠

腹腔妊娠是指在腹腔内除输卵管、卵巢及阔韧带以外的异位妊娠,发病率为1:15 000次妊娠,占异位妊娠的1.6%。

(一)病因及发病机制

腹腔妊娠分原发性和继发性两种。原发性腹腔妊娠是指卵子在腹腔内受精、种植,着床在腹膜、肠系膜、大网膜等处并生长发育,极少见。继发性腹腔妊娠往往发生于输卵管妊娠流产或破裂后,偶尔可继发于卵巢妊娠或宫内妊娠时因子宫存在缺陷,如瘢痕子宫裂开、宫壁发育不良导致破裂或子宫腹膜瘘破裂后,孕卵落入腹腔在某一部位种植、着床,胚胎继续生长发育。

（二）临床表现

腹腔妊娠除有一般妊娠征象如停经史、早孕反应外,在停经后的不同时期多有突发性下腹剧痛或持续性下腹痛史。部分患者腹痛发作时伴有严重休克或伴有少量阴道流血;随后阴道流血停止,腹部逐渐增大,胎动明显,孕妇多伴有不适感;随着胎儿长大,上述症状加重。

腹部检查可发现子宫轮廓不清,但胎儿肢体极易触及,胎位异常,横位多见;胎儿存活者,胎心异常清晰,腹部可听到母体血管杂音,此系腹腔妊娠较典型体征之一,常在胎盘附着部位闻及。阴道检查时,先露部位往往在后穹隆处更容易触到;子宫反应性增大、肥厚;子宫颈移位,朝上,常在耻骨联合后方触及。

若胎儿死亡,妊娠征象消失,月经恢复来潮,粘连的脏器和大网膜包裹死胎,胎儿逐渐缩小。若继发感染形成脓肿,可向母体的肠管、阴道、膀胱或腹壁穿通,排出胎儿骨骼。

（三）诊断

依据病史及临床表现,不难诊断。对可疑病例行 B 超检查具有诊断意义。如超声下见胎头或胎体贴近母体膀胱,与腹壁间无子宫壁相隔,即可诊断。其他如胎儿与子宫分离、胎儿接近母体腹壁、在膀胱或输尿管之间没有子宫壁影像、胎位不正常、见到宫外胎盘组织等表现也都有助诊断。

如 B 超不能确诊,可进一步选做 CT 或 MRI 检查。

（四）治疗

腹腔妊娠一经确诊,应立即手术。

1. 术前准备

因腹腔妊娠时腹腔内血管极度扩张,缺乏收缩性,手术时极易造成大出血。因此,必须做好充分的术前准备,备血要足,术前亦应做好充分的肠道准备。

2. 手术方法

分探查取出胎儿及胎盘处理两部分:常规开腹进入腹腔后,首先探清胎囊及胎盘部位,因胎囊常与大网膜有粘连,应行锐性分离;将血管结扎,切开胎囊后吸出羊水,取出胎儿,近胎盘部结扎切断脐带。如胎盘附着在大网膜、输卵管和卵巢时,可随同附着器官一并切除。在腹腔妊娠较晚期时,胎盘种植在腹腔器官部位较深,剥离前必须结扎全部供应胎盘的血管,常常难以做到,如强行剥离,必将造成致命性出血;有时术中即使在探查胎盘种植部位时,也可能带来很大的危险。因此,术中尽量避免对周围脏器的不必要探查。如术中不能切除胎盘,可留在腹中暂不处理。关腹时可不放置引流,也不做腹壁袋口缝合,术后应用 B 超或胎盘激素动态变化监测胎盘的吸收情况。胎盘在数月、1 年或更长时间可自行吸收。

留在腹腔内胎盘有时可引起一些并发症。常见的有感染、脓肿形成、粘连、肠梗阻等。一旦发生上述情况,需再次开腹,即便如此,也较初次手术同时切除胎盘安全。

七、剖宫产瘢痕部位妊娠

剖宫产瘢痕部位妊娠(CSP)是剖宫产术后的一种并发症。从 20 世纪 50 年代以来,剖宫产术一般均采用子宫下段式式,子宫下段切口瘢痕妊娠的位置相当于子宫峡部并位于子宫腔以外,严格地说是一种特殊部位的异位妊娠。1978 年 Larsen 报道第 1 例剖宫产瘢痕部位妊娠,近年来随着我国剖宫产率的上升,发生率明显上升,目前发生率已达 1/1800～1/2216,已超过宫颈妊娠的发生率。

（一）诊断

1.病史

有剖宫产史,发生瘢痕部位妊娠的原因虽然尚未完全清楚,但显然与剖宫产切口愈合不良有关。发病相关因素有:多次剖宫产史;瘢痕部位愈合不良。

2.临床表现

(1)有停经史,发病一般在 5～6 孕周。

(2)早期症状不明显,约 1/3 患者可无症状,少数在常规做 B 超检查时发现为 CSP。

(3)阴道流血大部分患者于停经后有少量阴道流血,亦有少数患者一开始即有大量阴道流血,部分阴道少量流血的患者尚伴有轻度至中度的下腹痛。

(4)少数 CSP 患者可能持续到妊娠中期,甚至妊娠晚期,妊娠中期以后的 CSP 可能突发剧烈腹痛及大量出血,预示子宫即将破裂或已经发生了子宫破裂。

3.辅助检查

(1)尿妊娠试验阳性,因为子宫切口瘢痕妊娠血运较差。比宫内妊娠 HCG 量低,CSP 时 HCG 测定量一般在 100～10 000U/L 间,这一特征有助于 CSP 的诊断。

(2)超声检查:阴道超声是对可疑病例首选的有效辅助检查方法。CSP 的超声诊断标准:宫腔内及宫颈管内未见孕囊,孕囊在子宫峡部前壁,孕囊与膀胱之间缺乏子宫肌层或肌层有缺陷,孕囊与膀胱之间的距离<5mm,最薄者仅 1～2mm 厚。

(3)磁共振成像(MRI):MRI 具有无损伤、多平面成像,组织分辨率高等优点,能清晰显示孕囊在子宫峡部前壁着床,无完整肌层及内膜覆盖。但一般很少应用,仅仅用于超声检查不能准确诊断时。

(4)内镜诊断:宫腔镜与腹腔镜均可用于诊断,但目前大多数用于治疗,在 CSP 已确诊或高度怀疑 CSP 时,可以选择应用宫腔镜或腹腔镜进行诊断与治疗。

（二）治疗

1.药物治疗

MTX 治疗较为有效。MTX 治疗可分全身治疗与局部治疗。

(1)全身治疗 MTX 单次肌内注射,剂量为 $50mg/m^2$,若效果不明显,可于 1 周后再一次给药;MTX 与四氢叶酸交替使用,MTX 1mg/kg 于 1、3、5、7 天各肌内注射 1 次,四氢叶酸 0.1mg/kg 于 2、4、6、8 天各肌内注射 1 次。

(2)局部注射在 B 超引导下可以局部孕囊注入 MTX 20～50mg/次。

(3)联合方法全身与局部注射联合应用。治疗时以 HCG 测定来进行监测。

2.子宫动脉栓塞

子宫动脉栓塞用于 CSP 发生大出血时,止血效果好。在 CSP 治疗上目前除用于止血外,对 CSP 治疗也有很重要的作用。子宫动脉栓塞联合 MTX 药物治疗是目前认为有效的方法。

3.刮宫术

试图用刮宫术刮除孕囊的方法会导致子宫穿孔及大出血。因此,当确认 CSP 后切不可盲目行刮宫术。当 CSP 被误诊为早孕或流产不全进行人工流产或清宫,发生大出血时,应立即终止刮宫,用缩宫药物,仍出血不止可用纱条填塞,同时给予 MTX。如有条件可行子宫动脉栓塞,并同时用 MTX 等处理。

4.宫腔镜下孕囊去除术

适用于孕囊向宫腔方面生长者,宫腔镜下去除孕囊后,可直视下电凝植入部位的出血点,防止去除孕囊后出血。

5.腹腔镜手术

适用于孕囊向膀胱和腹腔方向生长者,腹腔镜下可切开 CSP 包块,取出孕囊组织,或局部切除,电凝止血并行缝合。

6.经腹行瘢痕部位妊娠物切除或子宫切除术(包括次全切或全切)

中期或晚期 CSP 破裂,可根据具体情况行瘢痕切除术,或情况紧急时行子宫切除术。

第四节　过期妊娠

月经周期正常的孕妇,妊娠达到或超过预产期 2 周(≥42 孕周)尚未临产,称为过期妊娠。过期妊娠的发病率占妊娠总数的 5%～12%,围生儿死亡率为正常足月分娩者的 3 倍。过期妊娠的病因尚不明确,可能与妊娠末期胎儿肾上腺皮质功能低下,内源性前列腺素和雌激素分泌不足,孕激素过多及遗传等因素有关。

一、诊断

(一)症状

月经规则,按照末次月经计算时孕周达到或超过 42 周。如果月经不规则,需要纠正预产期,纠正后的孕周也达到或超过 42 周。

(二)体征

过期妊娠通常无特殊临床表现,检查时可能会发现胎儿比较大,并发羊水过少时很容易触及胎儿肢体。

(三)辅助检查

1.B 超检查

测定胎儿双顶径(BPD)、股骨长度(FL)、腹围(AC)值以推断胎龄,同时还可了解羊水量及胎盘成熟度。

2.胎盘功能检查

通过胎动计数、尿雌三醇测定、E/C 值测定、胎心监护仪检测,以了解胎盘老化情况。

3.羊水检查

穿刺羊膜囊行羊水泡沫震荡试验,了解胎儿肺成熟度,同时可行羊水染色体检查。

4.羊膜镜检查

观察羊水量及颜色以了解胎粪污染程度,确定有无胎儿窘迫。

(四)诊断要点

如过去月经史十分正常,而本次末次月经期又十分明确,同时有早期诊断的各种检查佐证,则诊断过期妊娠,如果月经周期不规则或月经周期长、在哺乳期时妊娠、在使用口服避孕药时妊娠、偶然的排卵延迟等,因此对一些末次月经时间有疑点的妊娠妇女,则必须借助于其他方法。

(五)鉴别诊断

月经规律者诊断明确,月经不准确或末次月经记不清楚者,需要核实预产期。

二、治疗

1.评估孕妇是否可阴道试产

(1)绝对禁忌证:孕妇严重合并症及并发症,不能耐受阴道分娩或不能阴道分娩者,如:①子宫手术史,主要是指古典式剖宫产,未知子宫切口的剖宫产术,穿透子宫内膜的肌瘤剔除术,子宫破裂史等;②前置胎盘和前置血管;③明显头盆不称;④胎位异常,横位,初产臀位估计不能经阴道分娩者;⑤宫颈浸润癌;⑥某些生殖道感染性疾病,如疱疹感染活动期等;⑦未经治疗的获得性免疫缺陷病毒(HIV)感染者;⑧对引产药物过敏者。

(2)相对禁忌证:①子宫下段剖宫产史;②臀位;③羊水过多;④双胎或多胎妊娠;⑤经产妇分娩次数≥5 次者。

若无阴道试产禁忌,则评估宫颈是否成熟,若宫颈不成熟,则予促宫颈成熟。

2.促宫颈成熟

宫颈 Bishop 评分<6 分,引产前先促宫颈成熟。

(1)可控释地诺前列酮栓:是可控制释放的前列腺素 E_2(PGE$_2$)栓剂,置于阴道后穹隆深处,出现以下情况时应及时取出:

①出现规律宫缩(每 3 分钟 1 次的宫缩)并同时伴随有宫颈成熟度的改善,宫颈 Bishop 评分≥6 分。

②自然破膜或行人工破膜术。

③子宫收缩过频(每 10 分钟 5 次及以上的宫缩)。

④置药 24 小时。

⑤有胎儿出现不良状况的证据,如胎动减少或消失、胎动过频、电子胎心监护结果分级为Ⅱ类或Ⅲ类。

⑥出现不能用其他原因解释的母体不良反应,如恶心、呕吐、腹泻、发热、低血压、心动过速或者阴道流血增多。

取出至少 30 分钟后方可静脉点滴缩宫素。

(2)米索前列醇:是人工合成的前列腺素 E_1(PGE_1)制剂。

①每次阴道放药剂量为 $25\mu g$,放药时不要将药物压成碎片。如 6 小时后仍无宫缩,在重复使用米索前列醇前应行阴道检查,重新评价宫颈成熟度,了解原放置的药物是否溶化、吸收,如未溶化和吸收则不宜再放。每日总量不超过 $50\mu g$,以免药物吸收过多。

②如需加用缩宫素,应该在最后 1 次放置米索前列醇后 4 小时以上,并行阴道检查证实米索前列醇已经吸收才可以加用。

③使用米索前列醇者应在产房观察,监测宫缩和胎心率,一旦出现宫缩过频,应立即进行阴道检查,并取出残留药物。

(3)机械性促宫颈成熟:包括低位水囊、Foley 导管、海藻棒等,需要在阴道无感染及胎膜完整时才可使用。缺点:有潜在的感染、胎膜早破、子宫颈损伤的风险。

3.引产术

(1)缩宫素静脉滴注:因缩宫素个体敏感度差异极大,静脉滴注缩宫素应从小剂量开始循序增量,起始剂量为 2.5U 缩宫素溶于乳酸钠林格注射液 500mL 中即 0.5%缩宫素浓度,从每分钟 8 滴开始,根据宫缩、胎心情况调整滴速,一般每隔 20 分钟调整 1 次,即从每分钟 8 滴调整至 16 滴,再增至 24 滴;为安全起见也可从每分钟 8 滴开始,每次增加 4 滴,直至出现有效宫缩。

有效宫缩的判定标准为 10 分钟内出现 3 次宫缩,每次宫缩持续 $30\sim60$ 秒,伴有宫颈的缩短和宫口扩张。最大滴速不得超过每分钟 40 滴,如达到最大滴速,仍不出现有效宫缩时可增加缩宫素浓度,但缩宫素的应用量不变。增加浓度的方法是以乳酸钠林格注射液 500mL 中加 5U 缩宫素变成 1%缩宫素浓度,先将滴速减半,再根据宫缩情况进行调整,增加浓度后,最大增至每分钟 40 滴,原则上不再增加滴数和缩宫素浓度。

注意事项:

①要有专人观察宫缩强度、频率、持续时间及胎心率变化并及时记录,调好宫缩后行胎心监护。破膜后要观察羊水量及有无胎粪污染及其程度。

②警惕过敏反应。

③禁止肌内、皮下、穴位注射及鼻黏膜用药。

④输液量不宜过大,以防止发生水中毒。

⑤宫缩过强应及时停用缩宫素,必要时使用宫缩抑制剂。

⑥引产失败:缩宫素引产成功率与宫颈成熟度、孕周、胎先露高低有关,如连续使用 $2\sim3$ 天,仍无明显进展,应改用其他引产方法。

(2)人工破膜术:适用于头先露并已衔接的孕妇。单独使用人工破膜术引产时,引产到宫缩发动的时间间隔难以预料。人工破膜术联合缩宫素的方法缩短了从引产到分娩的时间。人工破膜术相关的潜在风险包括:脐带脱垂或受压、母儿感染、前置血管破裂和胎儿损伤。

4.产程处理

产程中最好连续胎心监护,注意羊水情况,及早发现胎儿窘迫。过期妊娠常伴有羊水污染,分娩时做好气管插管准备。

5.剖宫产术

过期妊娠时,胎盘功能减退,胎儿储备力下降,可适当放宽剖宫产指征。

第七章　妊娠期合并症

第一节　妊娠期高血压

妊娠高血压综合征是妊娠期特有的疾病,国内发病率为 9.1%～10.4%,约 15% 妊娠期相关死亡是该病所致。妊娠高血压综合征的主要病理基础是全身小动脉痉挛、血管通透性增加、血液黏度增高及组织缺血、缺氧等,表现为高血压、蛋白尿等,严重影响母体健康及胎儿正常发育。

一、流行病学

1983—1988 年,全国 25 省市部分地区 370 万人口,开展了统一标准的前瞻性妊娠高血压综合征流行病学的调查。在 67 813 例孕产妇中,妊娠高血压综合征 6398 例,平均发病率 9.4%,其中子痫 120 例,占妊娠高血压综合征 1.9%,根据全国妊娠高血压综合征协作组 1984 年报道,轻、中度妊娠高血压综合征的围生儿死亡率为 17.8‰ 及 21.2‰,而先兆子痫及子痫的围生儿死亡率高达 58.6‰ 及 33.9‰。随着妊娠高血压综合征的病情加重,母儿的预后越来越差,迄今为止,妊娠高血压综合征仍为孕产妇及围生儿死亡的重要原因之一。

二、高危因素与病因

(一)高危因素

初产妇、孕妇年龄<18 岁或>40 岁、多胎妊娠、妊娠期高血压病史及家族史、慢性高血压、慢性肾炎、抗磷脂综合征、糖尿病、血管紧张素基因 T_{235} 阳性、营养不良、低社会经济状况均与妊娠高血压综合征发病风险增加相关。

(二)病因

1.异常滋养层细胞侵入子宫肌层

研究认为先兆子痫患者胎盘有不完整的滋养层细胞侵入子宫动脉,蜕膜血管与血管内滋养母细胞并存,子宫螺旋动脉发生广泛改变,包括血管内皮损伤、组成血管壁的原生质不足、肌内膜细胞增殖及脂类首先在肌内膜细胞其次在巨噬细胞中积聚,最终发展为动脉粥样硬化。动脉粥样硬化将导致动脉瘤性扩张,使螺旋动脉不能适应常规功能,同时动脉粥样硬化导致螺旋动脉腔狭窄、闭锁,引起胎盘血流量灌注减少,引发妊娠高血压综合征一系列症状。

2.免疫机制

妊娠被认为是成功的自然同种异体移植。胎儿在妊娠期内不受排斥是因胎盘的免疫屏障作用、胎膜细胞可抑制 NK 细胞对胎儿的损伤、母体内免疫抑制细胞及免疫抑制物的作用,其中以胎盘的免疫屏障作用最重要。

研究发现先兆子痫呈间接免疫,镜下确定胎盘母体面表现急性移植排斥,针对胎盘抗原性形成的封闭抗体下降,使胎盘局部免疫反应与滋养细胞表达 TCX 抗原形成的保护性作用减弱。本病患者妊娠 12～24 周辅助性 T 细胞明显低于正常孕妇,血清 Th_1/Th_2 不平衡,Th_2 呈高水平,从而使巨噬细胞激活释放细胞因子如肿瘤坏死因子-α、白细胞介素-1,使血液中血小板源性生长因子、内皮缩血管肽(又称内皮素)、纤溶酶原激活物抑制物-1 等含量增加,造成毛细血管高凝状态及毛细血管通透性增加。先兆子痫孕妇组织相容性抗原 HLA-DR4 明显高于正常孕妇。HLA-DR4 在妊娠高血压综合征发病中的作用可能为:①直接作为免疫基因,通过免疫基因产物如抗原影响巨噬细胞呈递抗原;②与疾病致病基因连锁不平衡;③使母胎间抗原呈递及识别功能降低,导致封闭抗体产生不足,最终导致妊娠高血压综合征的发生。

3.血管内皮细胞受损

炎性介质如肿瘤坏死因子、白细胞介素-6、极低密度脂蛋白等可能促成氧化应激,导致类脂过氧化物持续生成,产生大量毒性因子,引起血管内皮损伤,改变一氧化氮产物,干扰前列腺素(PG)平衡。当血管内皮细胞受损时血管舒张因子前列环素分泌减少,由血小板分泌的血栓素 A_2 增加,导致前列环素与血栓素 A_2 比例下降,提高血管紧张素 Ⅱ 的敏感性,使血压升高,导致一系列病理变化。研究认为这些炎症介质、毒性因子可能来源于胎盘及蜕膜。因此胎盘血管内皮损伤可能先于全身其他器官。

4.遗传因素

妊娠高血压综合征的家族多发性提示该病可能存在遗传因素。研究发现携带血管紧张素原基因变异 T_{235} 的妇女妊娠高血压综合征的发生率较高。也有发现妇女纯合子基因突变有异常滋养细胞浸润。遗传性血栓形成可能发生先兆子痫。单基因假设能够解释先兆子痫的发生,但多基因遗传也不能排除。

5.营养缺乏

已发现多种营养物质如以白蛋白减少为主的低蛋白血症以及钙、镁、锌、硒等缺乏与先兆子痫发生发展有关。研究发现妊娠高血压综合征患者细胞内钙离子升高,血清钙下降,从而导致血管平滑肌细胞收缩,血压上升。对有高危因素的孕妇从孕 20 周起每日补钙 2g 可降低妊娠高血压综合征的发生率;硒可防止机体受脂质过氧化物的损害,提高机体的免疫功能,维持细胞膜的完整性,避免血管壁损伤。血硒下降可使前列环素合成减少,血栓素增加;锌在核酸和蛋白质的合成中有重要作用;维生素 E 和维生素 C 均为抗氧化剂,可抑制磷脂过氧化作用,减轻内皮细胞的损伤。若自孕 16 周开始每日补充维生素 E 400U 和维生素 C 100mg,可使妊娠高血压综合征的发生率下降 18%。

6.胰岛素抵抗

近来研究发现妊娠高血压综合征患者存在胰岛素抵抗,高胰岛素血症可导致一氧化氮合成下降及脂质代谢紊乱,影响前列腺素 E_2 的合成,增加外周血管的阻力,升高血压。因此认为胰岛素抵抗与妊娠高血压综合征的发生密切相关,但尚需进一步研究。其他因素如血清抗氧化剂活性、血浆高半胱氨酸浓度等的作用仍在研究。

三、病 理 生 理

全身小动脉痉挛是妊娠高血压综合征的基本病理生理变化,特别是在直径<200μm 的小动脉更易发生痉挛,如眼底、眼结膜、甲床等小动脉,其特点为收缩的一段小动脉与舒张的另一段小动脉相交替,使血管呈梭形分段。小动脉痉挛使阻力增加引起血压增高。大血管的营养血管缺血缺氧,可使血管壁及供血器官受损,且收缩与舒张交替的痉挛性特征可加重血管损伤。

1.脑血管痉挛

引起脑组织缺血、缺氧、水肿,临床上出现头晕、头痛、眼花、呕吐及抽搐等症状。脑血管长期痉挛,血管壁受损,血液外渗,脑组织可出现点状及斑状出血,严重者发生脑血栓形成、脑出血、抽搐和昏迷。脑血管病是妊娠高血压综合征死亡的第一位原因,占 42.9%。

2.冠状血管痉挛

心肌缺血,出现左胸痛,严重者心肌间质水肿,点状出血及坏死,再加上全身血管总阻力增加,血液黏度增加,水钠潴留,易导致左心衰竭及肺水肿。因心力衰竭而死亡是妊娠高血压综合征的第二位死因,占 23.8%。

3.肾血管痉挛

肾血流量减少,肾小球受损,缺血、缺氧、血管通透性升高,此时,不能从肾脏滤过的血浆蛋白得以滤过,出现蛋白尿,重症患者肾小球血管壁内皮细胞肿胀,体积增大,血流阻滞,在内皮细胞下及细胞间,有纤维素样物质沉积,可发生血管内凝血,血栓形成,肾功能受损,出现少尿及肾衰竭。

4.肝脏小动脉痉挛

肝脏缺血、缺氧,严重者因血管破裂,肝实质出血及肝被膜下血肿,出现上腹不适,甚至血肿破裂致腹腔大出血死亡。

5.视网膜小血管痉挛

缺血或水肿,出现眼花和黑矇,严重者引起视网膜脱离,导致暂时性失明。

6.血液

(1)容量:由于全身小动脉痉挛,血管壁渗透性增加,血液浓缩,血细胞比容上升。当血细胞比容下降时,多合并贫血或红细胞受损或溶血。

(2)凝血:妊娠高血压综合征患者伴有一定量的凝血因子缺乏或变异所致的高凝血状态,特别是重症患者可发生微血管病性溶血,主要表现为血小板减少(血小板少于 100×10^9/L)、肝酶升高、溶血,即 HELLP 综合征,反映了凝血功能的严重损害及疾病的严重程度。

7.子宫胎盘血流灌注

血管痉挛导致胎盘灌流下降。异常滋养层细胞侵入使螺旋动脉平均直径仅为正常孕妇螺旋动脉直径 2/5,加之伴有内皮损害及胎盘血管急性动脉粥样硬化,使胎盘功能下降,宫内发育迟缓,胎儿窘迫。若胎盘血管破裂可致胎盘早剥,严重时母儿死亡。

四、分类及临床表现

2013 年 ACOG 妊娠期高血压指南将妊娠期高血压疾病分为子痫前期-子痫、慢性高血压、慢性高血压并发子痫前期和妊娠期高血压。ACOG 指南中指出不应把蛋白尿视为诊断的关键标准,而血小板计数下降、肝肾功能不全、心肺功能损伤、严重头痛及视力障碍,与蛋白尿同等重要。妊娠 20 周后新发高血压伴上述情况中的任何一种,即便患者无蛋白尿,都可以确诊为子痫前期。妊娠期高血压的分类及临床表现如下表(表 7-1-1)。

表 7-1-1　妊娠期高血压的分类及临床表现

分类	临床表现
妊娠期高血压	妊娠期出现高血压,收缩压≥140mmHg 和(或)舒张压≥90mmHg,并于产后 12 周内恢复正常;尿蛋白(一);产后方可确诊。
子痫前期-子痫	子痫前期:
	1.高血压
	妊娠 20 周后首次出现收缩压≥140mmHg 或舒张压≥90mmHg(间隔 4 小时以上,两次测量);收缩压≥160mmHg 或舒张压≥110mmHg 时,立即降压治疗。
	2.蛋白尿
	尿蛋白≥300mg/24h 或尿蛋白,肌酐比值≥0.3mg/dL(26.52μmol/L)、尿蛋白定性≥(1+)(仅限于无定量检测方法的情况下)
	3.无蛋白尿,但高血压伴以下任意一种表现:
	(1)血小板<100×10⁹/L
	(2)肾功能不全血浆肌酐浓度≥1.1mg/dL(97.24μmol/L),或无其他肾功能损伤指标时肌酐浓度升高 2 倍
	(3)肝功能受损转氨酶升高 2 倍
	(4)肺水肿
	(5)中枢神经系统异常
	(6)视力障碍
	子痫:
	子痫前期孕产妇抽搐,且不能用其他原因解释
慢性高血压并发子痫前期	高血压孕妇于妊娠 20 周以前无蛋白尿,若孕 20 周后出现蛋白尿≥300mg/24h;或妊娠 20 周前突然出现尿蛋白增加、血压进一步升高或血小板减少<100×10⁹/L
妊娠合并慢性高血压	妊娠前或妊娠 20 周前检查发现血压升高,但妊娠期无明显加重;或妊娠 20 周后首次诊断高血压并持续到产后 12 周以后

我国 2012 版妊娠期高血压疾病诊治指南将妊娠期高血压疾病分为五类,包括妊娠期高血压、子痫前期(轻度、重度)、子痫、慢性高血压并发子痫前期及妊娠合并慢性高血压;2013 版 ACOG 妊娠期高血压指南建议根据是否合并严重指标将子痫前期进行分类,"轻度子痫前期"改称为无严重表现的子痫前期,强调虽不合并严重指标,仍不能忽视其以后由于病情发展导致

的高发病率与死亡率。评估子痫前期严重程度的指标如下表(表 7-1-2)。

表 7-1-2　评估子痫前期严重程度的指标(满足表中任意一项)

1.血压:收缩压≥160mmHg 或舒张压≥110mmHg,或血压更高(需 2 次测量,至少相隔 4 小时,患者已卧床休息)。
2.血小板减少:血小板计数<100×10⁹/L。
3.肝功能异常:血清转氨酶升高 2 倍或以上,药物不能缓解的持续性右上腹痛;或胃区严重疼痛并不能用其他原因解释。
4.肾功能进行性受损:不伴其他肾脏疾病时血清肌酐升高 2 倍或>1.1mg/dL。
5.肺水肿。
6.中枢神经系统异常表现或视力障碍

五、诊断

根据病史、临床表现、体征及辅助检查可做出诊断。

1.病史

注意询问妊娠前有无高血压、肾病、糖尿病、抗磷脂综合征等病史,了解此次妊娠后高血压、蛋白尿等征象出现的时间和严重程度,有无妊娠期高血压疾病家族史。

2.高血压的诊断

同一手臂至少 2 次测量的收缩压≥140mmHg 和(或)舒张压≥90mmHg 定义为高血压。血压较基础血压升高 30/15mmHg,但低于 140/90mmHg 时,不作为诊断依据,但须严密观察。对首次发现血压升高者,应间隔 4 小时或以上复测血压,如 2 次测量均为收缩压≥140mmHg 和(或)舒张压≥90mmHg 诊断为高血压。对于严重高血压患者[收缩压≥160mmHg 和(或)舒张压≥110mmHg],测量血压前患者至少安静休息 5 分钟。取坐位或卧位,注意肢体放松,袖带大小合适。通常测右上肢血压,袖带应与心脏处同一水平。

3.尿蛋白检测和蛋白尿的诊断

有高危因素的患者每次产检均应检测尿蛋白。尿蛋白检查应选用中段尿。对可疑子痫前期患者应进行 24 小时尿蛋白定量检查。尿蛋白≥0.3g/24h 或随机尿蛋白≥3.0g/L 或尿蛋白定性≥(+)定义为蛋白尿。

4.辅助检查

妊娠期高血压疾病患者应定期进行以下常规检查:血常规、尿常规、肝功能、血糖、血脂、肾功能、心电图、超声。

子痫前期-子痫视病情发展和诊治需要应酌情增加以下有关的检查项目:眼底检查;凝血功能;血电解质;超声等影像学检查肝、胆、胰、脾、肾等脏器;动脉血气分析;心脏彩超及心功能测定;超声检查胎儿发育、脐动脉血流指数及子宫动脉等血流变化;必要时头颅 CT 或 MRI 检查。

六、鉴别诊断

子痫前期应与慢性肾炎合并妊娠相鉴别,子痫应与癫痫、脑炎、脑肿瘤、脑血管畸形破裂出血、糖尿病高渗性昏迷、低血糖昏迷等相鉴别。

七、治疗

(一)治疗目的

①预防抽搐,预防子痫发生;②预防合并脑出血、肺水肿、肾衰竭、胎盘早期剥离和胎儿死亡;③降低孕产妇及围产儿病率、死亡率及严重后遗症,延长孕周,以对母儿最小创伤的方式终止妊娠。

对其治疗基于以下几点:①纠正病理生理改变;②缓解孕妇症状,及早发现并治疗,保证母亲安全;③监测及促进胎儿生长,治疗方法尽量不影响胎儿发育;④以解痉、降压、镇静、适时终止妊娠为原则。

(二)一般治疗

①左侧卧位、营养调节休息(但不宜过量)。②每天注意临床征象的发展,包括:头痛、视觉异常、上腹部痛和体重增加过快。③称体重,入院后每天一次。④测定尿蛋白,入院后至少每2天一次。⑤测定血肌酐、转氨酶、血细胞比容、血小板、测定的间隔依高血压的程度而定,经常估计胎儿的宫内情况。

(三)降压治疗

1.治疗时机

长期以来学者认为降压药虽可使血压下降,但亦可同时降低重要脏器的血流量,还可降低子宫胎盘的血流量,对胎儿有害。故提倡当 SBP＞160mmHg 或 DBP≥110mmHg 时,为防止脑血管意外,方行降压治疗。近年循证医学分析,表明降低血压不改善胎儿的结局,但减少严重高血压的发生率,并不会加重子痫前期恶化。因此,认真血压控制和适当的生化和血液系统的监测,在妊娠期高血压疾病的治疗中是需要的。

2.轻中度高血压处理

(1)甲基多巴:可兴奋血管运动中枢的α受体,抑制外周交感神经而降低血压。作为降压剂尽管疗效有限,但仍是孕期长期控制血压的药物。甲基多巴是唯一的没有影响胎儿胎盘循环的降压药。常用剂量 250mg,口服,每日三次。

(2)β受体阻滞剂:α、β受体阻滞剂如盐酸拉贝洛尔,能降低严重的高血压发生率,可能通过降低产妇心输出量,降低外周阻力。不影响肾及胎盘的血流量,有抗血小板聚集作用,并能促胎肺成熟。常用剂量 100mg,口服,每日二次,轻中度高血压的维持量一般为每日 400～800mg。其他β受体阻滞剂,尤其是阿替洛尔减少子宫胎盘灌注可导致胎儿宫内生长受限。

(3)硝苯地平:为钙离子通道阻滞剂,具有抑制钙离子内流的作用,直接松弛血管平滑肌,可解除血管痉挛,扩张周围小动脉,可选择性的扩张脑血管。研究表明硝苯地平能够有效地降低脑动脉压。用法:10mg 口服,每日三次,24 小时总量不超过 60mg。孕妇血压不稳定可使用长效硝苯地平;常用氨氯地平,一般剂量 5mg,每日一次,或每日二次。硝苯地平控释片(拜新同,拜心同),常用剂量 30mg,每日一次。

(4)尼莫地平:钙离子通道阻滞剂,选择性扩张脑血管。用法:20~60mg,口服,每日 2~3 次。

3.重度高血压处理

血压>170/110mmHg 的结果是直接血管内皮损伤,当血压水平在 180~190/120~130mmHg 时脑血管自动调节功能失衡,从而增加脑出血的危险,也增加胎盘早剥或胎儿窘迫的风险。因此,血压>170/110mmHg 迫切需要处理。应选用安全有效、不良反应较少的药物,既能将孕妇血压降低到安全水平,又不会造成突然血压下降,因这可能减少子宫胎盘灌注,导致胎儿缺氧。严重急性高血压管理应是一对一护理;连续血压、心率监测,至少每 15 分钟一次。

药物选择:

(1)肼屈嗪:直接动脉血管扩张剂,舒张周围小动脉血管,使外周阻力降低,从而降低血管压。并能增加心搏出量、肾血流量及子宫胎盘血流量。降压作用快,舒张压下降明显,是妊娠高血压疾病最常用的控制急性重度高血压的药物。用法:①静脉注射:先给 1mg 静脉缓注试验剂量,如 1 分钟后无不良反应,可在 4 分钟内给 4mg 静脉缓慢注射。以后根据血压情况每 20 分钟用药 1 次,每次 5~10mg 稀释缓慢静脉注射,10~20 分钟内注完,最大剂量不超过 30mg。一般以维持舒张压在 90~100mmHg 之间为宜,以免影响胎盘血流量。静脉注射方法比较烦琐,且难以监测,较少采用;②静脉滴注:负荷量 10~20mg,加入 5%葡萄糖 250mL,从 10~20 滴/分开始;将血压降低至安全水平,再给予静脉滴注 1~5mg/h,需严密监测血压;③或40mg 加入 5%葡萄糖 500mL 内静脉滴注;④口服:25~50mg,每日三次。有妊娠期高血压疾病性心脏病、心力衰竭者不宜应用此药。常见不良反应有头痛、心慌、气短、头晕等。但最近 Meta 分析发现,肼屈嗪比硝苯地平或拉贝洛尔更容易发生产妇低血压、胎盘早剥、剖宫产和胎心率变化等不利因素。多年来在国外一般选用肼屈嗪,但目前在欧洲、南非等地区肼屈嗪已不作为治疗子痫前期的一线药物。

(2)拉贝洛尔:拉贝洛尔又称柳胺苄心定,结合 α 和 β 肾上腺素受体拮抗剂,已成为最常用治疗急性重症高血压的药物。用药方案有以下几种方法可参考:①首次剂量可给口服,20mg,若 10 分钟内无效后再给予 40mg,10 分钟后仍无效可再给 80mg,总剂量不能超过 240mg。②静脉用药首剂可给 20~40mg,稀释后 10~15 分钟静脉缓慢推注,随后静脉滴注 20mg/h。根据病情调整滴速、剂量,每日剂量控制在 200~240mg。③也可用拉贝洛尔 200mg 加入生理盐水 100mL,以输液泵输入,从 0.1~0.2mg/min 低剂量开始,5~10 分钟根据血压调整剂量,每次可递增 0.1~0.2mg/min,用药时需严密监测血压,24 小时总量不超过 220mg。④血压平稳后改为口服,100mg,每 8 小时 1 次。心脏及肝、肾功能不全者慎用,给药期间患者应保持仰卧位,用药后要平卧 3 小时。不良反应有头晕、幻觉、乏力,少数患者可发生体位性低血压。

(3)硝苯地平:钙离子拮抗剂,是有效的口服控制急性重症高血压药,在怀孕期间不能舌下含服,以免引起血压急剧下降,减少子宫胎盘血流,造成胎儿缺氧。此药商品名为"硝苯地平",

自 20 世纪 70 年代以来我国广泛用于临床,特别是基层医院。在急性高血压时首剂用 10mg,30 分钟后血压控制不佳再给 10mg,每日总量可用 60mg。亦可考虑用长效硝苯地平,口服,5～10mg,每日一次。不良反应包括头痛、头晕、心悸。

(4)防止惊厥和控制急性痉挛药物:镁离子作为一种外周神经肌肉连接处兴奋阻滞剂,抑制运动神经末梢释放乙酰胆碱,阻断神经肌肉接头间的信息传导,可作为 N-甲基右旋天门冬氨酸受体拮抗剂发挥抗惊厥作用。镁离子竞争结合钙离子,使平滑肌细胞内钙离子水平下降,从而解除血管痉挛,减少血管内皮损伤。镁离子刺激血管内皮细胞合成前列环素,抑制内皮素合成,降低机体对血管紧张素 II 的反应,从而缓解血管痉挛状态。随机对照试验比较使用硫酸镁治疗重度子前期防止惊厥,表明在重度子痫前期硫酸镁预防与安慰剂相比会大大降低子痫的发病率。

硫酸镁用药指征:①控制子痫抽搐及防止再抽搐;②预防重度子痫前期发展为子痫;③子痫前期临产前用药预防抽搐。

硫酸镁用药方法:根据 2001 年我国妊高征协作组及中华医学会推荐治疗方案:①首次负荷剂量:静脉给药,25％硫酸镁 2.5～4g 加于 10％葡萄糖 20～40mL,缓慢静脉注入,10～15 分钟推完。或用首剂 25％硫酸镁 20mL(5g)加入 10％葡萄糖 100～200mL 中,1 小时内滴完。②维持量:继之 25％硫酸镁 60mL 加入 5％葡萄糖液 500mL 静脉滴注,滴速为 1～2g/h,用输液泵控制滴速。③根据病情严重程度,决定是否加用肌内注射,用法为 25％硫酸镁 10～20mL(2.5～5g),臀肌深部注射,注射前先于肌内注射部位注射 2％利多卡因 2mL。第 1 个 24 小时硫酸镁总量为 25g,之后酌情减量。24 小时总量控制在 22.5～25g。

自 20 世纪 80 年代初使用硫酸镁静脉滴注治疗重度子痫前期,硫酸镁用量在第 1 个 24 小时用 22.5～25g,用法:①硫酸镁 2.5g,稀释在 5％的葡萄糖溶液 20mL 中缓慢静脉注射。②或者不用静脉注射,改用硫酸镁 5g 加入 5％葡萄糖液 100～200mL 中静脉滴注,1 小时内滴完。这样既可使血镁迅速达止惊的有效浓度,又可避免高浓度的硫酸瞬时进入心脏引起房室传导阻滞,致心跳骤停。③继之以硫酸镁 15g 加入 5％葡萄糖液 500～1000mL 静脉滴注,1.5～2g/h。④夜间(约晚上 10pm)肌内注射硫酸镁 2.5～5.0g,一般在静脉用药后 5～6 小时以上,或前次用药 5～6 小时后始能加用肌内注射,因硫酸镁的半衰期为 6 小时。⑤用药 1～2 天后,若病情稳定,而孕周未达 34 周,胎儿未成熟,需延长孕周者,可用硫酸镁 15g 加入 5％葡萄糖液 500～1000mL 静脉滴注,1.5～2g/h,用药天数酌情而定。

我国学者研究各种治疗方案患者血中镁浓度,硫酸镁用量每天浓度 20.0～22.5g,在不同时间段血镁浓度均达有效浓度(1.73～2.96mmol),用首剂负荷量后血镁浓度迅速上升至 1.76mmol/L,达到制止抽搐的有效血镁浓度。静脉滴注后 5 小时,血镁浓度已下降到 1.64mmol/L,接近基础值,药效减弱,故主张静脉滴注后加用肌内注射。监测血镁浓度,按上述的使用方法,在用药 2～4 小时后,血镁浓度达 4.8～5mEq/L,在连续静脉滴注 6 小时后血镁浓度 4.6mEq/L,能维持有效治疗量。硫酸镁用量多控制在 20g/d 左右,亦收到治疗效果,未发生过镁中毒反应。我国南方人、北方人体重差异较大,用药时注意按患者体重调整用量。我们认为,国外学者提出的硫酸镁每日用量可达 30g 以上,甚至更高,不适合亚洲低体重人群,临床中应注意,以免引起镁毒性反应。

　　硫酸镁主要是防止或控制抽搐,用于紧急处理子痫或重度子痫前期患者,用药天数视病情而定,治疗或防止抽搐有效浓度为 1.7～2.96mmol/L,若血清镁离子浓度超过 3mmol/L,即可发生镁中毒。正常人血镁浓度为 1mmol/L 左右,当血镁≥3mmol/L 膝反射减弱,≥5mmol/L 可发生呼吸抑制,≥7mmol/L 可发生传导阻滞,心跳骤然。硫酸镁中毒表现首先是膝反射减弱至消失,全身张力减退,呼吸困难、减慢,语言不清,严重者可出现呼吸肌麻痹,甚至呼吸、心跳停止,危及生命。曾有因硫酸镁中毒,呼吸抑制而死亡之病例发生。应引起临床医生的高度重视,严格掌握硫酸镁用药的指征、剂量、持续时间,严密观察,使既达疗效,又能防毒性反应的发生。

　　硫酸镁用药注意事项:用药前及用药中需定时检查膝反射是否减弱或消失;呼吸不少于 16 次;尿量每小时不少于 25mL;或每 24 小时不少于 600mL。硫酸镁治疗时需备钙,一旦出现中毒反应,应立即静脉注射 10%葡萄糖酸钙 10mL。我国近 20 年来,广泛应用硫酸镁治疗重度子痫前期及子痫。但大剂量的硫酸镁(22.5～25g)稀释静脉滴注,必然会增加患者细胞外组织液、明显水肿和造成血管内皮通透性增加,可导致肺水肿。在应用硫酸镁的同时应控制液体输入量,每小时不应超过 80mL,在使用硫酸镁静脉滴注期间应记录每小时尿量,如果患者尿少,需要仔细评定原因,并考虑中心静脉压(CVP)/肺毛细血管压监测。根据病情结合 CVP 调整液体的出入量。如果出现肺水肿的迹象,应给予 20mg 的呋塞米。

　　(5)血管扩张剂:血管扩张剂硝酸甘油、硝普钠、酚妥拉明,是强有力的速效的血管扩张剂,扩张周围血管使血压下降,可应用于妊娠期高血压疾病,急进性高血压。

　　具体用法:

　　①硝酸甘油:硝酸甘油为静脉扩张剂,常用 20mg 溶于 5%葡萄糖 250mL 静脉滴注,滴速视血压而调节,血压降至预期值时调整剂量至 10～15 滴/分,或输液泵调节滴速,为 5～20μg/min。或用硝酸甘油 20mg 溶于 5%葡萄糖 50mL 用微量泵推注,开始为 5μg/min,以后每 3～5 分钟增加 5μg,直至 20μg/min,即有良好疗效。用药期间应每 15 分钟测一次血压。

　　②酚妥拉明:酚妥拉明为小动脉扩张剂,可选择性扩张肺动脉,常用 10～20mg 溶于 5%葡萄糖液 250mL 中静脉滴注,以 0.04～0.1mg/min 速度输入,严密观察血压,根据血压调节滴速。或用 10～20mg 溶于 5%葡萄糖液 50mL 中用微量泵推注。先以 0.04～0.1mg/min 速度输入,根据血压调整滴速。酚妥拉明有时会引起心动过速,心律异常,特别是用静脉泵推注,现已少用。

　　③硝普钠:硝普钠兼有扩张静脉和小动脉的作用,常用 25～50mg 加入 5%葡萄糖液 500mL 中静脉滴注(避光)或 25mg 溶于 5%葡萄糖液 50mL 中用微量泵静脉注射。开始剂量为 8～16μg/mm,逐渐增至 20μg/min,视血压与病情调整剂量。用药期间严密观察病情和血压。每个剂量只用 6 小时,超过 6 小时需更换新药液。24 小时用药不超过 100mg,产前用药不超过 24 小时,用药不超过 5 天,仅用于急性高血压或妊娠高血压疾病合并心衰的患者。硝普钠能迅速通过胎盘进入胎儿体内,其代谢产物氰化物对胎儿有毒性作用,不宜在妊娠期使用。

　　(6)利尿剂仅在必要时应用,不作常规使用。

　　①利尿指征:a.急性心力衰竭、肺水肿、脑水肿。b.全身性水肿。c.慢性血管性疾病如慢性

肾炎、慢性高血压等。d.血容量过高,有潜在性肺水肿发生者。

②药物:a.呋塞米(速尿):20～40mg 溶于 5％葡萄糖液 20～40mL 中缓慢静脉注射(5 分钟以上)。必要时可用速尿 160～200mg 静脉滴注,可同时应用酚妥拉明 10～20mg 静脉滴注。适用于肺水肿、心、肾衰竭。b.甘露醇:20％甘露醇 250mL 静脉滴注(30 分钟滴完)。仅适用于脑水肿,降低脑内压、消除脑水肿。心功能不全者禁用。

(7)镇静:镇静剂兼有镇静及抗惊厥作用,不常规使用,对于子痫前期和子痫,或精神紧张、睡眠不足时可选择镇静剂。

①地西泮(安定):具有较强的镇静和止惊作用,用法:10mg 肌内注射或静脉注射(必须在 2 分钟以上),必要时可重复一次,抽搐过程中不可使用。

②冬眠药物:一般用氯丙嗪、异丙嗪各 50mg,哌替啶 100mg 混合为一个剂量,称冬眠 Ⅰ号。一般用1/3～1/2 量肌内注射或稀释静脉注射,余下 2/3 量作静脉缓慢滴注,维持镇静作用。用异丙嗪25mg、哌替啶 50mg 配合称"杜非合剂",肌内注射有良好的镇定作用,间隔 12 小时可重复一次。氯丙嗪可使血压急剧下降,导致肾及子宫胎盘供血不足,胎儿缺氧,且对母亲肝脏损害,目前仅用于应用安定、硫酸镁镇静无效的患者。

③苯巴比妥:100～200mg 肌内注射,必要时可重复使用。用于镇静口服剂量 30～60mg, 3 次/天,本药易蓄积中毒,最好在连用 4～5 天后停药 1～2 天。目前已较少用。

(8)抗凝和扩容:子痫前期存在血凝障碍,某些患者血液高凝,呈慢性 DIC 改变,需进行适当的抗凝治疗。

①抗凝参考指征:a.多发性出血倾向。b.高血黏度血症,血液浓缩。c.多发性微血管栓塞之症状、体征,如皮肤皮下栓塞、坏死及早期出现的肾、脑、肺功能不全。d.胎儿宫内发育迟缓、胎盘功能低下、脐血流异常、胎盘梗死、血栓形成的可能。e.不容易以原发病解释的微循环衰竭与休克。f.实验室检查呈 DIC 高凝期,或前 DIC 改变:如血小板 $<100\times10^9$/L 或进行性减少;凝血酶原时间比正常对照延长或缩短 3 秒;纤维蛋白原低于 1.5g/L 或呈进行性下降或超过 4g/L;3P 试验阳性,或 FDP 超过 0.2g/L,D-二聚体阳性($20\mu g$/mL)并是进行性增高;血液中红细胞碎片比例超过 2％。

②推荐用药:a.丹参注射液 12～15g 加入 5％葡萄糖液 500mL 静脉滴注。b.川芎嗪注射液 150mg 加入 5％葡萄糖液滴注。以上二药适用于高血黏度、血液浓缩者,或胎儿发育迟缓、病情较轻者。c.低分子肝素:分子量$<10\ 000$ 的肝素称低分子肝素,即 LMH 0.2mL(1 支)皮下注射。适用于胎儿宫内发育迟缓、胎盘功能低下、胎盘梗死,或重度子痫前期、子痫有早期 DIC(前-DIC)倾向者。d.小剂量肝素:普通肝素 12.5～25mg 溶于 5％葡萄糖液 250mL 内缓慢静脉滴注,或 0.5～1.0mg/kg,加入葡萄糖溶液 250mL 分段静脉滴注,每 6 小时为一时间段。滴注过程中需监测 DIC 指标,以调剂量。普通肝素用于急性及慢性 DIC 患者。产前 24 小时停用肝素,产后肝素慎用、量要小,以免产后出血。e.亦可用少量新鲜冰冻血浆 200～400mL。

③液体平衡:20 世纪 70—80 年代研究认为,妊娠高血压疾病,特别是重度子痫前期患者,存在血液浓缩,胎盘有效循环量下降,故提出扩充血容量稀释血液疗法。多年来,在临床实践中发现,有因液体的过多注入,加重心脏负担诱发肺水肿的报道。产妇的死亡率与使用过多的侵入性液体相关。对于有严重低蛋白血症贫血者,可选用人血清蛋白、血浆、全血等。对于某

些重度子痫前期、子痫妇女,有血液浓缩,有效循环量下降、胎盘血流量下降或水电解质紊乱情况,可慎重的使用胶体或晶体液。现一般不主张用扩容剂,认为会加重心肺负担,若血管内负荷严重过量,可导致脑水肿与肺水肿。多项调查结果表明,扩容治疗不利于妊娠高血压疾病患者。尿量减少的处理应采用期待的方法,必要时用 CVP 监测,而不要过多的液体输入。重度子痫前期患者,施行剖宫产术麻醉前不必输入过多的晶体液,因没有任何证据表明晶体液可以预防低血压。

4.子痫的治疗原则

(1)控制抽搐:①安定 10mg 缓慢静脉推注;继之以安定 20mg 加入 5%葡萄糖 250mL 中缓慢静脉滴注,根据病情调整滴速。②亦可选用冬眠合剂 I 号(氯丙嗪、异丙嗪各 50mg、哌替啶 100mg)1/3~1/2 量稀释缓慢静脉注射,1/2 量加入 5%葡萄糖 250mL 中缓慢静脉滴注,根据病情调整速度。③或用硫酸镁 2.5g 加 5%葡萄糖 40mL 缓慢推注;或 25%硫酸镁 20mL 加入 5%葡萄糖 100mL 中快速静脉滴注,30 分钟内滴完,后继续静脉点滴硫酸镁,以 1~2g/h 速度维持。注意硫酸镁与镇静剂同时应用时,对呼吸抑制的协同作用。

(2)纠正缺氧和酸中毒:保持呼吸道通畅,面罩给氧,必要时气管插管,经常测血氧分压,预防脑缺氧;注意纠正酸中毒。

(3)控制血压:控制血压方法同重度子痫前期。

(4)终止妊娠:抽搐控制后未能分娩者行剖宫产。

(5)降低颅内压:20%甘露醇 0.5mL/kg,静脉滴注,现已少用,因会加重心脏负担。现常用速尿 20mg 静脉注射,能快速降低颅内压。

(6)必要时作介入性血流动力学监测(CVP),特别在少尿及有肺水肿可能者。

(7)其他治疗原则同重度子痫前期。

Richard 子痫昏迷治疗方案:①立即用硫酸镁控制抽搐,舒张压>110mmHg,加用降压药。②24 小时内常规用地塞米松 5~10mg,莫斐管内滴注,以减轻脑水肿。③监测血压、保持呼吸道通畅、供氧,必要时气管插管。④经常测血氧分压,预防脑缺氧。⑤终止妊娠,已停止抽搐 4~6 小时不能分娩者急行剖宫产。⑥置患者于 30 度半卧位,降低颅内静脉压。⑦产后如仍不清醒,无反应,注意与脑出血鉴别,有条件医院作 CT 检查。⑧神经反射监护。⑨降低颅内压,20%甘露醇 0.5mL/kg 静脉滴注降低颅内压。

(8)终止妊娠:因妊娠期高血压疾病是孕产妇特有的疾病,随着妊娠的终止可自行好转,故适时以适当的方法终止妊娠是最理想的治疗途径。

①终止妊娠时机:密切监护母亲病情和胎儿宫内健康情况,监测胎盘功能及胎儿成熟度,终止妊娠时机;a.重度子痫前期积极治疗 2~3 天,为避免母亲严重并发症,亦应积极终止妊娠。b.子痫控制 6~12 小时的孕妇,必要时子痫控制 2 小时后亦可考虑终止妊娠。c.有明显脏器损害,或严重并发症危及母体者应终止妊娠。d.孕 34 周前经治疗无效者,期待治疗延长孕周虽可望改善围产儿的死亡率,但与产妇死亡率相关。对早发型子痫前期孕 32 周后亦可考虑终止妊娠。e.重度子痫经积极治疗,于孕 34 周后可考虑终止妊娠。

②终止妊娠指征:多主张以下几点:a.重度子痫前期患者经积极治疗 24~72 小时仍无明显好转;病情有加剧的可能,特别是出现严重并发症者。b.重度子痫前期患者孕周已超 34 周。

c.子痫前期患者,孕龄不足 34 周,胎盘功能减退,胎儿尚未成熟,可用地塞米松促胎肺成熟后终止妊娠。d.子痫控制后 2 小时可考虑终止妊娠。e.在观察病情中遇有下列情况应考虑终止妊娠:胎盘早剥、视网膜出血、视网膜剥离、皮质盲、视力障碍、失明、肝酶明显升高、血小板减少、少尿、无尿、肺水肿、明显胸腹水等、胎儿窘迫;胎心监护出现重度变异减速、多个延长减速和频发慢期减速等提示病情严重的症候时应考虑终止妊娠。

③终止妊娠的方法

a.阴道分娩:病情稳定,宫颈成熟,估计引产能够成功已临产者,不存在其他剖宫产产科指征者,可以选用阴道分娩。

b.剖宫产:病情重,不具备阴道分娩条件者,宜行剖宫产术。子痫前期患者使用麻醉方式是有争议的,但是如果母亲凝血功能正常,没有存在低血容量,使用硬膜外麻醉是安全、有效的,不会引起全身麻醉所致的血压升高。

④产褥期处理:重症患者在产后 24～72 小时内,尤其 24 小时内,仍有可能发生子痫,需继续积极治疗,包括应用镇静、降压、解痉等药物。产后检查时,应随访血压、蛋白尿及心肾功能情况,如发现异常,应及时治疗,防止后遗症发生。

(9)其他药物治疗

①心钠素:是人工合成的心钠衍化物,为心肌细胞分泌的活性物质,具有很强的降压利尿作用。主要作用是增加肾血流量,提高肾小球滤过率,降低血管紧张素受体的亲和力,可对抗 A Ⅱ 的缩血管作用。具有强大的利钠、利尿及扩张血管活性。20 世纪 80 年代有报道,经临床应用人心钠素Ⅲ(haANPⅢ)治疗妊娠期高血压疾病并发心力衰竭,心衰可获得控制,血压下降,水肿消退,蛋白尿转阴,是治疗妊娠期高血压疾病引起心衰的理想药物,近年应用较少,临床资料报道不多。

②抗凝血酶(AT-Ⅲ):抗凝血酶对各种凝血机制中的酶具有抑制作用,实验证明抗凝血可以预防妊娠期高血压疾病动物模型上的血压升高和蛋白尿的发生,因此 AT-Ⅲ 很可能可以有效地处理子痫前期患者的临床症状和体征。重度子痫前期时 AT-Ⅲ 下降,如 AT-Ⅲ/C 下降 70％以下则有出现血栓的危险。一般可静脉滴注,AT-Ⅲ 1000～3000U,血中 AT-Ⅲ/C 上升至 130％～140％。如同时应用小剂量肝素可提高抗凝效果。

③血管紧张素转换酶(ACE)抑制剂:开博通或厄贝沙坦,其作用是抑制血管紧张素转换酶(ACE)活性,阻止血管紧张素Ⅰ转换成血管紧张素Ⅱ,有明显降低外周阻力,增加肾血流量的作用。但这些药物可导致胎儿死亡、羊水少、新生儿无尿、肾衰竭、胎儿生长迟缓、新生儿低血压和动脉导管未闭,因此任何妊娠妇女均禁忌用血管紧张素转换酶(ACE)抑制剂,孕期禁止使用。

④L-精氨酸:最近的报道认为 NO 和前列环素的减少可能是妊娠期高血压疾病发病机制的主要原因,与血管舒张因子和收缩因子的不平衡有关。L-Arg 是合成 NO 的底物,它可以刺激血管内皮细胞的 NO 合成酶(NOS)而增加 NO 的合成和释放,通过扩张外周血管发挥降压作用。随着人们对 NO 的了解逐步深入,L-Arg 在临床和基础的研究和应用更加广泛。近年国外已有应用 L-Arg 治疗或辅助治疗高血压的报道。

国内学者报道:高血压患者静脉滴注 L-Arg(20g/150mL/30min)5 分钟后血压开始下降,

15 分钟达稳定值,平均动脉压以(115.4±9.9)mmHg 降至(88.5±7.6)mmHg。2007 年国外有学者对尿蛋白阴性的妊娠高血压患者及尿蛋白＞300mg/24h 的子痫前期患者各 40 例用 L-Arg 治疗;L-Arg 20g/500mL 静脉滴注 qd×5 天,再跟随 4g/d,口服 2 周或安慰剂治疗。结果见在用 L-Arg 治疗组的患者收缩压与安慰剂组相比有明显下降,认为应用 L-Arg 治疗有希望可以延长孕周和降低低体重儿的发生率。但左旋精氨酸在预防子痫前期的发生方面还缺乏大样本的研究。

2006 年 Rytiewski 报道,应用 L-Arginine 治疗子痫前期,口服 L-arginine 3g/d(L-Arg 组) 40 例,安慰剂组 41 例。结果提示应用 L-Arg 组病例的胎儿大脑中动脉的灌注量增加,脑-胎盘血流量比率增加,分娩新生儿 Apgar 评分较高,提供口服 L-Arg 治疗子痫前期的患者似乎有希望延长孕周改善新生儿结局。但还需要大样本的研究以进一步地得到证实。总的认为,对子痫前期患者给予 L-Arg 治疗可能通过增加内皮系统和 NO 的生物活性降低血压,认为应用 L-Arg 治疗可能改善子痫前期患者内皮细胞的功能,是一种新的、安全、有效的治疗预防子痫前期的方法。

⑤硝酸甘油(NG):用于治疗心血管疾病已多年,随着 NO 的研究不断深入,其作用机制得到进一步的认识,目前认为 NG 在体内代谢和释放外源性 NO,促进血管内生成一氧化氮,通过一系列信使介导,改变蛋白质磷酸化产生平滑肌松弛作用。由于有强大的动静脉系统扩张作用,使其对其相关的组织器官产生作用。NG 还能有效地抑制血小板聚集。在先兆子痫患者应用 NG 能降低患者血压和脐动脉搏动指数(PI)。

有学者报道应用 NG 治疗子痫前期,用硝酸甘油 20mg 加入生理盐水 50mL 用静脉泵推注,注速 5～20μg/min,5～7 天,与用 MgSO_4 病例比较,见前者 SBP、DBP、MAP 均较后者低,新生儿低 Apgar 评分,新生儿转入 NICU 数 NG 组较 MgSO_4 组低。母亲急性心衰竭、肺水肿的发生率 NG 组较 MgSO_4 组明显降低。但硝酸甘油作用时间短,停药后数分钟降压作用消失,故宜与长效钙离子拮抗剂合用。

有学者应用 NG 治疗没有并发症的子痫前期,方法为硝酸甘油 25mg 加入 5% 葡萄糖 20～30mL 用静脉泵推注,以 5～20μg/min,5～7 天后改用缓释的钙离子拮抗剂拜新同口服,直至分娩,平均治疗时间 2 周。由于孕周延长,新生儿低 Apgar 评分,入 NICU 的病例比用 MgSO_4 治疗组低,母婴预后较好,母体无严重并发症发生。

多项研究认为,NG 治疗子痫前期不仅可扩张母体血管,还可明显降低脐-胎盘血管阻力,有助于改善宫内环境,而且未发现胎心有变化;但 NG 是否会对胎儿的血管张力、血压、外周血管阻力和血小板、左旋精氨酸功能产生不良影响及其确切疗效有待于进一步的研究。

⑥免疫学方面的治疗:目前研究认为先兆子痫是胎盘免疫复合物的产生超过消除能力而引发的炎症反应,促使大量滋养层细胞凋亡、坏死和氧化应邀。这观点引起新的治疗方案的产生,目前针对免疫学的治疗有以下几点研究进展:a.抑制补体活化、调整补体治疗炎症反应:认为单克隆抗体 C_3 抑制剂、多抑制素、C_5 结合抗体、C_{5a} 受体拮抗剂可能是预防和治疗先兆子痫的理想药物。b.降低免疫复合物的产生:在先兆子痫最有效减少免疫复合物的产生自然方法是娩出胎盘。理论上,减少免疫复合物水平的药物治疗,可以减少患者体内抗体的产生。目前研究认为,通过 CD20 单克隆抗体实现中断 B 细胞抗体产生,美国有研究者用一种治疗自身免

疫性疾病的药物——单克隆抗体用于先兆子痫的治疗,推测此单克隆抗体可减少 B 细胞抗体水平,以减少免疫复合物的产生。c.免疫炎症反应的调控:控制先兆子痫免疫反应的方法包括抗炎症药物(如地塞米松)及单克隆抗细胞因子抗体,如肿瘤坏死因子(TNF)-α 抗体可溶性肿瘤坏死因子受体(抑制性肿瘤坏死因子);白细胞介素 1(IL-1)受体拮抗剂已用于试验治疗脓毒症的全身炎症反应。有研究报道指出先兆子痫存在胎盘功能和血清抑制性细胞因子水平如 IL-10 的不足。因此,抑制细胞因子可能对治疗有效。d.抑制粒细胞活性:免疫复合物直接活化效应细胞,参与错综复杂的炎症结局过程,在这过程中粒细胞 Fcγ 受体起关键性作用,有研究认为,抑制性受体 FcγⅡB 上调,提高免疫复合物刺激阈从而与 IgG 抗体反应抑制了炎症反应。临床上有使用静脉注射免疫球蛋白(IVIG)诱导抑制 FcγⅡB 受体的表达,从而提高免疫复合物激活 FcγⅡ受体的刺激阈。Branch 等人研究初步确定了 IVIG 对抗磷脂综合征妊娠妇女及其新生儿的治疗有显著效果。

八、并发症的诊断和治疗

(一)妊娠期高血压疾病并发心功能衰竭

1.妊娠期高血压疾病并发心衰的诱因及诊断

妊娠期高血压疾病时冠状动脉痉挛,可引起心肌缺血、间质水肿及点状出血与坏死,偶见毛细血管内栓塞,心肌损害严重可引起妊娠期高血压疾病性心脏病,心功能不全,甚至心衰、肺水肿。不适当的扩容、贫血、肾功能损害、肺部感染等常为心衰的诱发因素。心衰的临床表现可有脉率快,部分患者可听到舒张期奔马律、肺动脉瓣区 P_2 亢进、呼吸困难、胸肺部啰音、颈静脉充盈、肝脏肿大,甚至端坐呼吸。对全身水肿严重的患者,虽无端坐呼吸,应警惕右心衰竭。心电图提示心肌损害,有 T 波改变、减低或倒置,有时呈现 ST 倒置或压低。X 线检查可见心脏扩大及肺纹理增加,甚至肺水肿表现。

妊娠期高血压疾病并发心衰需与各科原因所致心衰鉴别。包括孕前不健康的心脏:如先天性心脏病、风湿性心脏病、贫血、甲亢心、胶原组织性疾病引起的心肌损害;如红斑狼疮等。孕前健康的心脏,如围生期心肌病、羊水栓塞或肺栓塞可根据不同病史及心脏特征加以鉴别。围生期心肌病易与妊娠期高血压疾病性心脏病混淆。妊娠期高血压疾病时全身小动脉痉挛,影响冠脉循环,心脏供血不足、间质水肿,致心功能受损,是发生围生期心脏病的原因之一,发生率为 27.2%,为正常孕妇的 5 倍。国外报道发生率高达 60%,说明两者有密切相关。围生期心肌病患者可能会有中度血压升高,中度蛋白尿常诊断为妊娠期高血压疾病。鉴别主要依靠病史及心脏体征。围生期心肌病除有心衰的临床表现外,主要体征包括两肺底湿啰音、奔马律及第三心音、二尖瓣区有收缩期杂音。超声心动图检查所有病例均有左室扩大,腔内径增大,以左室腔扩大最为显著。部分病例由于心腔内附壁血栓脱落,可导致肺动脉栓塞,病情急剧恶化。曾有一例重度子痫前期合并围生期心肌病患者,产后第 4 天死于肺栓塞。妊娠期高血压疾病心衰临床表现有较严重高血压、蛋白尿、水肿,当血压显著升高时,冠状动脉痉挛导致心肌缺血,甚至灶性坏死而诱发心功能不全,但无心脏显著扩大,无严重心律失常,常伴有肾损害。妊娠期高血压疾病心衰患者的预后较好。

2.妊娠期高血压疾病心衰的治疗

(1)积极治疗妊娠期高血压疾病:解除小动脉痉挛,纠正低排高阻,减轻心脏前后负荷。

(2)可选用以下一种或两种血管扩张剂:酚妥拉明,10mg 加入 5％葡萄糖液 250mL 内,静脉滴注,0.1～0.3mg/min;硝酸甘油 10mg,加入 5％葡萄糖 25～50mL 内,微量泵推注,5～20μg/min,根据血压调整速度;硝普钠 25～50mg,加入 5％葡萄糖 50mL 内,微量泵推注,10～20μg/min,根据血压调整速度。扩血管治疗后能迅速降压,降低心脏的后负荷,改善心肌缺氧,是治疗妊娠高血压疾病心衰的主要手段。

(3)增强心脏收缩力:用毛花苷 C 0.4mg,加入 5％葡萄糖液 20mL 内,稀释缓慢静脉注射。也可用地高辛,每日 0.125～0.25mg,口服。非洋地黄类正性肌力药物,如多巴胺、多巴酚丁氨、前列腺素 E(米力农)、门冬氨酸钾镁等。血压高者慎用多巴胺类药物或用小剂量,并与血管扩张剂合用。

(4)利尿剂速尿 20～40mg,加入 5％葡萄糖液 20mL,静脉注射,快速利尿。

(5)有严重呼吸困难,可用吗啡 3～5mg,稀释,皮下注射。

(6)心衰控制后宜终止妊娠。

(7)限制液体入量。

(二)HELLP 综合征

1982 年 Weinstein 报道了重度子痫前期并发微血管病性溶血,并根据其临床三个主要症状:溶血性贫血、转氨酶升高、血小板减少命名为 HELLP 综合征。

(三)溶血性尿毒症性综合征(HUS)

溶血性尿毒症性综合征是以急性微血管病性溶血性贫血、血小板减少及急性肾衰竭三大症状为主的综合征。其发病机制是由于妊娠期,特别是妊娠期高血压疾病时血液处于高凝状态,易有局限性微血栓形成,当红细胞以高速度通过肾小球毛细血管及小动脉时,受血管内纤维网及变性的血管壁内膜的机械性阻碍,红细胞变形、破裂,造成血管内溶血与凝血活酶的释放,促进了血管内凝血的进行。由于纤维沉积于肾小球毛细血管与小动脉内,减少了肾小球的血流灌注量,最终肾衰竭。另外免疫系统的变化及感染因素可诱发 HUS。

1.诊断

临床表现:溶血性贫血、黄疸、阴道流血和淤斑、淤点,有些患者会发生心律不齐、心包炎、心力衰竭、心肌梗死、支气管肺炎、抽搐发作等。同时有一过性血尿及血红蛋白尿,尿少,可发展到急性肾衰竭至少尿、无尿。

实验室检查:①末梢血象显示贫血、红细胞异常、出现形态异常、变形的红细胞及红细胞碎片、网织红细胞增多。②血小板减少,常降至 100×10^9/L 以下。③黄疸指数升高:血清胆红素及肝功能 SGPT 增高。④乳酸脱氢酶(HPL)升高达 $600μg$/L 以上,表示体内有凝血存在。⑤血红蛋白尿或血尿,尿蛋白及各种管型。⑥氮质血症:血尿素氮、肌酐及非蛋白氮增高。

2.鉴别诊断

(1)单纯性妊娠期高血压疾病:不出现 HUS 的进行性溶血、血小板下降、血红蛋白尿等临床表现和实验室结果。

（2）HELLP综合征：HUS和HELLP综合征均可在妊娠期高血压疾病患者中出现。而HUS以肾损害表现为主，急性肾功损害和血红蛋白尿。而HELLP综合征常以肝损害为主。以肝功能转氨酶升高、溶血性黄疸为主。根据临床及实验室检查可以鉴别。

（3）与系统性红斑狼疮性肾炎及急性脂肪肝引起的肾衰竭应以区别。

3.HUS肾衰竭治疗原则

（1）积极治疗妊娠期高血压病。

（2）保持肾功能，血管扩张药物应用，新利尿合剂：酚妥拉明 10～20mg、速尿 100mg 各自加入 5％葡萄糖 250mL 静脉滴注（根据病情调整剂量）。

（3）严重少尿、无尿可用快速利尿剂。

（4）终止妊娠。

（5）透析：应早期透析，如少尿、无尿，血钾升高＞5.5mmol/L；尿素氮＞17.8mmol/L（50mg/L）；血肌酐＞442μmol/L（50mg/L），需用透析治疗，或用连续性肾滤过替代治疗（CRRT）、静脉-静脉连续滤过（CVVH）。

（四）弥漫性血管内凝血（DIC）

子痫前期、子痫与DIC关系密切，重度子痫前期时，全身血管明显痉挛，血液黏度升高，全身组织器官血流量减少，血管内皮损伤引起血管内微血栓形成，患者血液中凝血因子消耗多引起凝血因子减少。子痫前期、子痫本身是一种慢性DIC状态。严重DIC或产后即会发生出血倾向，如血尿、产后出血等。

1.子痫前期、子痫并发DIC的早期诊断

子痫前期、子痫并发DIC的临床表现常见有：①多发性出血倾向如血尿、牙龈出血、皮肤淤斑、针眼出血、产后出血等。②多发性微血管血栓之症状体征，如皮肤皮下栓塞、坏死及早期出现的肾、脑、肺功能不全。

子痫前期、子痫并发DIC实验室检查包括：①血小板减少＜100×10^9/L 或呈进行性减少。②凝血酶原时间比正常延长或缩短 3 秒。③纤维蛋白低于 1.5g/L（150mg/dL）或呈进行性下降或超过 4g/L。④D-二聚体阳性，FDP 超过 0.2g/L（20ug/mL），血液中的红细胞碎片超过 2％。⑤有条件可查抗凝血酶Ⅲ（ATⅢ）活性。

2.妊娠期高血压疾病并发DIC的治疗

妊娠期高血压疾病并发DIC的早期表现主要是凝血因子改变，若能及早检查这些敏感指标，即可早期发现慢性DIC。及早处理，预后良好。妊娠期高血压疾病合并严重DIC发生率不高。治疗以积极治疗原发病，控制子痫前期及子痫的发展，去除病因，终止妊娠为主。根据病情可适当使用新鲜冰冻血浆，低分子肝素或小剂量的肝素（25～50mg/d），血压过高时不适宜使用肝素，以免引起脑出血。子痫前期、子痫并发DIC多较轻，积极治疗后终止妊娠，多能治愈。

（五）胎盘早期剥离

妊娠期高血压疾病患者的子宫底蜕膜层小动脉痉挛而发生急性动脉粥样硬化，毛细血管缺血坏死而破裂出血，产生胎盘后血肿，引起胎盘早期剥离。有人认为在胎盘早期剥离患者中

69％有妊娠期高血压疾病,可见妊娠期高血压疾病与胎盘早期剥离关系密切。

胎盘早期剥离诊断并不困难,根据腹痛、子宫肌张力增高、胎心消失、阴道少量出血、休克等典型症状可做出诊断。然而典型症状出现时,母婴预后较差。而 B 超往往可早期发现胎盘后血肿存在,而早期诊断胎盘剥离,故妊娠期高血压疾病患者必须常规做腹部 B 超检查,以早期做出有无合并胎盘早期剥离的诊断。

胎盘早剥引起弥漫性血管内凝血一般多在发病后 6 小时以上,胎盘早剥时间越长,进入母体血循环内的促凝物质越多。被消耗的纤维蛋白原及其他凝血因子也越多。因此早期诊断及时终止妊娠对预防及控制 DIC 非常重要,治疗原则以积极治疗妊娠期高血压疾病、终止妊娠去除病因、输新鲜血、新鲜冰冻血浆、补充凝血因子(包括纤维蛋白原)等措施,可阻断 DIC 的发生、发展。

(六)脑血管意外

脑血管意外包括脑出血、脑血栓形成、蛛网膜下隙出血和脑血栓,是妊娠期高血压疾病最严重的并发症,也是妊娠期高血压疾病最主要的死亡原因。脑血管灌注有自身调节,在较大血压波动范围内仍能保持正常血流。当脑血管痉挛,血压超过自身调节上限值或痉挛导致脑组织水肿、脑血管内皮细胞间的紧密连接就会断裂,血浆及红细胞会渗透到血管外间隙引起脑内点状出血,甚至大面积渗血,脑功能受损。当 MABP≥140mmHg 时脑血管自身调节功能消失。脑功能受损的临床表现为脑水肿、抽搐、昏迷、呼吸深沉、瞳孔缩小或不等大、对光反射消失、四肢瘫痪或偏瘫。应做仔细的神经系统检查。必要时做脑 CT 或 B 超可明确诊断。

脑水肿、脑血管意外的处理:有怀疑脑出血或昏迷者应做 CT 检查、脑水肿可分次肌内注射或静脉注射地塞米松 20～30mg/d,减轻脑血管痉挛和毛细血管的通透性,改善意识状态,并可使用快速利尿剂,降低颅内压。大片灶性脑出血在脑外科密切配合下行剖宫产,结束妊娠后随即行开颅术,清除血肿、减压、引流,则有生存希望。

第二节 妊娠期糖尿病

妊娠合并糖尿病,包括在原有糖尿病的基础上合并妊娠(亦称为糖尿病合并妊娠),以及妊娠期糖尿病(GDM)。GDM 是指妊娠期首次发生或发现的糖尿病,包含了一部分妊娠前已患有糖尿病但孕期首次被诊断的患者,1979 年世界卫生组织(WHO)将 GDM 列为糖尿病的一个独立类型。

一、疾病与妊娠的相互作用

1.妊娠期糖代谢的变化

(1)妊娠期血葡萄糖水平下降。

(2)妊娠期糖负荷后反应。

(3)胰岛素拮抗。

2.糖尿病对妊娠的影响

(1)妊娠早期,尤其伴空腹血糖升高者,新生儿畸形发生率增加。

(2)妊娠中晚期血糖升高者,胎儿畸形及自然流产发生率并不增加。

(3)高血糖主要导致胎儿高胰岛素血症、巨大儿、新生儿低血糖和红细胞增多症等。

二、疾病特点

妊娠合并糖尿病可分为糖尿病合并妊娠、GDM、妊娠期糖耐量受损。

1.糖尿病合并妊娠

妊娠前已确诊为糖尿病患者。妊娠前从未进行过血糖检查,孕期有以下表现者亦应高度怀疑为孕前糖尿病,待产后进行血糖检查进一步确诊:

(1)孕期出现多饮、多食、多尿,体重不增加或下降,甚至并发酮症酸中毒,伴血糖明显升高,随机血糖≥11.1mmol/L(200mg/dL)者。

(2)妊娠20周之前,空腹血糖(FPG)≥7.0mmol/L(126mg/dL)。

2.GDM

(1)50g葡萄糖负荷试验:50g葡萄糖负荷试验(GCT)的时间。所有非糖尿病的孕妇,应在妊娠24～28周,常规做50g GCT筛查。具有下述GDM高危因素的孕妇,首次孕期检查时,即应进行50g GCT,血糖正常者,妊娠24周后重复50g GCT。

GDM的高危因素如下:肥胖、糖尿病家族史、多囊卵巢综合征患者、早孕期空腹尿糖阳性、巨大儿分娩史、GDM史、无明显原因的多次自然流产史、胎儿畸形史、死胎史以及足月新生儿呼吸窘迫综合征分娩史等。方法:随机口服50g葡萄糖(溶于200mL水中,5分钟内服完),1小时后抽取静脉血或微量末梢血,检查血糖。血糖≥7.8mmol/L(140mg/dL)为50g GCT异常,应进一步行75g或100g葡萄糖耐量试验(OGTT);50g GCT 1小时血糖≥11.1mmol/L(200mg/dL)的孕妇,应首先检查FPG,FPG≥5.8mmol/L(105mg/dL),不必再做OGTT,FPG正常者,应尽早行OGTT检查。

(2)OGTT:OGTT前3天正常饮食,每日糖类摄入量在150～200g以上,禁食8～14小时后查FPG,然后将75g或100g葡萄糖溶于200～300mL水中,5分钟服完,服后1、2、3小时分别抽取静脉血,检测血浆葡萄糖值。空腹、服葡萄糖后1、2、3小时,4项血糖值分别为5.8、10.6、9.2、8.1mmol/L(105、190、165、145mg/dL)。OGTT的诊断标准也可以参考美国糖尿病学会(ADA),空腹、服葡萄糖后1、2、3小时这4项血糖值分别为5.3、10.0、8.6、7.8mmol/L(95、180、155、140mg/dL)。

(3)GDM的诊断:符合下列标准之一,即可诊断GDM。①两次或两次以上FPG≥5.8mmol/L(105mg/dL);②OGTT 4项值中2项达到或超过上述标准;③50g GCT 1小时血糖≥11.1mmol/L(200mg/dL),以及FPG≥5.8mmol/L(105mg/dL)。

(4)GDM的分级。

A_1级:FPG<5.8mmol/L(105mg/dL),经饮食控制,餐后2小时血糖<6.7mmol/L(120mg/dL)。

A_2级:FPG≥5.8mmol/L(105mg/dL)或者经饮食控制,餐后 2 小时血糖≥6.7mmol/L(120mg/dL),需加用胰岛素。

3.妊娠期糖耐量受损

妊娠期糖耐量受损(GIGT):OGTT 4 项值中任何一项异常即可诊断,如果为 FPG 异常应重复 FPG 检查。

4.鉴别诊断

要点本病需与继发性糖尿病如肢端肥大症、皮质醇增多症、嗜铬细胞瘤等疾病相鉴别。

三、治疗

2010 年发表在 BMJ 上的一篇关于妊娠期糖尿病治疗效果的系统分析,总结妊娠期糖尿病治疗的益处。数据来源于 Embase、Medline、AMED、BIOSIS、CCMed、CDMS、CDSR、CENTRAL、CINAHL、DARE、HTA、NHSEED、Heclinet、SciSearch 等数据库,截至 2009 年 10 月。文章的结论认为经过治疗的孕妇围生期并发症降低,如肩难产发生率降低(OR 0.40, 95% CI 0.21 to 0.75),子痫前期发生率降低(2.5% VS 5.5%,P=0.02),等等。因此,只要发现妊娠期糖尿病,就应该积极治疗。

澳洲糖耐量异常研究组(ACHOIS)提供了强有力的证据表明正确处理 GDM 对妊娠女性来说都是十分必要的。这项随机对照试验招募了 1000 名糖耐量异常的女性,招募标准是:空腹血糖高于 7.7mmol/dL,餐后两小时血糖在 7.8~11.1mmol/dL 范围内。她们被随机分为 4 组接受不同的 GDM 治疗,分别是:饮食控制,血糖监测,胰岛素治疗以及常规的产科护理。在接受常规产科护理的那组患者并不知道自己患病,对于治疗组而言,目标是空腹血糖<5.5mmol/L,餐后 2 小时血糖<7.0mmol/L。三个干预治疗组的严重不良分娩史(死亡、肩难产、骨折、神经瘫痪)发生率约为 1%,比较而言对照组的发病率高达 4%(P=0.01)。另外治疗组的过期妊娠、子痫前期发生率较低,两组早产率没有明显差异。另一个重要的发现是经过积极治疗的女性拥有较高的生活质量并且不容易发生产后抑郁的情况。

(一)饮食治疗

是 GDM 治疗的基本方法也是主要手段,目的是保证孕妇和胎儿的营养摄入充足的情况下,保持孕妇的血糖控制在正常范围,减少围产儿的并发症及死亡率。80%的患者可以通过饮食治疗将血糖控制在理想范围。可以由产科医生、营养科医生或从事健康教育的护士对孕妇进行饮食的宣教和指导。

1.治疗方法

少量多餐是 GDM 饮食治疗的基本原则。早、中、晚三餐的碳水化合物量应控制在 10%~15%、20%~30%、20%~30%,加餐点心或水果的能量可以在 5%~10%,有助于预防餐前的过度饥饿感。饮食治疗过程中与胰岛素治疗要密切配合,对于使用胰岛素治疗者加餐中的碳水化合物摄入量应加以限制。重要的是通过加餐防止低血糖的发生。例如,使用中效胰岛素的患者可在下午 3~4 点加餐;如果夜间或晚餐后经常出现低血糖,可在晚睡前半小时适当加餐。同时饮食计划必须实现个体化,要根据文化背景、生活方式、经济条件和教育程度进行合理的膳食安排和相应营养教育。

2.推荐营养摄入量

(1)总能量的计算:参考妊娠妇女孕前体重和合适的体重增长速度。对于孕前理想体重的妇女,孕期能量需求在前3个月为30～38kcal/(kg理想体重·d)(约为2200kcal/d),4～9个月可逐渐增加到35～40kcal/(kg·d)(约为2500kcal/d),以增加血容量和维持胎儿生长,理想的体重增加为11～15kg,而超重孕妇则建议体重增加7～11kg。仍应避免能量过度限制(＜1200kcal/d),尤其是碳水化合物摄入不足(＜130g)可能导致酮症的发生,对母亲和胎儿都会产生不利影响。

(2)碳水化合物:推荐摄入宜占总能量的40％～50％,每日主食不低于150g。对维持孕期血糖正常更为合适。应尽量避免食用精制糖。等量碳水化合物食物选择时可优先选择低血糖指数食物。

(3)蛋白质:推荐摄入量为1.0～1.2g/(kg·d)或者蛋白质占总热能的12％～20％。

(4)脂肪:推荐膳食脂肪总量占能量百分比为30％～35％。应适当限制动物脂肪、红肉类、椰子油、全牛奶制品中的饱和脂肪量,而主要由橄榄油等富含单不饱和脂肪酸应占总热能1/3以上。

(5)膳食纤维:是一种不产生热能的多糖。水果中的果胶、海带、紫菜中的藻胶、某些豆类中的胍胶和魔芋粉等有控制餐后血糖上升幅度,改善葡萄糖耐量和降低血胆固醇的作用。推荐每日摄入20～35g。可在饮食中多选些富含膳食纤维的燕麦片、苦荞麦面等粗杂粮、海带、魔芋粉和新鲜蔬菜等。

(6)维生素及矿物质:妊娠期有计划地增加富含维生素 B_6、钙、钾、铁、锌、铜的食物(如瘦肉、家禽、鱼、虾和奶制品、新鲜水果和蔬菜等)。

有关GDM饮食治疗效果的相关研究比较少,但是一项随机试验的结果为ADA推荐的医学营养治疗(MNT)提供了理论支持。在这项研究中,215名GDM患者随机分为两组,分别提供MNT和标准护理。结果表明,MNT分组中更少的调查对象需要胰岛素治疗(24.6％ VS 31.7％,P＝0.05),同时也有趋势表明MNT分组中较少患者的糖化血红蛋白＞6％(8.1％ VS 13.6％,P＝0.25)。因此ADA提倡所有女性都应当接受个体化的营养咨询以达到既能提供所需的营养和热量又能维持目标血糖的目的。对于超重的女性而言,推荐限制热量的30％～33％,大约是25kcal/kg。碳水化合物所占热量的百分比需要限制在35％～40％。

另外亦有数据支持怀孕期间实行低碳水化合物饮食方案,并且建议食用低血糖指数(GI)的碳水化合物。一项非随机试验表明,对于各个年龄段的GDM患者而言,饮食中碳水化合物所占比例小于42％,将会有效降低餐后血糖水平,从而降低胰岛素的使用概率。另一项研究随机将怀孕的女性分为两组,提供低GI种类的食物或是高GI种类的食物,结果表明前者的血糖水平较低,胰岛素抵抗效应较弱,并且胎儿出生体重较轻。另一项关于GI的研究显示,对于同样55％碳水化合物膳食而言,接受低GI饮食的女性较高GI饮食的女性而言,胎儿出生体重较轻(3408±78g VS 3644±90g)。后期研究将范围放大到所有的怀孕女性,它指出低GI碳水化合物饮食概念在所有怀孕女性当中都是值得推荐的。

（二）GDM 的运动疗法

运动疗法可降低妊娠期基础的胰岛素抵抗，是 GDM 的综合治疗措施之一，每天 30 分钟的中等强度的运动对母儿无不良影响。可以选择一种低等至中等强度的有氧运动，或称耐力运动，主要是由机体中大肌肉群参加的持续性运动，常用的一些简单可用的有氧运动包括：步行、上肢运动、原地跑或登楼梯等。运动的时间可自 10 分钟开始，逐步延长至 30～40 分钟，其中可穿插必要的间歇时间。建议餐后进行运动。一般认为适宜的运动的次数为 3～4 次/周。

GDM 运动治疗的注意事项包括：运动前行 EKG 检查以排除心脏疾患，并需筛查出大血管和微血管的并发症。有以下并发症者视为 GDM 运动疗法的禁忌证：1 型糖尿病合并妊娠、心脏病、视网膜病变、双胎妊娠、宫颈功能不全、先兆早产或流产、胎儿宫内发育受限、前置胎盘、慢性高血压病、妊娠期高血压等。

运动时要防止低血糖反应和延迟性低血糖，预防措施包括：进食 30 分钟后进行运动，时间控制在 30～45 分钟，运动后休息 30 分钟。血糖水平低于 3.3mmol/L 或高于 13.9mmol/L 者停止运动。运动时应随身带些饼干或糖果，有低血糖先兆时可及时食用。避免清晨空腹未注射胰岛素之前进行运动。运动期间以下情况出现及时就医：阴道流血、流水、憋气、头晕眼花、严重头痛、胸痛、肌无力、宫缩痛。

（三）胰岛素治疗

当饮食和运动治疗不能将血糖控制在理想范围时，需及时应用胰岛素控制血糖。GDM 患者经饮食治疗 3～5 天后，测定孕妇 24 小时的末梢血糖（血糖轮廓试验），包括夜间血糖、三餐前 30 分钟血糖及三餐后 2 小时血糖及尿酮体。如果夜间血糖≥5.6mmol/L，餐前 30 分钟血糖≥5.8mmol/L，或餐后 2 小时血糖≥6.7mmol/L，或控制饮食后出现饥饿性酮症，增加热量摄入血糖又超过孕期标准者，应及时加用胰岛素治疗。

1.妊娠期常用的胰岛素制剂及其特点（表 7-2-1）

表 7-2-1　妊娠期常用胰岛素制剂和作用特点

胰岛素制剂	起效时间(h)	达峰值时间(h)	有效作用时间(h)	最大持续时间(h)
超短效人胰岛素类似物	0.25～0.5	0.5～1.5	3～4	4～6
短效胰岛素	0.5～1	2～3	3～6	6～8
中效胰岛素	2～4	6～10	10～16	14～18
预混型胰岛素				
70/30(70% NPH 30%R)	0.5～1	双峰	10～16	14～18
50/50(50% NPH 50%R)	0.5～1	双峰	10～16	14～18

（1）超短效人胰岛素类似物：门冬胰岛素是目前唯一被批准可以用于妊娠期的人胰岛素类似物。其特点是起效迅速，皮下注射后 5～15 分钟起效，作用高峰在注射后 30～60 分钟，药效维持时间短，大约 2～4 小时。具有最强或最佳的降低餐后高血糖的作用，用于控制餐后血糖水平，不易发生低血糖，而且使用方便，注射后可立即进食。

lispro 和 aspart 是两种新型的超短效人胰岛素类似物，并且现在已经被广泛应用。虽然在最初有一个小规模非对照试验提出 lispro 对于患有 TIDM 者而言具有致畸性,但这个结果并没有在接下来的研究中被进一步证实。相反其他的观察性研究证实,无论是 GDM 患者或是妊娠合并糖尿病的患者,lispro 的使用并不会影响妊娠期合并症的发生率。aspart 的相关报道并不是很多,但有一项大规模随机对照试验证实了 aspart 的有效性和安全性,该试验将 322 名怀孕的 TIDM 患者分为两组,分别使用 aspart 和常规短效人胰岛素,结果证明两组胎儿的转归并没有明显差异。另外还有几个小规模的研究同样证实了这一点。虽然在一项研究中,aspart 在一名实验对象的脐带血中被检测到,但是在其他的研究对象身上并没有发现同样的现象。这可能和生产过程中血胎屏障被破坏而患者又同时在输入胰岛素有关。

(2)短效胰岛素:其特点是起效快,剂量易于调整,可以皮下、肌肉和静脉内注射使用。皮下注射后 30 分钟起效,作用高峰在注射后 2～4 小时,药效持续时间 6～8 小时。静脉注射胰岛素后能使血糖迅速下降,半衰期为 5～6 分钟,故可用于抢救糖尿病酮症酸中毒。

(3)中效胰岛素(NPH):是含有鱼精蛋白、短效胰岛素和锌离子的混悬液,只能皮下注射而不能静脉使用。注射后必须在组织中蛋白酶的分解作用下,将胰岛素与鱼精蛋白分离,释放出胰岛素再发挥生物学效应。其特点是起效慢,注射后 2～4 小时起效,作用高峰在注射后 6～10 小时,药效持续时间长达 16～20 小时,其降低血糖的强度弱于短效胰岛素。

(4)长效胰岛素:关于长效胰岛素使用的相关实验结果较为不确定。虽然有一些使用 glargine 的病例报道和小量的病例总结显示应用 glargine 并不会增高病理妊娠的发生率。但这些病例中的大多数都是 1 型 DM 患者,而只有 48 名 GDM 患者。根据目前发表的文献和非随机对照试验来看,对于妊娠期间使用 glargine 还是值得商榷的事情。在 glargine 安全性被完全证实之前,其使用在 GDM 患者中都是不应该被推荐的。

2.胰岛素治疗方案

最符合生理要求的胰岛素治疗方案为:基础胰岛素联合餐前胰岛素。基础胰岛素的替代作用能够长达 24 小时,而餐前胰岛素能快起快落,控制餐后血糖。根据血糖监测的结果,选择个体化的胰岛素治疗方案。

(1)基础胰岛素治疗:选择中效胰岛素(NPH)睡前皮下注射适用于 FPG 高的孕妇,早餐前和睡前 2 次注射适用于睡前注射 NPH 的基础上早餐前 FPG 达标而晚餐前血糖控制不好者。

(2)餐前短效胰岛素治疗:仅为餐后血糖升高的孕妇三餐前 30 分钟注射超短效人胰岛素类似物或短效胰岛素。

(3)混合胰岛素替代治疗:中效胰岛素和短效胰岛素混合,是目前应用最普遍的一种方法,即三餐前注射短效胰岛素,睡前注射 NPH。

(4)持续皮下胰岛素输注(胰岛素泵):使用短效胰岛素或超短效胰岛素类似物,在经过一段时间多次皮下注射胰岛素摸索出一日所需的适当剂量后,采用可调程序的微型电子注射泵,模拟胰岛素的持续基础分泌和进餐前的脉冲式释放,将胰岛素持续皮下输注给患者。妊娠期间如需应用胰岛素泵,必须收治住院,在内分泌医生和产科医生的严密监护下进行,其适应证如下:①糖尿病合并妊娠血糖水平波动大,难以用胰岛素多次注射稳定血糖者;②1 型糖尿病患者应用胰岛素泵获得良好血糖控制者,可在孕期持续使用;③糖尿病急性并发症抢救期间。

对于有发生低血糖危险因素、知识和理解能力有限的孕妇不宜应用胰岛素泵。

3.妊娠期应用胰岛素期间的注意事项

胰岛素应从小剂量开始,0.3～0.8U/(kg·d),早餐前＞晚餐前＞中餐前,每次调整后观察2～3 天判断疗效,每次以增减 2～4U 或不超过胰岛素用量的 20％为宜,直至达到血糖控制目标。胰岛素治疗时清晨或空腹高血糖的处理:这种高血糖产生的原因有三方面:夜间胰岛素作用不足,黎明现象,Somogyi 现象。前两者必须在睡前加强中效胰岛素的使用,而 Somogyi 现象应减少睡前中效胰岛素的用量。

4.口服降糖药在糖尿病孕妇中的应用(表 7-2-2)

对于妊娠期间口服降糖药物一直都有很大的争议。大多数政府药监部门不赞成使用,糖尿病相关组织也建议在计划怀孕期间就应当停用口服降糖药。但现在已经有了关于格列苯脲和二甲双胍随机对照试验,证明在短期之内无不良反应。

表 7-2-2　口服降糖药物的分类

药物名称	作用部位	孕期安全性分级	胎盘通透性	乳汁分泌
第二代磺酰脲类(格列苯脲、格列	胰腺	B	极少量	未知
吡嗪、格列美脲)	胰腺	C	未知	
双胍类(二甲双胍)	肝、肌细胞、脂肪细胞	B	是	动物
α-葡萄糖苷酶抑制剂(拜糖平)	小肠	B	未知	未知
噻唑烷二酮类(吡格列酮)	肝、肌细胞、脂肪细胞	C	未知	动物
非磺酰类胰岛素促分泌剂瑞格列奈	胰腺	C	未知	未知

格列本脲是目前临床上最广泛应用于 GDM 治疗的口服降糖药,其作用的靶器官为胰腺,99％以蛋白结合形式存在,不通过胎盘。目前的临床研究的表明该药使用方便和价格便宜,其疗效与胰岛素治疗一致。治疗期间子痫前期和新生儿光疗率升高,少部分有恶心、头痛、低血糖反应,未发现明显的致畸作用。

二甲双胍是另一个应用较为广泛的口服降糖药,其主要是通过增加胰岛素的敏感性来达到降低血糖的作用。该药孕期临床使用经验仍不充分,目前资料显示无致畸性(FDA 为 B 类),在 PCOS 的治疗过程中对早期妊娠的维持起重要作用。对宫内胎儿远期的安全性有待进一步证明。

(四)GDM 的孕期监测

孕期血糖控制目标(ADA 标准)为:FPG 维持在 3.3～5.6mmol/L;餐后 2 小时血糖控制在 4.4～6.7mmol/L;夜间血糖水平不低于 3.3mmol/L。糖化血红蛋白反映取血前 2～3 个月的平均血糖水平,可作为糖尿病长期控制的良好指标,应在 GDM 的初次评估和胰岛素治疗期间每 1～2 个月检查一次,正常值应维持在 5.5％左右。用微量血糖仪测定末梢毛细血管全血血糖水平。血糖轮廓试验是了解和监测血糖水平的常用方法。小轮廓是指每日四次(空腹及三餐后 2 小时)末梢血糖监测;对于血糖控制不良或不稳定者以及孕期应用胰岛素治疗者,应加强监测的频率,可采用大轮廓即每日七次(空腹、三餐前半小时、三餐 2 小时,午夜)血糖监测;血糖控制稳定至少应每周行血糖轮廓试验监测一次,根据血糖监测结果及时调整胰岛素的用量。不主张使用连续血糖检测仪作为常规监测手段。

妊娠中晚期尿糖阳性并不能真正反映患者的血糖水平,尿糖结果仅供参考。检测尿酮体有助于及时发现孕妇摄取碳水化合物或热量不足,也是早期糖尿病酮症酸中毒的一个敏感指标,应定期监测。

(五)孕妇并发症的监测

每 1～2 周监测血压及尿蛋白,一旦并发先兆子痫,按先兆子痫原则处理;注意患者的宫高曲线,如宫高增长过快,或子宫张力增大,及时行 B 超检查,了解羊水量。孕期出现不明原因恶心、呕吐、乏力、头痛甚至昏迷者,注意检查患者的血糖,尿酮,必要时行血气分析,明确诊断。

在孕早中期开始进行超声波胎儿结构筛查,尤其要注意检查中枢神经系统和心脏的发育(复杂性先天性心脏病、无脑儿、脊柱裂、骨骼发育不全等)。孕中期后应每月一次超声波检查,了解胎儿的生长情况。自孕 32～34 周起根据孕妇的情况,可开始行 NST,每周 1 次;同时可行超声多普勒检查了解脐动脉血流情况。足月后应结合宫高和超声测量充分评估胎儿的体重以及宫内的安全性,制订分娩时机和分娩方式,减少分娩期并发症的发生。

(六)围术期及产程中的治疗

分娩期及围术期胰岛素的使用原则:产程中、术中、产后非正常饮食期间停用所有皮下注射胰岛素,改用胰岛素静脉滴注,避免出现高血糖或低血糖。供给足够葡萄糖,以满足基础代谢需要和应激状态下的能量消耗。供给胰岛素以防止酮症酸中毒的发生,控制高血糖,并有利于糖的利用。保持适当血容量和电解质代谢平衡。产前或手术前必须测定血糖、尿酮体及尿糖。选择性手术还要行电解质、血气、肝肾功能检查。每 1～2 小时监测一次血糖,根据血糖值维持小剂量胰岛素静脉滴注。

具体方案:产前需胰岛素控制血糖者计划分娩时,引产前一日睡前中效胰岛素正常使用;引产当日停用早餐前胰岛素;给予静脉内滴注普通生理盐水;一旦正式临产或血糖水平减低至 3.9mmol/L 以下时,静脉滴注从生理盐水改为 5% 葡萄糖液并以 100～150mL/h 的速度输注,以维持血糖水平在 5.6mmol/L 左右;若血糖水平超过 5.6mmol/L,则采用 5% 葡萄糖液 250mL/h,加短效胰岛素,按 1.25U/h 的速度静脉输注;血糖水平采用快速血糖仪每小时监测 1 次,调整胰岛素或葡萄糖输注的速度。

(七)GDM 的产后处理

未恢复正常饮食前要密切监测血糖水平及尿酮体,根据检测结果调整胰岛素的用量。术后鼓励患者尽早起床活动,鼓励母乳喂养,尽早恢复进食,一旦恢复正常饮食,停止静脉滴注胰岛素,并及时行血糖大轮廓试验。血糖大轮廓试验异常者,应用胰岛素皮下注射,根据血糖水平调整剂量,所需胰岛素的剂量往往较孕期明显减少约 1/2～2/3。产后恢复正常血糖者无须继续胰岛素治疗。若产后 FPG 反复≥7.0mmol/L,应视为糖尿病合并妊娠,即转内分泌专科治疗。新生儿出生后及时喂糖水以预防新生儿低血糖,生后半小时应查血糖,如出现低血糖,及时转儿科。

(八)GDM 的产后随访

出院前要进行产后随访的宣教,指导生活方式、合理饮食及适当运动。了解产后血糖的恢复情况。产后 6～12 周,行 OGTT 口服 75g 葡萄糖,测空腹及服糖后 2 小时血糖,按照 1999 年 WHO 的标准明确有无糖代谢异常及种类。糖代谢正常:FPG＜6.11mmol/L,服糖后 2 小时血糖＜7.8mmol/L;空腹血糖受损(IFG):7.0mmol/L＞FPG≥6.11mmol/L;糖耐量受损(IGT):11.1mmol/L＞2hPG≥7.8mmol/L;糖尿病:FPG≥7.0mmol/L,和(或)服糖后 2 小时血糖≥11.1mmol/L。建议有条件者每年随访一次。

(九)糖尿病教育

自我管理是 GDM 治疗中至关重要的环节。因此,对于糖尿病护理团队而言,对育龄女性进行知识普及和健康教育是十分必需的。其中包括提供 GDM 和血糖监测的相关知识,饮食方面的咨询以及提供产后的健康生活方式。因此可见营养师和糖尿病宣教者在 GDM 患者的治疗过程中占有十分重要的地位。ADA 近期发布了有关女性糖尿病患者妊娠期间医疗保健的专家建议,其主要内容包括:进行妊娠前相关教育、评价并积极治疗伴发的糖尿病并发症和心血管等疾病、建议患者血糖水平稳定达标后再考虑妊娠、妊娠前建议进行强化胰岛素治疗以获得最佳临床疗效、妊娠前积极控制血压、血脂等危险因素等。

有证据表明,对于糖耐量异常的人群来说,减轻体重的 5％～7％将会有效地预防和延缓糖尿病的发生。Diabetes Prevention Program 和 Finnish Diabetes Prevention Study 两个组织的研究都指出,严格的干预手段,包括生活方式、运动监督和热量管理是十分有效的。这两个组织中 15％的研究对象为 GDM 患者,这种管理模式在 GDM 患者中同样被推荐,但是目前对于放宽标准的干预方案是否能产生同样的效果尚无定论。迄今为止,只有一些小规模的短期研究关注于单独的膳食管理,或是一些兼顾生活方式和体育锻炼的研究,并没有明确的结果显示对糖耐量异常的患者有效果。某种程度上来说,这与产后的年轻女性很难做到维持健康生活方式有关,因为她们要养育子女、回归原来的工作岗位,并且还要考虑接受成人再教育,尽管如此,健康饮食和适量的体育运动是绝对值得推荐的。

总之,GDM 是一种发病率很高的常见疾病,在发病的初期就需要进行干预和治疗。在正确的干预治疗方案下,GDM 对妊娠带来的风险和危害将会被降到最低。但 GDM 患者同样拥有远期糖尿病发生的高风险因素。因此在顺利分娩之后,健康的生活方式和定期的糖尿病筛查仍然是必须的,这样才能有效降低糖尿病的发病率。

第三节　妊娠合并病毒性肝炎

妊娠期间出现的黄疸可以是由妊娠相关性特殊疾病所致,也可以由与妊娠不相关的疾病所致。妊娠妇女呈现黄疸的最常见原因是病毒性肝炎,导致肝炎发作的病毒由甲肝病毒(HAV)、乙肝病毒(HBV)、丙肝病毒(HCV)、丁肝病毒(HDV)和戊肝病毒(HEV)等致病因子组成。最近,人们又发现庚型肝炎病毒(HGV)可以导致肝炎。妊娠妇女发生的肝炎还可能是巨细胞病毒(CMV)、EB病毒(EBV)或单纯疱疹病毒感染的结果。各型肝炎的流行病学在妊娠和非妊娠妇女之间并无差异。

与妊娠相关的特殊原因的黄疸包括妊娠肝内胆汁淤积、妊娠急性脂肪肝、孕妇剧吐、先兆子痫、子痫和肝脏自发性破裂。也有人认为在评价妊娠妇女发生的黄疸时,某些生化试验结果可能与非妊娠状态时不同。例如,由于胎盘有助于酶的血清水平升高,ALP活性可以较正常值增高2~3倍;由于血容量扩张,妊娠中期血清白蛋白浓度可能较正常低20%,晚期妊娠低40%。血清胆固醇和α_1球蛋白与α_2球蛋白可能升高,凝血因子可能上升,纤溶活性降低。本节主要介绍病毒性肝炎对孕妇和胎儿产生影响的有关问题。

一、病毒性肝炎的病因与实验室诊断

1.甲型肝炎

是感染HAV引起的,潜伏期短,又称传染性肝炎。与戊型肝炎一样,HAV是经粪-口途径传播的。HAV是一种27nm小RNA病毒,基因结构类似于脊髓灰质炎病毒和其他小RNA病毒,属于肠道病毒科。已有报道该病毒株的完整核苷酸序列,且HAV在细胞培养中能繁殖传代,明确了HAV的宿主作用,并已研制开发了各型甲肝疫苗。用免疫荧光技术可以显示HAV抗原在感染细胞的胞质内呈颗粒状聚集特征。由于病毒在各种细胞培养中生长不良,故病毒分离不是适用的诊断措施。抗HAV特异性核酸探针可从粪便标本中诊断HAV感染。测定抗-HAVIgM抗体是敏感的确诊指标,它出现于疾病急性期,持续大约6周。抗-HAVIgG抗体出现时间亦较早,但终生持续阳性,又称终生免疫,故难以作为早期诊断指标。

2.乙型肝炎病毒

HBV是一直径42nm的颗粒,又称Dane颗粒。该病毒由Pre-Sl、Pre-S2和HBsAg组成的外部衣壳蛋白包裹。少数患者病毒复制时发现肝脏中存在Pre-S。外壳围绕一个含有27nm核壳体的多种密码P21,构成HBcAg的壳体。在这一核心内存在非特异性的HBeAg、DNAP和DNA。HBV-DNA是3.2kb双股螺旋结构,有四个可译框架(ORF),一是编码表面蛋白,二是编码HBeAg和HBcAg,HBeAg不是颗粒,但自由循环于血清中,主要见于肝细胞表面,现认为其对调节免疫反应起了作用。第三种ORF编码蛋白是DNAP,是一种反转录酶;第四种ORF编码转录因子,X蛋白,认为在病毒复制和与宿主相互作用之间起了作用。用放射免疫法和免疫电泳法可测定HBsAg、HBeAg和HBcAg三种抗原诱发的特异性抗体反应。在急性自限性疾病患者症状出现前2~4周能鉴别出HBsAg、HBeAg和抗-HBc。开始血清中存在抗-HBc IgM和IgG,抗-HBcIgM滴度降至测不出的水平一般需要6个月。HBeAg、HBV-DNA和DNAP是首先消失的指标。随着病情恢复,HBsAg消失;抗-HBs和抗-HBe出现于2周到6个月之后和疾病的末期。在HBsAg消失和抗-HBs出现之间的延迟期间常成为窗口期。抗-HBc仅是感染的证据,不作为有传染性的指标。

急性感染者不少人成为HBV携带者,即HBsAg持续阳性>6个月,其发生率在急性感染免疫完整的成年人<5%,而感染新生儿>90%。除HBsAg外,携带者抗-HBc也存在高滴度,伴有HBeAg(恢复期)和之后伴有抗-HBe(非复制期),大多数携带者没有抗-HBs。用聚合酶链反应(PCR)方法检测证明,HBeAg 阳性携带者比抗-HBe 阳性者有更大的传染性,提示所有的 HBeAg 阳性患者有循环性 HBV-DNA。有血清 ALT 增高的抗-HBe 阳性 HBsAg 携带者用 PCR 法检测,发现 HBV-DNA 阳性者居多,因此,可能有传染性。仅抗-HBc 持续阳性也可能存在低水平的感染状态。研究提示,用 PCR 法检测这种人群大约 50% 是 HBV-DNA 阳性。因此,抗-HBs 是中和抗体,具有保护性,而抗 HBc 可能没有保护性。最近的研究表明,HBV 有广泛的变异现象,可以逃避机体的免疫功能,这给防治乙肝带来极大的困难。

3.丙肝病毒

HCV 是一种包裹性的 60nm 小 RNA 病毒,类似于鼠疫病毒和黄病毒。最近,HCV 克隆产生的 ELISA 试剂能测定抗该病毒非结构性蛋白(C-100)抗体。但第一代试验有其限制性:①在疾病急性期时抗-HCV 的血清转化出现较迟,有时感染之后 6 个月才出现。②各种原因的血清 γ-球蛋白水平较高且 ALT 活性正常的无症状献血者中有较高的非特异性抗体比率。因此,发展了包括重组免疫杂交方法在内各种检测试验。如今第二代的 ELISA 方法更敏感和特异,急性期阳性出现早,临床普遍应用。PCR 技术检测 HCVRNA 用于诊断丙肝也很常见。

4.丁肝病毒

HDV 是一种有缺陷的 RNA 病毒,它的复制依赖 HBV 的 HBsAg 才能完成,又称 delta 颗粒。HDV 感染发生于两种情况:①同时感染,即 HBV 和 HDV 同时获得感染;②重叠感染,即在慢性 HBV 携带者的基础上又重叠 HDV 感染。如上两种情况下,尤其是重叠感染之后,有可能发生更严重的急性或慢性肝病。丁肝的诊断试验包括抗-HDV 的 IgM 和 IgG 抗体检测(ELISA 法)。抗-HDV 可能对其后暴露于 HDV 感染状态提供免疫保护力。肝活检组织免疫荧光染色亦可对诊断做出重要帮助。

5.戊肝病毒

是从 NANB 肝炎病毒中鉴别出的一种病毒。从 HEV 感染的恒河猴血清学和感染胆汁中用重组 cDNA 库分离出 HEV cDNA。其超微结构特点类似于萼状病毒,用固相免疫电子显微镜能发现 HEV,是一种简单、高敏感和特异的方法,但不能常规应用。

6.庚肝病毒

HGV 是目前新发现的新型肝炎病毒。国内的研究进展主要有以下几方面:①我国 1 株 HGV 的全序列和若干株 HGV 的部分序列测定,发现与国外报道的 GBV-C 和 HGV 存在一定差异,可能属于 HGV 新的基因型;②初步建立了抗-HGV 酶联免疫试验法(EIA),并用于临床和流行病学研究;③应用 HGVRNA 阳性的患者血清试验感染国产猕猴获得成功,并用第一代猕猴的急性期血清感染第二代易感猕猴获得成功,证明 HGV 可在国产猕猴中传代感染;④我国临床和流行病学研究证明 HGV 感染在我国分布较广,流行较为严重,应引起重视。HGV 感染的检测主要采用反转录套式聚合酶链反应法(RT-nPCR)。

二、病毒性肝炎的流行病学和临床特征

1.甲肝

据美国疾病控制中心(CDC)报告,甲肝大约占所有肝炎病例的 26%～28%。潜伏期相对较短,约于感染 2～4 周后发病。临床症状一般轻微,尤其儿童和青少年患者,约 80% 是无症状的和无黄疸性的。相比之下,80% 以上的成年人感染后出现黄疸。本病毒是经粪-口途径传播,也有报告偶见肠道外传播的病例。发生临床症状以前,血液中短期出现该病毒,在症状出现之前 2～3 周即可有病毒检出,直到该病的活动高峰(测定转氨酶达高峰)排毒停止。该病流行于密切接触污染粪便和不卫生的地区。大多数患者有发热,偶有腹泻,多于 4～6 周恢复。极少数病史可长达 1 年;也有初次暴露于甲肝病毒感染后 30～90 天才出现临床发作症状。偶有发生长期黄疸和瘙痒的肝内淤胆症状。

妊娠可使甲肝病程延长,可能与下列因素有关:①妊娠期机体代谢旺盛,工作负担加重;②胎盘循环分流,肝脏血流相应减少;③雌激素及肾上腺皮质激素增多,妨碍肝脏的脂肪代谢及胆汁排泄。甲肝可诱发早产,尤其多发生于黄疸重的患者,原因可能是:①肝细胞受损造成胆红素代谢障碍,血中胆酸含量增高,引起子宫平滑肌收缩;②肝炎患者对性激素灭活能力减弱,致雌、孕激素平衡失调;③凝血机制障碍造成部分胎盘或蜕膜出血,释放前列腺素。妊娠合并甲肝重度黄疸患者预防十分必要。

2.乙肝

主要由血液和其他体液传染易感人群。实际上所有机体分泌物均检测出有 HBsAg,只有唾液和精液显示有传染性的证据。乙肝病毒传染的主要形式是携带者母亲对新生儿的传播,称围生期传播或垂直传播。我们曾调查 339 例母亲与新生儿之间乙肝病毒传播的资料表明,母亲感染并携带乙肝病毒活动性病毒复制标志物者所生新生儿 80% 以上被感染,随访结果表明,这些新生儿感染者极易成为乙肝病毒的慢性携带者,并作为乙肝病毒的传染源不断危害其他人群。其他可以感染母亲的途径如输血或血制品、乙肝患者密切接触者、吸毒、同性恋等。

乙肝病毒感染后的潜伏期为 2～26 周,平均约 12 周。该病多隐匿发病,无发热,症状随感染人群的不同而变化。急性感染的新生儿和免疫抑制的患者一般无症状和黄疸,免疫性完整的患者一般有症状和黄疸,成年人约 2/3 发生黄疸。表现为慢性携带状态、发展为慢性肝炎、肝硬化和最后发生原发性肝癌的可能性与发生感染的年龄和急性病变的表现有关。感染年龄轻者发生携带状态的概率高,急性病变一般能恢复,将病毒清除,临床预后良好;无急性或明显病变过程者常常转化为慢性肝病。

3.丙肝

输血后传播的丙型肝炎约占该病的 95% 以上,当然也有其他途径的感染。我国丙肝的发病率各地报告不一,一般是比较低的。中国疾病预防控制中心(CDC)的研究证明其流行病学模式是易变的,应从切断传播途径入手防治本病。母婴垂直传播也是丙肝病毒传播的主要途径之一,注意孕期防护是重要措施。潜伏期平均 8 周,本病临床症状一般轻微,或仅有轻度乏力等感觉,急性病例黄疸发生率低于 30%。血清转氨酶水平呈波动型为特征,终止疾病过程很困难,极易形成慢性化,约 50% 经肝活检病例呈先天性肾上腺皮质增生症(CAH)特征,20%～25% 发生肝硬化。若与乙肝病毒等重叠感染,则症状加剧。慢性丙肝病毒感染与原发性肝细胞癌(HCG)密切相关。

4.丁型肝炎

HDV 感染有明显的地理变化性。高危人群与乙肝类似,国内学者报道 HDV 可能有母婴垂直传播。HBV/HDV 同时感染可能有两种途径,一是与典型急性乙肝不易识别型,二是疾病双相性。第一个高峰表现 HBV 感染,第二个高峰表现 HDV 感染。重叠感染时极易发生急性重型肝炎,死亡率高;发生慢性肝病者也很常见。

5.戊肝

HEV 的传播类似于 HAV,多发生于卫生条件差的地区,经粪-口途径感染,急性发病消除病毒后不形成慢性化。与 HAV 不同的是,HEV 在妊娠晚期感染者有较长的潜伏期和较高的发病率。

6.庚肝

一般认为较乙型或丙型肝炎轻,多为亚临床无黄疸型,仅见单项丙氨酸转氨酶(ALT)升高,长期持续不降或反复波动。以 PCR 法来评价病毒血症的变化,发现至少有 5 种 HGV 的阳性模式:①一过性病毒血症,病毒很快被机体免疫反应所清除,临床上呈急性肝炎或亚临床过程;②连续 9 年的血清中均含有中到高滴度的 HGV,且病毒的滴度并不随着时间而波动;③病毒持续存在,但始终处于低滴度状态;④间歇性病毒血症;⑤偶尔发现病毒血症,病毒滴度波动甚大,表明病毒可在机体内持续存在,易演变为慢性持续感染状态,临床上表现为慢性肝炎或无症状病毒携带者。

三、病毒性肝炎与妊娠

(一)病毒性肝炎对妊娠的影响

各型病毒性肝炎在孕妇和非孕妇人群的表现并无差异。无论哪种病毒感染导致肝炎发作,尤其妊娠达 3 个月时会引发急性重型肝炎。乙肝、丙肝和丁肝患者在妊娠期间均会随着妊娠发展而肝脏负担加重,使病情有所进展。营养不良状态和不适当的产科护理也是预后不良的因素。相反,戊肝是孕妇的一种严重疾病,发病率在发展中国家高达 17.3%,究竟这是病毒本身的影响,还是流行地区营养状态的影响仍需弄清。

(二)病毒性肝炎对胎儿及新生儿的影响

许多研究发现,妊娠晚期发生病毒性肝炎的患者,胎儿死亡率、早产率或流产率明显增高。母亲患病毒性肝炎可以传染给新生儿,尤其母亲血清 HBsAg、HBeAg、HBV DNA 和抗-HBc 阳性者更易发生垂直传播。孕妇是患急性或慢性肝炎、疾病过程发生于妊娠的哪一期、母亲的带毒状态和她的种族与地理环境等因素可能决定产科期间乙肝传播的程度和比率。如果乙肝病毒感染发生于妊娠晚期,病毒很可能会从母亲传染给婴儿;如果急性感染发生于妊娠早期或中期,则较少导致婴儿感染。无症状携带者传播给婴儿的概率随地理位置而变化,如美国和大多数西方国家较低(5%~20%),亚洲国家则较高(30%~70%)。母亲 HBeAg 阳性者 80% 可传染给其后代,如果抗-HBe 阳性,则母婴传播概率约为 25%。

HBV 从母亲传染给婴儿主要取决于出生时,分娩期间婴儿与母血直接接触,新生儿常遭受损伤或磨损、吞咽血液和羊水,目前研究发现血液、羊水和乳汁中均含有 HBsAg 的可能性。但单纯 HBsAg 阳性母亲母乳喂养和非母乳喂养婴儿之间感染率无明显差异,故应提倡母乳喂养。携带者母亲所生婴儿的脐血中已鉴定出抗-HBc 和 Dans 颗粒,并认为这种所见是由于抗病毒免疫的转化过程,其后抗-HBc 迅速消失。是否乙肝病毒能通过胎盘传播尚有争议,但近年来的研究认为宫内感染很有可能,尤其是母亲有病毒复制指标者,新生儿出生后即可检出病毒感染标志,虽经积极围生期防御措施,跟踪观察婴儿仍呈携带病毒状态。新生儿感染最常见的结局是持续性病毒血症,伴有或无血清转氨酶轻度升高,并有从慢性迁延性肝炎到肝硬化的慢性肝病组织学证据。偶有新生儿发生急性重型肝炎,甚至有报告同一母亲所生婴儿连续发生类似疾病者。目前认为剖宫产并不能预防乙肝病毒对婴儿的传播。

产科传播甲肝的资料很少见,大概由于甲肝病毒血症期短,除非分娩发生于甲肝潜伏期,当婴儿能接触母亲感染性血液或大便时才会导致甲肝。

丙肝病毒可以发生垂直传播,国外资料报告母亲抗-HCV 阳性者其所生婴儿的 HCVRNA(PCR)阳性率较高,但国内学者报告抗-HCV 阳性母亲传染给婴儿的概率极低,我们的研究结果也发现丙肝在孕妇的感染率很低。国内有学者研究发现,5 例血清抗-HCV 和 HCV-RNA 同时阳性的孕妇所生婴儿中,2 例脐血中同时检出抗-HCV 和 HCV-RNA,且肝功能异常,母婴宫内传播率为 2/5。1 例出生时 HCV-RNA 阴性,到 24 个月时 HCV-RNA 转为阳性;母亲 HCV-RNA 阴性所生婴儿 HCV-RNA 皆阴性,显示 HCV 母婴传播与孕妇 HCV-RNA 是否阳性相关,当母亲 HCV-RNA 阳性时容易发生母婴传播。婴儿感染 HCV 后,可出现暂时性病毒血症、间歇性病毒血症或持续性病毒血症,表现为急性或慢性丙型肝炎。

产科感染丁肝资料有限。新生儿丁肝感染仅当 HDV 和 HBV 引起感染时才发生;但 HBV 携带者重叠感染 HDV 一般是抗-HBe 阳性,故远远小于新生儿感染 HBV 的发生率。国内有人认为 HDAg 阳性孕妇所生新生儿血液中亦存在该抗原,说明 HDV 通过垂直传播方式感染是可能的。其传播时机可能在怀孕期通过胎盘,也可在分娩过程胎盘早剥、母婴血混合时发生。

妊娠妇女感染戊肝者容易发生急性重型肝炎,死亡率高达 2%,是否有病毒携带状态、母婴垂直传播和其他临床结局,目前并不清楚。

四、治疗

治疗原则:原则上与非孕期病毒性肝炎相同。以休息、营养为主,"保肝"药物为辅,避免加重因素(如饮酒、过度劳累、使用损害肝的药物及精神刺激等)。

1.一般处理

肝炎急性期应卧床休息,饮食宜清淡,必要时静脉输液,以保证液体和热量的补充;注意纠正水和电解质的紊乱,维持酸碱平衡;禁用对肝功能有害的药物,如氯丙嗪、巴比妥类等。

2.妊娠合并甲型肝炎

目前对甲肝尚无特效药,一般多采取下列综合措施。

(1)休息、保肝支持疗法:常用茵陈冲剂、垂盆草冲剂以及维生素 C 和复合维生素 B,或静脉滴注葡萄糖液等。

(2)由于甲肝病毒不通过胎盘屏障,不传给胎儿,故不必进行人工流产或中期妊娠引产。由于肝功能受损可影响母体代谢、产生缺氧等,以致较易发生早产,所以在孕晚期必须加强胎动计数等自我监护。有早产先兆者需及早住院治疗。

(3)关于哺乳:分娩后甲肝已痊愈者可以哺乳,如在急性期则应禁止哺乳,不仅可防止母婴垂直传播,而且有利于母体的康复。

3.妊娠合并乙型肝炎

(1)一般治疗:在肝炎急性期隔离和卧床休息,清淡及低脂肪饮食,每日应供给足够热能,如消化道症状较剧,则给予葡萄糖液静脉滴注。

(2)保肝药物的应用:给予大量维生素 C、维生素 K_1 及维生素 B_1、维生素 B_6、维生素 B_{12} 等。如有贫血或低蛋白血症者,可予适量输鲜血、人体清蛋白或血浆。

(3)抗病毒治疗:可选用抗乙肝免疫核糖核酸,妊娠期禁用干扰素治疗。

(4)中草药治疗:以清热利湿为主,常用茵陈汤加减。对退黄疸、改善肝功能和临床症状有益。成药有联苯双酯、垂盆草冲剂、黄疸茵陈冲剂、香菇多糖等。

4.产科处理

(1)妊娠早期:如 HBsAg 滴定度高且 HBeAg 阳性伴有临床表现者应在积极治疗情况下,可行人工流产术。妊娠中晚期的患者当以保肝治疗而不宜贸然行引产术,以免由于引产而引起不良后果。

(2)分娩与产褥期:必须注意以下 3 个方面,防止出血、防止感染、密切注意临床症状及肝功能检测结果,以防止病情发展。产后应常规留脐血检测肝功能和肝炎血清学指标。

5.新生儿的处理

近年来主张对 HBsAg 阳性孕妇所产的婴儿,需在出生后 24 小时内、出生后 1 个月及 6 个月各皮内注射乙肝疫苗 $30\mu g$,一般可阻断 90% 的母婴传播率。如有条件可于出生后再肌内注射一支人类 HBs 免疫球蛋白(HBIG)则更有利于防止母婴垂直传播。婴儿出生后,应立即隔离护理 4 周。因产妇母乳内多半含有肝炎病毒,不宜哺乳。产后回奶,不宜服用雌激素,以免损害肝功能。

第四节 妊娠合并贫血

一、妊娠合并缺铁性贫血

贫血是妊娠期常见的合并症。世界卫生组织(WHO)标准为,孕妇外周血血红蛋白≤110g/L 及血细胞比容<0.33 为妊娠期贫血。最近 WHO 资料表明,50% 以上孕妇合并贫血,缺铁性贫血是妊娠期最常见的贫血,占妊娠期贫血的 95%。由于胎儿生长发育及妊娠期血容量增加,对铁的需要量增加,尤其在后半期,孕妇对铁摄取不足或吸收不良都可引起贫血。

(一)合成血红蛋白的主要原料

红细胞的主要功能是输送 O_2 和 CO_2,依靠其内的血红蛋白(Hb)来完成。但合成大量血红蛋白,除骨髓等造血器官组织的功能必须正常,且有促红细胞生成素存在大名鼎鼎,还需提供足量的原料——蛋白质和铁。

1.蛋白质

血红蛋白是一种结合蛋白质,它由血红素与珠蛋白组成。珠蛋白的生物合成过程与一般蛋白质相似。就蛋白质来讲,日常膳食里所含蛋白质,已足够供应机体造血的需要。但对于贫血患者,就应注意蛋白质的补充。食物中以肝、肾、瘦肉等含有较多的需氨基酸,是合成血红蛋白必要的蛋白质原料。

2.铁

铁与原卟啉结合形成血红蛋白,另外还可与各种不同蛋白结合,形成肌红蛋白和很多重要的酶类,如控制氧化的酶类——过氧化物酶、过氧化氢酶、细胞色素等氧化酶。在三羧酸循环中,有半数以上的酶,需铁的参与才能发挥生化作用。最近证明能量的释放与细胞线粒体聚集,均与铁的含量有关。

(1)铁的分布:血红蛋白含铁 $1\sim3g$,约占总铁量的 66.5%;储存铁 $600\sim1600mg$,约占总铁量的 33%,主要存在于肝、脾、骨髓及小肠上皮细胞内;组织铁 $100\sim300mg$,约占总铁量的 3%~4%,主要存在于肌红蛋白内。

(2)铁的来源:正常人并不缺铁,因为红细胞的生存期限平均为 120 天,每天有 1/120 的红细胞被破坏(主要在脾脏)。血红蛋白分解为蛋白、铁与胆色素,其释放的铁,一部分以铁蛋白或含铁血黄素的形式保留于单核吞噬细胞系统内,以供再利用;另一部分则直接供应骨髓,合成新红细胞的血红蛋白。

(3)铁的吸收:通常摄取食物中可含有一定量的铁,每日约为 $10\sim15mg$,但能被吸收的仅占 5%~10%。因此每日从食物中吸收的铁仅有 $1\sim1.5mg$。食物中所含的铁,主要为有机物中的三价铁(Fe^{3+})化合物,需通过胃液的消化,将其还原成二价铁(Fe^{2+})才能从小肠上段(主要是十二指肠)吸收入血。在铁的吸收过程中,一些还原物质,如维生素 C 和琥珀酸等,有助于铁的吸收;而另一些物质,如植酸盐和草酸盐等,可以和铁形成不溶解的羟化高铁,阻碍了机体对铁的吸收,四环素及碱性药物也可干扰铁的吸收。各类食物中含有大量植酸盐,所以植物性食物的铁较难被小肠吸收,而动物性食物中的铁则较易被吸收,其余大量未被吸收的铁都混在食物渣滓中随粪便排出体外。

(4)铁的输送:小肠对铁的吸收量,常随机体缺铁的程度的加重而增加。当二价铁离子从肠腔进入小肠黏膜上皮细胞以后,即在此再被转化为三价铁离子。一部分高铁离子与细胞中含有的去铁蛋白结合成为铁蛋白而储存下来;另一部分高铁离子进入血液,与血浆中 β-球蛋白结合,成为运铁蛋白,作为组织间转运的运输工具,可把铁运进骨髓,供幼红细胞合成新的血红蛋白之用;也可把铁转运给肝、脾、骨髓的单核吞噬细胞。

(5)铁的储存:铁主要以铁蛋白形式储存,还可以含铁血黄素(铁蛋白小颗粒,再加上脂质、多糖类、蛋白质、铜、钙等物质组成)储存起来。约有 $600\sim1600mg$ 铁以铁蛋白及含铁血黄素形式储存于肝、脾、骨髓、肠黏膜、肌肉等处。当机体铁需要量增加或丧失过多时,可由储存铁补充之。首先以铁蛋白补充,因含铁血黄素铁不如铁蛋白铁容易被利用。

（6）铁的排泄：正常人铁的排泄甚微。每日排泄总量约为 0.5～1.5mg。主要由胆汁和脱落的肠道黏膜上皮细胞通过粪便排出，也可见于乳汁、尿、剥脱的表皮、毛发及指甲。

（二）缺铁性贫血的病理生理

在正常情况下，微量铁的排泄量和代偿的摄取量保持着一定的平衡。然而妇女由于月经的损失，平时易有缺铁。妊娠后，随着胎儿的发育，胎盘与脐带的生长，需要的铁量亦增加。据 WHO 调查，在妊娠的前半期，铁的需要量并不多（0.77mg/d），140 天的总量为 110mg。在妊娠后半期，需铁 7mg/d，总量为 980mg。即使吸收率最高（20%），从饮食中摄取这样多的铁也是不可能的，必须动用贮备铁。若贮备充足，很容易再达到平衡；若贮备不足，则易发生缺铁性贫血。

缺铁性贫血的病理基础和一般贫血一样，是血液摄氧能力降低，它可使机体各器官、各组织出现不同程度的缺氧。当机体处于平静状态时，由于能量消耗较少，对氧的需要也较少，即使贫血较重（例如血红蛋白浓度减至正常平均值的一半）也可不出现明显的症状；但当机体从事强体力劳动或运动时，由于能量消耗增加，氧的需要量就要成倍地增加，机体即得通过增加肺的通气量和心排血量进行代偿，于是会出现呼吸急促，心动过速、过强等症状。缺氧严重时，由于大脑供氧不足，会有头晕、目眩、耳鸣、四肢软弱无力等表现，内脏活动也发生障碍，甚至导致心力衰竭。

（三）缺铁性贫血的临床表现

1.有引起缺铁性贫血的原发病史和并发症的表现

缺铁性贫血可因许多慢性病引起，例如慢性胃炎、胃酸缺乏、慢性肝病、慢性失血（肠钩虫病）等。缺铁时，肝的生长发育减慢，肝内 DNA 合成受抑制，无机盐代谢紊乱，导致滞留铅，增加镁、钴的吸收；血内维生素 C 含量减少。患者免疫力降低，易受感染等。

2.贫血本身的表现

初期仅组织贮备的铁蛋白及含铁血黄素减少，但红细胞数量、血红蛋白含量及血清铁均维持在正常范围内。细胞内含铁酶类亦不减少，故无任何贫血的临床表现，称为隐性缺铁阶段。当消耗贮存铁后，血清铁开始下降，红细胞数与血红蛋白量亦减少后，骨髓幼红细胞可利用的铁减少，则呈正细胞性贫血，可有轻度贫血表现，称早期缺铁性贫血。当骨髓幼红细胞可利用铁完全缺乏，各种细胞内含铁酶类亦渐缺乏，骨髓中红细胞系呈代偿性增生，出现细胞低色素性贫血。血清铁显著下降，则出现明显的贫血表现，例如头昏、头痛、乏力、倦怠、耳鸣、眼花、记忆减退甚或活动后。心悸气短、水肿，严重者可发生充血性心衰，即为重度缺铁性贫血。

3.细胞含铁酶类减少，引起细胞功能改变的临床表现

①如果胃黏膜功能低下，胃酸分泌则减少，或呈萎缩性胃炎，使铁质吸收困难，而贫血进一步加重；②如果皮肤上皮细胞功能降低，同时伴有胱氨酸缺乏，则出现指（趾）甲扁平、不光泽、脆薄易裂及反甲等。皮肤干燥、皱褶、萎缩，头发蓬松、干燥少泽、易脱落。还有人可有异食癖，喜食生米、泥土、煤渣等。给铁剂后，症状好转或消失。

（四）实验室检查

1.血常规

呈小细胞低色素性贫血。平均红细胞体积（MCV）低于80fl,平均红细胞血红蛋白量（MCH）小于27pg,平均红细胞血红蛋白浓度（MCHC）小于32％。血片中可见红细胞体积小,中央淡染区扩大。网织红细胞计数多正常或轻度增高。白细胞和血小板计数可正常或减低。

2.骨髓象

红系造血呈轻度或中度活跃,以中晚幼红细胞增生为主,骨髓铁染色可见细胞内外铁均减少,尤以细胞外铁减少明显。

3.铁代谢

血清铁低于8.95μmol/L,总铁结合力升高,大于64.44μmol/L;运铁蛋白饱和度降低,小于15％,可溶性运铁蛋白受体（sTfR）浓度超过8mg/L。血清铁蛋白低于12μg/L。骨髓涂片用亚铁氰化钾（普鲁士蓝反应）染色后,在骨髓小粒中无深蓝色的含铁血黄素颗粒;在幼红细胞内铁小粒减少或消失,铁粒幼红细胞少于15％。

4.红细胞内卟啉代谢

红细胞游离原卟啉（FEP）＞0.9mmol/L（全血）,锌原卟啉（ZPP）＞0.9μmol/L（全血）。

（五）诊断与鉴别诊断

根据以上临床表现与实验室检查,以及患者对补充铁剂效果好等即可诊断,但需进一步追查缺铁原因,并与下列疾病鉴别。

1.慢性感染性贫血

多为正色素性小细胞性贫血,血清铁及总铁结合力均降低,但骨髓铁增多,骨髓幼红细胞常有中毒性改变。

2.铁粒幼细胞性贫血

由于血红素在幼红细胞线粒体内的合成发生障碍,引起铁利用障碍,而致贫血。血片上有的红细胞为正色素性,有的为低色素性。血清铁升高,总铁结合力下降,铁饱和度增高,骨髓内细胞外铁增加,出现环形铁粒幼细胞。

3.地中海贫血

有家族史,脾大,血片上见较多靶细胞以及血清及骨髓铁均增多,血红蛋白电泳异常。

（六）妊娠与分娩对缺铁性贫血的影响

妊娠期体内贮铁的代谢变化较少。在妊娠的前半期,胎儿发育慢,需铁量少,一般食物中的铁已足够需要,不需动用孕妇的贮备铁。但在妊娠的后半期,胎儿迅速发育,胎儿的红细胞及血红蛋白量亦增加,特别是妊娠足月时,胎儿需铁量大增,可至275mg（孕妇的血浆需铁500mg）。若饮食中铁的补充不足,势必动用贮备铁。如果从饮食中可摄取17mg铁,则需用贮备铁258mg。实际上从饮食中是很难摄取17mg铁的。那么,需用的贮备铁则大大增加。同时分娩时的失血（有人统计,平均约失铁175mg）及胎盘血量含铁150mg,总共丧失铁325mg,使原无缺铁性贫血的孕妇发生了缺铁性贫血,而原有缺铁性贫血者的病情则加重。

（七）缺铁性贫血对孕妇及胎儿的影响

缺铁性贫血对孕妇及胎儿的影响与其他血红蛋白量低、携氧量少的贫血大致相同。

1.贫血对孕妇的影响

（1）影响孕妇最大者，为贫血所致的循环系统的改变，严重时可引起心力衰竭。当血红蛋白下降时，为了代偿组织的缺氧，血浆容量、心排血量及血液迅速均增加，周围阻力下降，血红蛋白氧分离曲线向右移。当血红蛋白下降至机体不能继续代偿时，则要求更大的心排血量，而出现心力衰竭。若孕妇除贫血外，无其他并发症，一般在血红蛋白下降至 $40\sim50g/L$ 时始发生心力衰竭。如果并发感染、妊娠高血压综合征，以及分娩负担，则血红蛋白虽在 $40\sim50g/L$ 以上，亦可发生心力衰竭。若同时伴有任何原因的出血，极易导致休克，甚至死亡在全血减少，血小板 $<5.0\times10^9/L$，血细胞比容 $<12\%$ 时，发生流产或分娩者很少能存活。当即死亡的原因是出血、感染与低钾血症。如果并发先兆子痫、子痫或静脉血栓形成，其预后将更差。

（2）贫血孕妇不能耐受出血。失血可影响贫血孕妇的组织氧化过程。如遇有出血，贫血孕妇比一般孕妇易发生休克。因贫血出血致死亡者占孕产妇死亡的 $20\%\sim30\%$。

（3）贫血孕妇的妊娠高血压综合征发生率较非贫血者高出两倍。

（4）贫血与感染的关系：贫血使孕妇免疫力降低，将增加产褥感染率。近年来认为伴有严重蛋白质缺乏者，其抗体形成与巨噬细胞的活力均减低，是其免疫力下降的原因之一。其次，贫血者的组织灌注不足与缺氧，亦可降低抗御细菌入侵的能力。故严重贫血者，手术无菌切口亦易感染。

（5）贫血者对产时与手术时的失血与麻醉的耐受性亦较差。

2.贫血对胎儿的影响

（1）胎儿宫内发育迟缓、早产、血或尿雌三醇（E_3）低值、围生儿死亡率增高。胎儿宫内死亡率增多 6 倍，50% 由于缺氧死亡。

（2）临产时，胎儿窘迫率可高达 36.5%。羊水氧张力下降，故妊娠期贫血者，胎儿在宫内窘迫的基础上，在出生时发生新生儿窒息也增多，有时甚至发生死产。胎盘为了代偿宫内的贫血缺氧而有组织增生，重量明显增加，故巨大胎盘率亦增高。

（八）治疗

原则是补充铁剂和去除导致缺铁性贫血的原因。对有特殊病因者，应同时针对原因治疗。例如因肠钩虫病引起的贫血者，应同时驱虫；因疟疾引起的贫血，亦应抗疟治疗。但应用的药物应注意选用对胎儿影响较小者。

一般性治疗包括增加营养和食用含铁丰富的饮食，对胃肠道功能紊乱和消化不良给予对症处理等。在产前检查时，每个孕妇必须检测血常规，尤其在妊娠的后期应重复检查。妊娠 4 个月起应常规补充铁剂，每日口服硫酸亚铁 0.3g，直至妊娠足月。

1.补充铁剂

首选口服铁剂，如硫酸亚铁 0.3g，每日 3 次；或右旋糖酐铁 50mg，每日 $2\sim3$ 次。餐后服用胃肠道反应小且易耐受。应注意，进食谷类、乳类和茶等会抑制铁剂的吸收，鱼、肉类、维生素 C 可加强铁剂的吸收。口服铁剂有效的表现先是外周血网织红细胞增多，高峰在开始服药后

5～10天,2周后血红蛋白浓度上升,一般2个月左右恢复正常。铁剂治疗应在血红蛋白恢复正常后至少持续4～6个月,待铁蛋白正常后停药。若口服铁剂不能耐受或吸收障碍,可用右旋糖酐铁肌内注射,每次50mg,每日或隔日1次,缓慢注射,注意过敏反应。注射用铁的总需量(mg)=(需达到的血红蛋白浓度-患者的血红蛋白浓度)×0.33×患者体重(kg)。

　　服用硫酸亚铁时,需注意以下几点:①先从小剂量开始,由于孕中、后期,铁的吸收率增加,可持续用小剂量(0.1～0.2g/d)分两次服,即可满足预防与治疗需要;②饭后服用,同时服胃蛋白酶合剂,以减少反应;③同时服用维生素C 100mg,每日3次,或用胃蛋白酶合剂,可促进铁的吸收;④服药前后1小时禁喝茶;⑤如有胃溃疡,并用抗酸药时,须与铁剂交错时间服;⑥应向患者说明服某些铁剂后,将出现黑便;⑦治疗3个月,血红蛋白仍低,应考虑是否误诊、服用错误,或有其他出血与合并症;⑧胃肠反应重不能耐受,或贫血严重者,可改用右旋糖酐铁或山梨醇铁注射用铁剂。维铁缓释片(福乃得)是一种含多种促进铁吸收剂的铁剂,临床应用不良反应少,效果较可靠。

　　2.中医中药

　　中医辨证的汤剂,用于急性失血所致的缺铁性贫血,效果迅速,对改善症状提升血红蛋白与红细胞数均很好。中药补血丸对一般缺铁性贫血的疗效亦快而好。

　　3.输血

　　当血红蛋白<60g/L时,接近预产期或短期内需行剖宫产术者,应少量多次输血,以避免加重心脏负担诱发急性左心衰竭。有条件者输浓缩红细胞。

　　4.产时及产后的处理

　　中、重度贫血产妇临产后应配血备用。酌情给维生素K₁、肾上腺色素、维生素C等。严密监护产程,防止产程过长,可阴道助产缩短第二产程,但应避免产伤的发生。积极预防产后出血,当胎儿前肩娩出后,肌内注射或静脉注射缩宫素10U或麦角新碱0.2mg,或当胎儿娩出后肛门置入卡前列甲酯栓1mg。出血多时应及时输血。产程中严格无菌操作,产后应用广谱抗生素预防感染。

二、妊娠合并巨幼细胞贫血

　　巨幼细胞贫血主要是由于叶酸和(或)维生素B_{12}缺乏引起细胞核DNA合成障碍所致的贫血。其特点是骨髓呈现典型的"巨幼变"。由于骨髓红细胞、粒细胞和巨核细胞三系细胞及上皮细胞均可受累,故巨幼细胞贫血严重时,可表现为全血细胞减少。维生素B_{12}缺乏还可出现神经系统和精神方面异常。妊娠合并巨幼细胞贫血,临床上以叶酸缺乏所致较多见,我国以山西、陕西、河南、山东多发,发病率国内约0.7%。欧美以维生素B_{12}缺乏及体内产生内因子抗体所致的恶性贫血较多见。

(一)疾病与妊娠的相互作用

　　1.叶酸缺乏

　　正常成年妇女日需叶酸50～100μg,而孕妇日需量为300～400μg,多胎孕妇日需量增大。然而孕早期多数妇女出现妊娠反应,偏食、厌食或不能进食,致使叶酸摄取量明显减少。孕妇胃酸分泌减少,肠蠕动减弱亦影响叶酸吸收。孕期肾血流量增加,叶酸在肾内廓清加速,肾小管再吸收减少,叶酸在尿中排泄增加。总之,孕期叶酸代谢的特点是摄入少、吸收差、排泄快、需求多,因而易导致缺乏。

2.维生素 B_{12} 缺乏

孕期胃壁黏膜细胞分泌的内因子减少,导致维生素 B_{12} 吸收障碍,加之胎儿的大量需要,可使维生素 B_{12} 缺乏。

(二)疾病特点

1.诊断要点

(1)巨幼细胞贫血多数起病缓慢但也有急性发作者。常见有疲乏、无力、困倦、头晕、耳鸣、目眩、心悸、气短,少数伴水肿、低热。①胃肠道症状:食欲缺乏、恶心、呕吐、腹胀、腹泻。舌质红,舌乳头萎缩,舌面光滑称镜面舌。②神经系统:由于脊髓后束联合变性或脑神经受损,表现为手足对称性麻木、精神异常、无欲、抑郁、有时神经系统症状在贫血前即出现。③其他症状:皮肤干燥,毛发干枯,伤口愈合慢,视网膜出血等。尿浓缩功能减退,夜尿增多,轻度蛋白尿等。

(2)检查发现皮肤黏膜、甲床、结膜苍白、心率快、心尖部有吹风样杂音、深感觉障碍、共济失调、部分腱反射消失及锥体束征阳性。

(3)辅助检查①血常规:属大细胞性贫血,红细胞平均体积(MCV)>100fl,可呈现全血细胞减少,红细胞大小不等,以大卵圆形红细胞为主;中性粒细胞分叶过多,有 6 叶或更多;网织红细胞数正常或轻度增多。②骨髓象:骨髓增生活跃,以红细胞系为主,各系均可见巨幼变,细胞体积大,核发育明显落后胞质;巨核细胞减少。③生化检查:血清胆红素可稍高;血清叶酸<6.8nmol/L(3ng/mL);维生素 B_{12}<74pmol/L(100pg/mL);红细胞叶酸<227nmol/L(100ng/mL),血清铁及转铁蛋白饱和度正常或高于正常。

2.常见并发症

贫血性心脏病、妊高征、胎盘早期剥离、急产、胎儿宫内窘迫、胎儿宫内生长受限、死胎等。

3.鉴别诊断要点

本病需与再生障碍性贫血、红白细胞、骨髓异常增生综合征等相鉴别。

(三)治疗

(1)加强孕期营养指导:纠正偏食,多进食新鲜蔬菜、水果,动物肝、肾组织,肉类,蛋类,奶类食品。改变不良烹调习惯,在加热过程中尽可能保存维生素活性。

(2)补充叶酸:妊娠后半期,服叶酸 5～10mg,3/d,有胃肠反应者可肌内注射四氢叶酸钙5～10mg,1/d 至红细胞恢复正常。

(3)若有维生素 B_{12} 缺乏,单用叶酸可使神经系统症状加重,应每日肌内注射维生素 B_{12}100μg,2 周后改为每周 2 次。

三、妊娠合并再生障碍性贫血

妊娠合并再生障碍性贫血(简称再障)是孕期很少见的并发症,发生率为 0.029％～

0.080%。本病是以贫血为主,同时伴有血小板减少、白细胞减少和骨髓细胞增生明显低下。临床以贫血、出血、感染为主要表现。孕产妇多死于出血或败血症。妊娠合并再障还易引发妊高征,孕妇较易发生心力衰竭和胎盘早剥。孕妇贫血可引起胎儿宫内生长受限和宫内死胎等并发症,是一个严重的妊娠并发症。

(一)疾病与妊娠的相互作用

(1)妊娠期再生障碍性贫血(PAAA),是指患者既往无贫血病史,仅在妊娠期发生的再生障碍性贫血,是一种罕见而又严重的疾病。患者表现为妊娠期的血象减少和骨髓增生低下,而妊娠前和妊娠终止后血象正常。只有再次妊娠时再复发。本病是一种免疫疾病,又称妊娠特发性再生障碍性贫血。

(2)再生障碍性贫血合并妊娠,妊娠和再障同时发生是偶然事件,该孕妇可能孕前已患再障,只不过孕期表现明显而被发现,两者间没有因果关系。

(3)孕产妇多死于出血或败血症。

(4)妊娠合并再障还易引发妊高征,孕妇较易发生心力衰竭和胎盘早剥。

(5)孕妇贫血可引起胎儿宫内生长受限和宫内死胎等并发症。

(二)疾病特点

1.诊断要点

(1)PAAA 的诊断:①既往无贫血史、无不良环境和有害物质接触史,仅在妊娠期出现的再障。表现为妊娠期的血象减低和骨髓增生低下,而妊娠前及妊娠终止后的血象是正常的。②临床上主要表现为不明原因的、进行性加重的、不易治愈的贫血,可在孕期的各阶段发病。随着贫血的加重,患者会出现牙龈出血、鼻出血、皮下出血点及紫癜等,严重者感全身乏力、头晕、头痛和反复感染。③外周末梢血检查呈现全血细胞减少,主要特点是血小板的减少最为明显。但确诊必须有赖于骨髓穿刺涂片检查。

(2)再障合并妊娠的诊断:①贫血是再障的主要症状。常伴有血小板减少,但一般无脾大。②出血症状。皮下出血点、牙龈出血、消化道或泌尿道的出血(血便或血尿),产后出血发生率高。③感染症状。发热、牙龈炎、产褥感染、乳腺炎、臀部感染等。根据起病急缓,血象降低的程度和骨髓象,可将再障分为急性再障(重型再障Ⅰ型)、慢性再障和重型再障Ⅱ型。

急性再障(重型Ⅰ型):①发病急,贫血进行性剧烈下降,常伴有严重感染和内脏出血。②除血红蛋白下降较快外,应具备以下三项中的两项:网织红细胞<0.01,绝对值<15×10^9/L。白细胞明显减少,中性粒细胞绝对值<0.5×10^9/L。血小板<20×10^9/L。③骨髓象:多部位增生降低,三系造血细胞明显减少,非造血细胞增多,如增生活跃,应有淋巴细胞增多。骨髓小粒非造血细胞及脂肪细胞增多。

慢性再障:①发病缓慢,贫血、感染和出血病情较轻。②血象:血红蛋白、白细胞和血小板数值均较急性再障为高。③骨髓象:三系或两系减少,至少1个部位增生不良,如增生良好,红系中应有晚幼红比例增加,巨核细胞明显减少。骨髓小粒非造血细胞及脂肪细胞增多。

重型再障Ⅱ型:当慢性再障病程中病情恶化,临床表现、血象及骨髓象同急性再障时,诊为此型。结合临床症状,通过实验室检查,尤其是经过骨髓穿刺骨髓象的检查,必要时骨髓多点活检。

2.鉴别诊断要点

本病需与巨幼红细胞性贫血、急性白血病、阵发性睡眠性血红蛋白尿和骨髓增生异常综合征的难治性贫血等相鉴别。

(三)治疗

对合并再障孕妇的治疗,主要包括支持疗法、免疫抑制疗法、骨髓和造血干细胞移植以及抗感染治疗。

1.支持疗法

根据孕妇血细胞降低的程度,采取输全血或成分输血。患者的血红蛋白<60g/L,对母儿会产生严重影响,此时应采用少量、多次输红细胞悬液或全血,使临产前血红蛋白达到 80g/L,增加对产后出血的耐受力。对于严重感染患者,在使用抗生素的同时,可输入粒细胞成分血,增加机体抗感染能力,粒细胞最好在采血后 6 小时内输入。如孕妇血小板<20×10⁹/L,应在临产前或术前输血小板成分血,使血小板至少达到 50×10^9/L 以防止产时和产后大出血。

2.免疫抑制疗法

该疗法主要适用于未找到合适的骨髓移植供体的患者,应用的药物包括抗胸腺细胞球蛋白、环孢素 A、甲泼尼龙等。

3.骨髓移植和造血干细胞移植治疗

骨髓移植是在免疫抑制疗法几个月后才实施。目前有骨髓移植后患者成功妊娠的报道。造血干细胞移植已有治疗再障成功的报道,目前还缺乏孕期的治疗资料。

4.妊娠不同时期的治疗

(1)妊娠早期:重型再障患者应考虑终止妊娠,并在人工流产前应对各种并发症有所准备。不依赖输血而血红蛋白水平能经常维持在 70g/L 以上者,如患者坚持,可考虑继续妊娠,仅采取单纯支持和对症治疗,妊娠结束后若无自发缓解,即立即开始正规治疗。

(2)妊娠中期:此期治疗最为棘手。文献报道,若此时终止妊娠,并不能减少再障病死率,主要是由于中期引产出血、感染机会远较自然分娩为多。此阶段支持治疗是主要选择。通过输血使血红蛋白水平维持在 80g/L 以上,避免对胎儿生长发育产生严重影响。单纯支持治疗难以维持者可考虑抗胸腺细胞球蛋白或抗淋巴细胞球蛋白(ATG/ALG)合并甲泼尼龙的免疫抑制治疗,尤其是治疗前免疫球蛋白水平较高或既往的再障加重者。有些学者主张加用胎肝细胞输注,可有部分疗效,减少对输血的依赖。加用环孢素(新山地明)应谨慎,一般作为二线药物或终止妊娠后的用药。

(3)妊娠晚期:此时主要以支持为主,严格定期随访血象,一旦胎儿成熟情况允许,应予以终止妊娠。剖宫产应较自然分娩更为理想。出血明显时,应同时切除子宫。自然分娩者应缩短第 2 产程,避免过度用力导致重要脏器出血;胎头娩出后可适当加用缩宫素。产后观察期不宜过长,一般 2 个月以后无自发缓解者应给予包括骨髓移植在内的各种积极治疗。

参考文献

[1]郎景和.妇产科学新进展[M].北京:中华医学电子音像出版社,2020.

[2]马丁.妇产科疾病诊疗指南(第3版)[M].北京:科学出版社,2020.

[3]邢幸,孔北华,段涛.妇产科学(第9版)[M].北京:人民卫生出版社,2019.

[4]徐大宝,冯力民.宫腔镜手术技巧及并发症防治[M].北京:人民卫生出版社,2019.

[5]姜梅.妇产科疾病护理常规[M].北京:科学出版社,2019.

[6]王芬,于蕾,陈芬.妇产科护理[M].武汉:华中科技大学出版社,2019.

[7]蒋莉,蔡晓红.妇产科护理学[M].北京:中国医药科技出版社,2019.

[8]刘兴会,漆洪波.难产[M].北京:人民卫生出版社,2018.

[9]李光仪.实用妇科腹腔镜手术学[M].北京:人民卫生出版社,2018.

[10]夏恩兰.宫腔镜手术操作及精选实例[M].沈阳:辽宁科学技术出版社,2018.

[11]严滨.妇产科急危重症[M].北京:中国协和医科大学出版社,2018.

[12]徐丛剑,华克勤.实用妇产科学(第4版)[M].北京:人民卫生出版社,2018.

[13]贾晓玲,宋立峰,林森森.妇产科疾病临床诊疗技术[M].北京:中国医药科技出版社,2017.

[14]魏丽惠.妇产科临床思维[M].北京:科学出版社,2017.

[15]郁琦,罗颂平.异常子宫出血的诊治[M].北京:人民卫生出版社,2017.

[16]李耀军.高级助产学[M].北京:科学出版社.2017.

[17]林保良,杨清,王玉译.宫腔镜的临床应用[M].沈阳:辽宁科学技术出版社,2017.

[18]陈荣华,赵正言,刘湘云.儿童保健学[M].南京:江苏凤凰科学技术出版社,2017.

[19]孙东霞,任立新,郝亚宁.产科基础知识[M].江苏:江苏大学出版社,2016.

[20]向阳,郎景和.协和妇产科查房手册[M].北京:人民卫生出版社.2016.

[21]华克勤,丰有吉.实用妇产科学(第3版)[M].北京:人民卫生出版社,2015.

[22]徐明娟.妇产科临床指南[M].北京:金盾出版社,2015.

[23]郎景和.子宫肌瘤[M].北京:人民卫生出版社,2014.

[24]沈铿,马丁.妇产科学(第3版)[M].北京:人民卫生出版社,2015.

[25]郑勤田,刘慧姝.妇产科手册[M].北京:人民卫生出版社,2015.

[26]薛敏.实用妇科内分泌诊疗手册(第3版)[M].北京:人民卫生出版社,2015.

[27]李旭,徐丛剑.女性生殖系统疾病[M].北京:人民卫生出版社,2015.

[28]冯琼,廖灿.妇产科疾病诊疗流程[M].北京:人民军医出版社,2014.